Le Guide de

L'HOMÉOPATHIE

POUR UNE AUTOMÉDICATION FAMILIALE FACILE

Dr Gérard Pacaud

Le Guide de L'HOMÉOPATHIE

POUR UNE AUTOMÉDICATION FAMILIALE FACILE

MARABOUT

Avant-propos

Ce guide est, au sens plein, le vade-mecum d'une aventure dont vous êtes acteur et narrateur, celle de votre vie quotidienne, avec comme préoccupation majeure votre santé et tous ses aléas que vous tenterez habilement d'éviter. Vous serez bien équipé pour cela car les remèdes qui sont proposés sont efficaces et permettent de négocier au mieux ce parcours parfois chaotique imposé par la vie.

Même si notre pays reste un peu à la traîne en Europe, concernant une reconnaissance officielle de l'homéopathie, cette pratique médicale, forte de ses deux cents ans d'expérience, a conquis les Français puisque plus de 40 % d'entre eux disent l'utiliser ou l'avoir utilisée avec profit. Je ne doute pas que ce mouvement soit irréversible et j'ai, de plus, la conviction que la compréhension des mécanismes d'action de nos remèdes, suite aux remarquables travaux que poursuit le Professeur Jacques Benvéniste, donnera une nouvelle impulsion à la biologie et à la médecine.

Aller de la naissance à la mort, sans maladies graves, est sans doute le rêve de tout être humain. Pour que ce rêve prenne corps, ce guide a été écrit avec suffisamment d'humilité pour faire comprendre que tout n'y est pas résolu et que nous avons encore, chacun, à y écrire de nombreuses pages.

1

Les repères en homéopathie

Samuel Hahnemann, le père de l'homéopathie

Samuel Hahnemann a 24 ans lorsqu'il s'installe comme médecin praticien à Hettstadt, en Saxe, en 1779. Brillant sujet, il traduit le latin et le grec à livre ouvert et parle couramment français, anglais et italien sans compter l'allemand, sa langue natale.

Mais c'est un médecin déçu ! Déçu par ses études et très vite déçu par sa pratique.

Une lettre écrite à l'un de ses amis résume cette déception et l'amertume qui l'envahit : « Huit années de pratique exercée avec la plus scrupuleuse attention m'avaient déjà fait connaître le néant des méthodes curatives ordinaires ».

Six ans de recherche

En 1790, après onze années d'une pratique médicale qu'il juge totalement inefficace, Hahnemann ferme son cabinet et avertit ses patients qu'il consacrera désormais tout son temps et toute son énergie à l'expérimentation et à la recherche.

Mais pour nourrir sa nombreuse famille (il aura onze enfants), il utilise ses talents linguistiques pour effectuer des traductions de tous ordres. Il découvre alors les livres du célèbre Albrecht von Haller et, notamment, sa *Pharmacopée helvétique*, dans laquelle celui-ci écrivait : « Il faut essayer d'abord sur le corps sain le médicament sans aucun mélange. Après s'être assuré de son odeur et de sa saveur, on donne une petite dose, puis on fait attention à tous les effets qui se sont produits : au pouls, à la chaleur, à la respiration, aux sécrétions. Ensuite, au moyen des symptômes recueillis sur le corps sain, vous passerez aux expériences sur les corps malades ».

Hahnemann médita longuement cette notion d'expérimentation sur l'homme, révolutionnaire pour l'époque. Mais c'est la traduction d'une publication du célèbre médecin écossais Cullen sur le quinquina qui le conduira à sa géniale découverte.

Le quinquina

Médicament récemment importé d'Amérique du Sud, très en vogue à l'époque pour le traitement des « fièvres intermittentes » (du quinquina est extraite la quinine, actuellement utilisée pour prévenir et traiter les accès de paludisme), le quinquina fait alors l'objet de nombreuses spéculations concernant son mode d'action.

La première expérimentation

Hahnemann n'est pas passionné par cette traduction car il considère le quinquina, qu'il a déjà utilisé sur lui-même à l'occasion d'une fièvre, comme un poison. Cependant, au cours de ce travail, il découvre que Cullen explique l'action du quinquina sur la fièvre intermittente par son « action fortifiante sur l'estomac ». Cette explication lui semble fantaisiste. C'est pourquoi, influencé par les idées de von Haller, il décide d'expérimenter le quinquina sur lui-même, en bonne santé, loin de toutes fièvres. La description de cette expérimentation constitue le texte fondateur de l'homéopathie.

Description de l'expérimentation du quinquina par Hahnemann

« Je pris pendant plusieurs jours, deux fois par jour, quatre drachmes (unité de mesure de poids de l'époque) de bon quinquina. Au début, mes pieds et le bout de mes doigts se refroidirent. Je devins las et somnolent. Puis mon cœur fut pris de palpitations, mon pouls devint dur et rapide. J'éprouvais une anxiété intolérable et des tremblements, mais sans frissons, une lassitude des membres, puis des pulsations dans la tête, avec rougeur des joues et soif. En somme, tous les symptômes qui accompagnent habituellement la fièvre intermittente apparurent, l'un après l'autre, mais sans réel frisson. Tous les symptômes apparurent qui, pour moi, sont typiques de la fièvre intermittente : l'hébétude des sens, une sorte de raideur de toutes les articulations, mais surtout une vague et désagréable sensation qui semble siéger dans le périoste de tous les os du corps.

La crise durait chaque fois de deux à trois heures et se reproduisait seulement lorsque je répétais la dose. Je cessai de prendre le médicament et retrouvai ma bonne santé ».

Hahnemann note plus loin :

« L'écorce péruvienne (le quinquina), utilisée comme remède de la fièvre intermittente, agit parce qu'elle peut produire sur des gens sains des symptômes semblables à ceux de la fièvre intermittente ».

Et encore :

« Pour guérir certaines formes de fièvre intermittente, l'écorce péruvienne doit produire une sorte de fièvre artificielle ».

Relation avec la loi des semblables

Hahnemann, comme tous les médecins de son époque, a étudié les travaux du célèbre Hippocrate et connaît donc la fameuse loi de similitude que celui-ci a énoncée, cinq siècles avant notre ère : « L'application des semblables fait passer de la maladie à la santé ». Cette loi exprimait les résultats des observations de la médecine antique selon laquelle il existerait une similitude d'action entre le pouvoir toxique d'une substance et son pouvoir de guérison. Après avoir reproduit l'expérience sur des amis, Hahnemann a la certitude que les résultats obtenus avec le quinquina peuvent être extrapolés à d'autres substances. Il pense alors que l'étude des effets d'une substance sur un organisme en bonne santé permet d'en découvrir les possibilités curatives. Il complète la loi de similitude d'Hippocrate par l'expérimentation humaine.

Naissance de l'homéopathie : 1796

Samuel Hahnemann rassemble les résultats de six années de recherche dans un article publié en 1796 dans la plus importante revue médicale de l'époque : le journal du Professeur Hufeland. Cet article s'intitule : « Essai sur un nouveau principe pour découvrir les vertus curatives des substances médicinales, suivi de quelques aperçus sur les principes admis jusqu'à nos jours ».

Une vie mouvementée

À partir de cette date, Hahnemann reprend son activité médicale et devient rapidement célèbre mais aussi jalousé et contesté. Tour à tour adulé et détesté, critiqué par certains confrères mais soutenu par d'autres, il devra plusieurs fois changer de ville.

Travailleur infatigable, il expérimente sans cesse de nouveaux produits et affine sa méthode thérapeutique. Il obtient de nombreuses guérisons et fait des émules dans toute l'Europe.

L'Organon

De 1796 à sa mort à Paris en 1843, Hahnemann construit sa doctrine qu'il décrira dans son livre le plus célèbre : *L'Organon*, qui connaîtra six éditions successives (dont la dernière sera posthume). À 73 ans, il publie son *Traité des maladies chroniques* qui est une synthèse de ses observations et réflexions.

Une fin de vie triomphale à Paris

Veuf en 1830, il épouse en 1835 une jeune Française de 30 ans, Mélanie d'Hervilly, venue le consulter en Allemagne. Il s'installe avec elle à Paris où il exercera pendant 8 ans, jusqu'à sa mort, et sera reconnu comme un grand médecin par le public qu'il soulage et guérit mais détesté par l'Académie de Médecine qu'il dérange.

Mélanie et Samuel Hahnemann reposent au cimetière du Père-Lachaise, à Paris, où les fervents adeptes de l'homéopathie peuvent lui rendre un hommage posthume.

La gloire d'Hahnemann

Hahnemann est désormais célèbre dans le monde entier. Des dizaines de milliers de médecins appliquent sa méthode qu'ils ont développée et améliorée. Mais son plus grand titre de gloire n'est toujours pas officiellement reconnu : il fut le premier médecin d'Occident à rompre totalement avec les pratiques médicales du Moyen Âge en faisant entrer la médecine dans le champ de l'expérience.

La loi de similitude

Nous l'avons vu plus haut, elle ne fut pas découverte par Hahnemann mais par Hippocrate qui l'énonçait sous la forme : « L'application des semblables fait passer de la maladie à la santé ».
Elle postule un parallélisme d'action entre le pouvoir toxicologique d'une substance et son pouvoir thérapeutique. Mais jusqu'à Hahnemann, elle avait seulement été vérifiée à l'occasion de certains traitements suivis de guérisons.
Ainsi on peut lire dans l'œuvre de Stahl, médecin allemand du XVIIIe siècle, cette phrase et cette observation prémonitoire : « Je suis persuadé que les maladies cèdent aux agents qui déterminent une affection semblable. C'est ainsi que j'ai réussi à faire disparaître la disposition aux aigreurs par de très petites doses d'acide sulfurique, dans des cas où l'on avait inutilement administré une multitude de poudres absorbantes ».

Application par Hahnemann

Hahnemann a trouvé là un fil conducteur pour son travail : expérimenter sur l'homme en reliant (c'est là son génie) ses observations des effets des drogues connues à la loi de similitude.
Il utilise pour cela les médicaments de son époque et s'aperçoit que tous les sujets ne réagissent pas de la même façon. Il fait donc varier les conditions de l'expérimentation pour un même produit : l'âge, le sexe, les doses, etc.
Il note les symptômes psychiques et corporels, subjectifs et objectifs mais il note aussi les modalités c'est-à-dire les modifications des symptômes, dans le sens de l'amélioration ou de l'aggravation sous l'influence des circonstances extérieures ou physiologiques.
Il étudie ainsi les modalités :
– de rythme : horaire, saison, périodicité ;

– d'ambiance : climat, circonstances atmosphériques ;
– de position : assis, debout, couché, plié en deux ;
– en liaison avec les actes physiologiques : repos, sommeil, mouvement, cycles menstruels.

Il note les étiologies, c'est-à-dire les causes : causes microbiennes et biologiques, influences psychogènes, facteurs climatiques, influences alimentaires ou toxiques, traumatismes.

Il arrive ainsi à définir, pour chaque drogue expérimentée, ce qu'il appelle une pathogénésie.

Les doses infinitésimales

La loi de similitude ne parle pas de doses très diluées, voire infinitésimales. Et cependant, chacun sait bien que les remèdes homéopathiques apportent de très petites quantités de principes actifs. Pour les hautes dilutions, le principe actif initial est même absent, ce qui laisse supposer que l'activité du remède est supportée par autre chose (rayonnement électromagnétique ?).

Lorsqu'Hahnemann utilisa les premiers remèdes, il les prescrivit donc à des doses pondérables. Ce n'est que progressivement, pour en atténuer les effets secondaires, qu'il eût l'idée de diluer ces remèdes. Il observa alors la conservation de l'activité et même son extension au fur et à mesure des dilutions successives.

Cette pratique de l'utilisation systématique de dilutions plus ou moins fortes du remède homéopathique est donc une invention propre à Hahnemann.

La pathogénésie

C'est le nom donné, en homéopathie, à l'étude complète d'un médicament.

Elle rassemble trois types de données :
– les observations faites lors de l'intoxication accidentelle par le produit ;
– les observations faites lors de l'expérimentation du produit sur un sujet en bonne santé ;
– les observations cliniques fortuites faites par les médecins homéopathes au cours de deux siècles de pratique.

Tous ces symptômes sont décrits avec beaucoup de détails et avec leurs modalités d'aggravation et d'amélioration. Chaque remède homéopathique a donc une pathogénésie.

La bible de l'homéopathe

Toutes les pathogénésies sont regroupées dans les livres de « Matières médicales homéopathiques ». Il en existe un grand nombre car, depuis deux cents ans, de nombreux auteurs ont apporté leurs propres observations ou expérimentations, dans le droit fil des principes énoncés par Hahnemann. Cependant, elles présentent toutes un tronc commun.

Les « Matières médicales » les plus complètes et les plus réputées sont les livres de chevet des médecins homéopathes qui y puisent la connaissance des très nombreux remèdes applicables à chaque personne et à chaque situation.

Il en existe aussi de nombreuses versions simplifiées beaucoup plus accessibles au grand public. La troisième partie de cet ouvrage en est un exemple.

Exemple de pathogénésie

La pathogénésie d'Arnica, grand remède des traumatismes de tous ordres, est ainsi décrite dans la *Matière médicale* de Michel Guermonprez, Madeleine Pinkas et Monique Torck :

- Remède d'action générale.
- Traumatisme, surmenage, émotions violentes, stress.
- Effet des traumatismes, du surmenage, des surcharges ; douleur, contusion, hémorragies, choc. Pathologie mécanique, statique, grossesses et accouchements traumatisants, chirurgie.
- Pathologie cardiovasculaire : surcharge myocardique, angor d'effort, hypertension artérielle, artérite avec crampes d'effort, varices douloureuses, fragilité capillaire, accidents vasculaires cérébraux.
- Épuisement, dépression, désespoir après des épreuves physiques, intellectuelles, émotionnelles. Volonté brisée, désir de solitude, indifférence paradoxale.
- Syndrome infectieux et toxi-infectieux avec adynamie et choc.
- Malade fébrile, abattu, prostré, abréactif, pessimiste ; défaillance cardiovasculaire. Aggravation : traumatismes, surmenage, émotions violentes. Par le toucher, la parole, la seule présence. Amélioration : couché tête basse. Par les applications, enveloppements chauds.

Les règles de l'homéopathie

L'homéopathie est à la fois une méthode thérapeutique et une conception différente de la relation au malade qui impliquent des règles.

La méthode thérapeutique

Première règle : toute substance active sur le fonctionnement du corps humain provoque chez un individu sain et sensible un ensemble de symptômes caractéristiques de cette substance.

Exemple : le café provoque une accélération du rythme cardiaque (tachycardie), une augmentation de l'élimination de l'urine et une excitation nerveuse avec insomnie et hypersensibilité à tous les stimuli. Ces signes, facilement observables, s'appellent des symptômes.

Deuxième règle : tout individu malade présente un ensemble de symptômes caractéristiques de sa maladie.

Exemple : un sujet fatigué par un excès de travail intellectuel présente un état d'excitation avec insomnie entretenue par un flux de pensées, tendance à l'euphorie et hypersensibilité très forte aux bruits, à la lumière et au simple contact. Il a une fréquente tendance à la tachycardie.

Conséquence : la guérison, démontrée par la disparition de l'ensemble des symptômes, peut être obtenue par la prescription, à doses faibles ou infinitésimales, de la substance dont les symptômes expérimentaux chez l'individu sain sont semblables à ceux du malade. Ainsi, Coffea 7 CH (le café dilué) doit améliorer ou guérir le patient ci-dessus.

La relation au malade

La connaissance des symptômes détaillés du patient avec toutes leurs modalités implique une relation d'écoute très particulière qui est propre à la pratique homéopathique.

Le médecin homéopathe attache ainsi une grande importance à la description précise des maux quotidiens, à leur rythme, à leurs facteurs d'aggravation ou d'amélioration. Il passera également beaucoup de temps à découvrir l'histoire de cette personne et cherchera à comprendre les relations possibles entre les différents épisodes de la maladie.

L'examen physique du sujet sera également systématique, à la recherche des nombreux petits signes (notamment sur la peau) qui contribueront à la sélection du remède par l'application de la loi de similitude.

Comment définir l'homéopathie ?

L'homéopathie est donc une méthode thérapeutique qui consiste à donner à l'individu malade, à doses faibles ou infinitésimales, la substance qui provoque chez une personne en bonne santé les symptômes semblables à ceux du malade.
Ainsi un sujet présentant les symptômes décrits dans la deuxième règle sera justiciable de la prescription du remède Coffea fabriqué par dilutions successives de café.

La consultation homéopathique

L'homéopathie est une médecine de la personne au sens plein du terme. Chaque sujet est entendu dans son originalité et dans sa globalité.

L'unité de la personne

Le déroulement d'une consultation homéopathique présente véritablement un caractère révolutionnaire dans le contexte médical actuel. Elle s'affiche en effet résolument à contre-courant de la fragmentation de l'acte médical en multiples spécialités, en prônant l'unité de la personne. De ce fait, elle impose à chaque praticien confronté à chaque patient ce retour sur soi, ce retour en arrière en quête d'un sens accessible, démarche qui, seule, puisse garantir une authentique relation d'aide. Car la maladie a du sens et ce sens est inscrit dans l'histoire de chaque sujet. Loin d'être une mécanique dont on peut changer les rouages comme voudrait le faire croire une médecine purement technicienne, la personne humaine doit toujours être appréhendée dans sa globalité physique, psychique, culturelle et historique. C'est cette démarche qu'assure le médecin homéopathe. Pour cette raison, on dit souvent que l'homéopathie est une médecine globale ou encore holistique. Plus simplement, et en donnant toute sa valeur au mot, on peut dire que l'homéopathie est une médecine de la personne.

L'originalité de la personne

La science nous l'a confirmé : chaque sujet est génétiquement original (sauf les vrais jumeaux appelés homozygotes). Cela signifie qu'il est biologiquement et psychiquement original. L'un des paradoxes de la médecine classique consiste dans l'application de traitements identiques, standardisés, à des personnes différentes.

L'homéopathie nous permet, au contraire, d'individualiser tous nos traitements en cherchant, dans la longue liste de nos remèdes, celui ou ceux qui conviennent particulièrement à chaque patient en fonction des symptômes qu'il présente et en fonction de son histoire.

Le remède homéopathique

Le Codex, qui est le grand-livre officiel de la Pharmacopée française, définit le remède homéopathique ainsi :
« Les préparations homéopathiques sont des médicaments obtenus par la méthode des dilutions successives dites hahnemanniennes ».
On voit donc que nos remèdes sont définis non pas par leurs produits de base mais par une technique particulière de fabrication.

Différentes origines

Contrairement à une idée répandue, l'homéopathie n'est pas la « médecine des plantes ». Les médicaments homéopathiques sont fabriqués à partir de produits originaires des trois règnes : minéral, végétal et animal, comme le montrent les exemples encadrés.

Pour le règne minéral, on utilise des sels naturels ou chimiques ou des mélanges de ces sels, ou encore de préparations complexes.
Pour le règne végétal, on prépare des extraits alcooliques de la plante ou de sa partie active, appelés teintures-mères.
Pour le règne animal, on emploie des animaux entiers, des organes ou des sécrétions animales, dilués dans l'alcool.

Les dilutions

Elles représentent le temps essentiel pour l'obtention du remède.
À partir des teintures-mères alcooliques obtenues pour les souches végétales et animales, on peut procéder de deux manières.

La dilution hahnemannienne

Seule méthode autorisée en France jusqu'en janvier 1993, elle consiste à diluer la teinture-mère progressivement de 10 en 10 ou de 100 en 100 selon la méthode rigoureuse appliquée en chimie. Elle a été utilisée par Hahnemann lui-même au début de sa pratique.

En pratique, on prend 1 millilitre de teinture-mère que l'on mélange à 99 millilitres d'alcool (ou d'eau mélangée à l'alcool) pour obtenir une première dilution au 1/100. De même, on prend 1 millilitre de cette première dilution que l'on mélange à 99 millilitres d'alcool (ou d'eau mélangée à l'alcool) pour obtenir une deuxième dilution au 1/100. On utilise un flacon pour chaque dilution et on pratique une agitation vigoureuse entre chaque opération. On continue ainsi jusqu'à la trentième dilution, qui est la dernière autorisée.

Différentes origines

- **Règne minéral**

Natrum muriaticum est préparé à partir du sel de cuisine.

Sulfur est préparé à partir du soufre.

Calcarea carbonica est préparé à partir du carbonate de chaux.

Phosphorus est préparé à partir du phosphore blanc.

Mercurius solubilis est préparé à partir d'un azotate de mercure et d'ammonium.

- **Règne végétal**

Belladona est préparé à partir de la totalité de la plante *Atropa belladona.*

Bryonia alba est préparé à partir de la racine de la bryone blanche.

Thuya occidentalis est préparé à partir des rameaux feuillés du thuya.

Lycopodium est préparé à partir des spores sèches de la plante appelée « pied-de-loup ».

- **Règne animal**

Apis mellifica est préparé à partir de l'abeille entière.

Lachesis est préparé à partir du venin du serpent *lachesis mutus* qui vit en Amérique du Sud.

Sepia est préparé à partir de l'encre de la seiche qui est un mollusque marin.

Pour chacune de ces dilutions, on parle de CH, ce qui veut dire « centième hahnemannienne ». Ainsi, Belladona 5 CH signifie que le remède contient une solution obtenue après 5 dilutions successives au centième de la teinture-mère de la plante Atropa belladona.
De la même façon on peut effectuer des dilutions au dixième. On parle alors de DH (« dixième hahnemannienne ») que l'on écrit souvent D ou X.

La dilution korsakovienne

Autorisée en France depuis janvier 1993, elle consiste à diluer la teinture-mère progressivement en utilisant un flacon unique et une machine automatisée. La première dilution au 1/100 est placée dans le flacon. Puis, pour chaque dilution suivante, après une vigoureuse agitation, ce même flacon est automatiquement vidé et rempli aussitôt de 100 millilitres du solvant (le mélange eau-alcool). Les traces de chaque dilution restées sur les parois en verre du flacon assurent la continuité de l'opération.
Cette méthode est évidemment très imprécise. Mais elle met l'accent sur l'agitation (appelée, par Hahnemann, dynamisation) et accorde peu d'importance à l'exactitude de la dilution. L'essentiel, ici, est de connaître le nombre de cycles de dynamisation. On parle ainsi de Lycopodium 10 000 K, ce qui veut dire que ce remède a subi 10 000 cycles de dynamisation.
Les remèdes obtenus par cette méthode ont certainement des effets différents de ceux fabriqués selon la méthode hahnemannienne. Ils agissent de façon plus globale et doivent être réservés à la prescription médicale.

Les triturations

Pour les souches minérales insolubles dans l'eau ou l'alcool, on procède par trituration, ce qui veut dire réduction en parties très petites par écrasement du produit dans du lactose, à l'aide d'un pilon dans un mortier (sorte de gros bol massif en porcelaine).
On procède comme pour les dilutions : 1 centimètre cube de la souche dans 99 centimètres cubes de lactose pour obtenir la première trituration au 1/100 et ainsi de suite.
On admet qu'après la troisième trituration au centième, les substances insolubles peuvent être mises en solution.

Granules et globules

Le remède homéopathique est vendu, le plus souvent, sous forme de granules et de globules imprégnés de principe actif.

Le support

Les granules sont des petites sphères de saccharose et de lactose de 50 milligrammes chacune environ. Ils sont délivrés en tube de 75 granules environ.

Des noms en latin

Les remèdes homéopathiques ont tous un nom latin. Cette habitude, liée à la tradition, présente l'énorme avantage d'unifier toutes les prescriptions homéopathiques de par le monde. Qu'il soit Français, Anglais, Argentin ou Indien, le médecin prescrira le même médicament de la même façon. Cela facilite grandement les échanges entre confrères étrangers, lors des colloques internationaux.
Ces noms latins correspondent au nom de la souche du médicament et ne sont pas plus difficiles à retenir que les noms des médicaments allopathiques forgés de toutes pièces pour des besoins publicitaires.

Les globules sont des petites sphères de saccharose et de lactose de 3 à 5 milligrammes environ.
Ils sont délivrés en petits tubes-dose contenant 1 gramme de globules (entre 200 et 300).

L'imprégnation

Granules et globules sont imprégnés à cœur, par pulvérisation, au moyen des différentes dilutions des souches homéopathiques.

Autres formes

À partir des teintures-mères et de leur dilution, on peut fabriquer des remèdes homéopathiques sous toutes les formes proposées par la pharmacie : suppositoires, gouttes buvables, liquides injectables, poudres, pommades, sirops… Dans la pratique, ces présentations sont peu utilisées.

Date de péremption

Des granules homéopathiques, gardés dans un lieu propre et sec, conservent leur activité durant des dizaines d'années.
Cependant, la législation française rend obligatoire la mention d'une date de péremption, que l'on trouve sur l'étiquette des tubes.
En aucun cas la composition du médicament homéopathique ne peut s'altérer au point de rendre le produit toxique.

La fabrication des remèdes

Tout pharmacien diplômé a le droit de fabriquer les remèdes homéopathiques. Et certains ne s'en privent pas. Cependant, la plupart d'entre eux s'approvisionnent auprès de laboratoires spécialisés dans cette tâche. En France, ils sont deux grands à se partager le marché : les Laboratoires Boiron et les Laboratoires

Des remèdes sans notice

Contrairement aux remèdes classiques, les remèdes homéopathiques ne présentent pas de notice explicative. En effet, le choix de ces derniers est lié à une étude minutieuse et très personnalisée des symptômes. Les renseignements recueillis au cours de l'enquête diagnostique constituent une grille de référence qui doit coïncider avec une des grilles des médicaments homéopathiques contenues dans la matière médicale en fonction de la loi de similitude.

Une notice explicative, pour un remède, devrait donc contenir tous les renseignements contenus dans la matière médicale ! Cela n'en rendrait pas l'utilisation plus aisée pour le profane. L'automédication en homéopathie est donc plus difficile qu'en médecine classique où les médicaments présentent des indications très précises (antispasmodique, antalgique, somnifère, anti-inflammatoire).

Pierre Fabre (qui ont racheté les Laboratoires Dolisos) qui distribuent sur tout le territoire national, grâce à de nombreuses succursales, et sont, de plus, implantés dans de nombreux pays étrangers.

Les procédés et les contrôles de fabrication dans ces laboratoires sont aussi rigoureux que pour la fabrication des médicaments classiques.

Les spécialités homéopathiques

Les spécialités homéopathiques sont des mélanges de remèdes (entre 5 et 10) choisis pour agir dans le même sens. Cela peut paraître, de prime abord, contradictoire avec les règles de l'homéopathie qui imposent le choix de médicaments très personnalisés, très adaptés à chaque situation. On comprend donc mal comment des « mélanges passe-partout » pourraient être utilisables.

Pour les profanes

De fait, un médecin homéopathe qualifié ne prescrira presque jamais de « spécialités ». En effet, il cherchera toujours le ou les médicaments les plus adaptés à un cas et il mettra même un point d'honneur à en prescrire le moins possible. C'est peut-être un des critères de qualité pour le choix d'un homéopathe.

En revanche, les guérisseurs et autres magnétiseurs, qui apprécient souvent l'homéopathie, prescrivent fréquemment des mélanges.

Cela signifie qu'il est plus facile, pour un ignorant, d'obtenir un résultat avec des mélanges contenant cinq à dix médicaments en spéculant sur la possibilité, bien réelle, de l'organisme de faire le tri entre les produits adaptés à la situation et ceux qui sont inutiles.

Des spécialités bien faites

De fait, ces spécialités sont bien faites car elles regroupent, dans le même granule, des remèdes qui répondent à des situations pathologiques voisines. Pour les cas aigus, elles sont efficaces et très souvent utilisées en automédication par des patients qui, n'étant pas très sûrs d'avoir trouvé le bon médicament, préfèrent en absorber plusieurs, d'indications voisines. Une telle technique donne de bons résultats car tout se passe comme si l'organisme faisait lui-même le tri. Cependant, toutes ces spécialités sont peu diluées, ce qui les rend faiblement efficaces dans le cas des maladies chroniques.

Les règles de posologie

Il est habituel de prendre 3 granules à chaque prise ou une dose dans sa totalité. En fait, il semble bien que le nombre de granules ou de globules n'ait aucune importance. Le médicament homéopathique agit à très petites doses et selon des mécanismes qui, certainement, n'impliquent pas de proportionnalité d'action avec la quantité. On est tenté de dire qu'il agit plus par sa qualité que par sa quantité. Dans ces conditions, l'usage a prévalu d'utiliser trois granules à chaque prise. Mais on peut, sans risques, changer l'usage.

Différence granules-globules ?

Cette question, liée à la précédente, implique également une référence à la notion de quantité et appelle le même type de réponse.

Habituellement, on utilise les doses à des dilutions élevées, pour traiter des maladies chroniques et certains ont cru constater que ces doses seraient plus « efficaces » que les granules, qu'elles auraient une action plus globale et plus profonde. En réalité, rien ne permet

En bref

Si vous débutez en homéopathie, utilisez les spécialités homéopathiques dans les situations aiguës (rhumes, grippe, rhino-pharyngites, accès de nervosité, mal des voyages, etc.).
Si vous êtes convaincu par les premiers résultats, apprenez à vous servir de chaque remède en utilisant des guides de vulgarisation comme le présent ouvrage.
Pour les maladies chroniques, sollicitez l'intervention d'un médecin, à moins que vous n'ayez une longue pratique familiale.

d'affirmer cela et l'utilisation simultanée des deux formes, granules et dose-globules, est surtout un moyen commode, pour le patient, de se retrouver dans la prescription de son traitement. Cette distinction est, d'ailleurs, purement française.

Combien de fois et à quel moment ?

• **Dans les cas aigus**, il faut commencer les prises très rapidement après l'apparition des premiers symptômes et continuer à un rythme très soutenu jusqu'à l'amélioration.
Une prise d'un seul granule tous les quarts d'heure est recommandée. En effet, l'action du produit est d'autant moins durable que les symptômes sont plus aigus.
• **Dans les situations chroniques**, la prise du remède se fera une ou deux fois par jour, pour les basses dilutions, et une fois chaque semaine ou toutes les deux semaines pour les hautes dilutions. Il est alors recommandé de laisser fondre les remèdes dans la bouche avant l'un des repas du matin ou du soir.

À quelle dilution ?

Le choix de la dilution est fondamental et cependant difficile pour le profane. Il existe en effet 30 dilutions possibles au centième !
Comment s'y retrouver ?
Il faut raisonner en terme de niveau de similitude en se rappelant que plus la similitude est grande et plus la personne est atteinte dans sa globalité, plus la dilution doit être élevée. En pratique, on utilise le plus souvent les dilutions 5 CH, 7 CH, 9 CH, 15 CH et 30 CH.

L'arrêt du traitement

En cas de maladie aiguë (rhino-pharyngite, otite, hémorroïdes), l'arrêt du traitement se fera quelques jours après la disparition des symptômes.

Exemple d'une angine

Ce matin, Juliette, 8 ans, se plaint au réveil d'avoir mal à la gorge. Elle n'a pas faim et se trouve lasse. Sa maman prend sa température : 38° 5. À l'aide d'une petite cuiller et d'une lampe de poche, elle observe que sa gorge est très rouge. Juliette n'ira pas à l'école. Elle prendra 1 granule de Belladona 5 CH et 1 granule de Ferrum phosphoricum 5 CH tous les quarts d'heure, ainsi que 3 granules de Pyrogenium 9 CH ce matin, à renouveler ce soir. Au fur et à mesure de l'amélioration observée, sa maman espacera les prises des remèdes à 30 minutes, 1 heure puis 2 heures.

Dans le cas d'un traitement au long cours concernant une pathologie chronique, votre médecin vous expliquera selon quel rythme utiliser vos médicaments.
Contrairement à une croyance trop répandue, les traitements homéopathiques ne sont pas institués à vie ! Mais nos produits actifs sont plus des régulateurs que des médicaments au sens classique du terme. C'est pourquoi, lorsqu'ils ont démontré leur efficacité, chacun pourra les utiliser ou en cesser l'utilisation en fonction de son état de santé, de son état d'équilibre. Ainsi, telle personne améliorée dans son état général et dans ses fonctions hépatiques par Lycopodium, se servira de ce produit lorsque des symptômes manifesteront un état de déséquilibre. Il faut toujours avoir présent à l'esprit, concernant l'homéopathie, que cette technique thérapeutique cherche fondamentalement à restituer un équilibre, une harmonie.

Quelques exemples d'utilisation d'Arnica, grand remède des traumatismes

- Après une chute banale sur le derrière et la constitution d'un début d'hématome (un bleu) sur la fesse : prendre Arnica 5 CH.
- Après une chute de bicyclette dans un fossé et douleur avec plaies superficielles et hématomes du bras et de la jambe droite : prendre Arnica 9 CH.
- Après un accident de voiture avec contusions multiples et importantes, fracture du poignet, léger traumatisme crânien et grande frayeur : prendre Arnica 15 CH.

Homéopathie et allopathie

La plupart des détracteurs de l'homéopathie ne savent pas que c'est Hahnemann lui-même qui inventa le mot « allopathie » pour distinguer la médecine de son époque de la méthode thérapeutique qu'il venait de mettre au point. Depuis, ces deux conceptions n'ont pas cessé de s'affronter avec beaucoup d'intolérance et de mauvaise foi dans les deux camps.

Compatibilité homéopathie-allopathie

Nombreux sont les patients qui nous demandent si nos remèdes peuvent être pris en même temps que des remèdes classiques et s'ils doivent abandonner tous leurs médicaments habituels pour laisser, en quelque sorte, place vierge à l'homéopathie. Dans une telle conception, le médicament allopathique occuperait déjà le terrain et, dès lors, plus rien ne pourrait agir.

Une telle affirmation est contraire à toutes les données de la science contemporaine qui démontre que chaque produit actif agit sur des sites d'action bien particuliers et spécifiques. Il en est vraisemblablement ainsi pour le médicament homéopathique et l'on peut donc postuler qu'il reste actif même en présence d'un autre traitement. Dans la pratique, il est fréquent de ne pas pouvoir interrompre un traitement classique institué depuis des mois, voire des années. Il en est ainsi, par exemple, des traitements contre l'hypertension, la dépression, l'épilepsie ou de certains traitements anticoagulants. Toutes ces situations appellent cependant des traitements homéopathiques. Et l'expérience clinique montre que nos remèdes sont bien efficaces puisqu'ils permettent souvent de diminuer, voire de supprimer, le traitement allopathique.

La situation inverse est également fréquente : le patient, sous traitement homéopathique, présente une pathologie aiguë qui justifie un traitement allopathique. Il peut en être ainsi chez un enfant qui est traité pour des rhino-pharyngites et des bronchites à répétition. Une situation particulièrement aiguë peut très bien justifier l'emploi momentané d'antibiotiques sans, pour autant, faire interrompre le traitement de fond homéopathique.

Le cas de la cortisone et des médicaments de la même famille (corticoïdes) est à considérer à part. Il semble bien que ces produits diminuent considérablement l'efficacité de nos traitements homéopathiques. Il faut cependant toujours

Homéopathie et antibiotiques

Les remèdes homéopathiques n'ont aucune activité antibiotique. Cela signifie qu'ils n'agissent jamais par destruction directe des microbes en cause dans un processus infectieux. Et pourtant, nous prétendons soigner de nombreuses maladies infectieuses. Comment expliquer ce paradoxe apparent ?

Une maladie infectieuse est une maladie due à un microbe qui peut être une bactérie (ex. : le streptocoque qui donne des angines, le staphylocoque qui donne des infections multiples), un virus (ex. : le virus de la poliomyélite qui donne la terrible maladie paralysante du même nom, le virus de l'herpès qui donne des manifestations récidivantes sur la peau et les muqueuses) ou un parasite (ex. : l'agent du paludisme).

Le but de la thérapeutique allopathique est de tuer le microbe. Et les antibiotiques agissent bien ainsi avec cette restriction qu'ils ne tuent que les bactéries. Contre les parasites, nous disposons d'autres médicaments comme la quinine dans le cas du paludisme. Quant aux virus, nous n'avons que très peu de produits actifs pour les détruire (l'aciclovir contre l'herpès, quelques produits contre le sida).

Aucun remède homéopathique n'a pour but de tuer les microbes. Ceci est dû à la fois à sa nature et à sa dilution. En revanche, il intervient pour renforcer les défenses naturelles de l'organisme contre les microbes. Cet aspect qui n'est pas du tout pris en compte par les antibiotiques est essentiel. En effet, il ne suffit pas de détruire un agent infectieux pour résoudre tous les problèmes. Car l'infection n'a pu se développer que grâce à une défaillance de l'organisme. C'est à cette défaillance que s'intéresse l'homéopathie.

En cas de maladies infectieuses, nous prescrivons donc des médicaments qui ont pour but d'aider l'organisme à lutter et à détruire, par lui-même, les microbes agresseurs. Ces médicaments ne sont pas, éventuellement, incompatibles avec un traitement antibiotique qui n'agit pas du tout au même niveau.

associer les deux types de traitements, ne serait-ce que pour tenter de diminuer les dramatiques effets secondaires des corticoïdes.

Les effets secondaires

On appelle effets secondaires des effets indésirables qui surviennent au cours d'un traitement et n'ont rien à voir avec l'effet initialement recherché. Ils s'observent très souvent durant les traitements classiques, allopathiques. Ainsi les médicaments anti-inflammatoires utilisés par exemple pour les poussées de rhumatismes, donnent très fréquemment des troubles douloureux au niveau de l'estomac.

Il n'en est pas de même en homéopathie. En effet, nos remèdes ne donnent aucun effet secondaire. Ceci est dû, vraisemblablement, à la fois à leur spécificité d'action (principe de similitude) et à leur dilution. Cependant, parfois, nos patients se plaignent d'être « plus mal » après 2 ou 3 semaines de traitement. Il ne s'agit pas là d'effets secondaires du remède mais d'une réactivation des défenses de l'organisme qui peut provoquer une recrudescence des symptômes. Il faut d'ailleurs remarquer que cette réactivation se manifeste sur les symptômes existants déjà (alors que dans le cas des médicaments allopathiques, il s'agit de symptômes totalement différents) et que cette « bouffée de symptômes » disparaît rapidement pour faire place à un mieux-être très sensible.

Les isothérapiques

Autrefois appelés nosodes et parfois « biothérapiques », ils sont définis ainsi à la Pharmacopée française : « Les biothérapiques sont des médicaments préparés à l'avance et obtenus à partir de produits d'origine microbienne non chimiquement définis, de sécrétions ou d'excrétions pathologiques ou non, de tissus animaux ou végétaux et d'allergènes. Ces différentes substances portent alors le nom de souches pour biothérapiques ».

Nature des isothérapiques

À la simple lecture de la définition, on voit bien qu'il s'agit de produits très complexes. On distingue deux grandes catégories.

Les biothérapiques classiques

Au nombre de 27, ils font partie des grands remèdes de terrain et sont délicats à utiliser. Citons parmi les plus connus :

- taphylococcinum, obtenu à partir de culture de staphylocoques, bactéries pathogènes qui provoquent de nombreuses infections purulentes, notamment cutanées ;
- psorinum, obtenu à partir des lésions de gale, maladie de la peau due à un parasite ;
- tuberculinum, fabriqué à partir de la tuberculine qui sert à contrôler l'immunité tuberculeuse ;

- influenzinum, obtenu à partir du vaccin antigrippal fabriqué par l'Institut Pasteur.

Les hétéro-isothérapiques

Ils sont obtenus à partir de produits étrangers au malade mais qui ont un rapport particulier avec lui. Ainsi on utilise fréquemment des allergènes dilués pour traiter des manifestations allergiques ou des médicaments allopathiques dilués pour tenter de pallier leurs effets secondaires.

Utilisation des biothérapiques

Proposés par Hahnemann, ces remèdes n'appliquent pas strictement la loi de similitude. Leur utilisation s'appuie sur l'idée qu'un prélèvement pathologique contient des produits qui sont en cause dans la maladie et que leur dilution, dans le remède homéopathique, leur confère des propriétés curatives.

Certains sont très utilisés par les médecins homéopathes. Quelques praticiens, isolés dans des pays sans remèdes homéopathiques, les ont même prescrits exclusivement avec des résultats très intéressants.

Il est cependant recommandé de ne pas les utiliser en automédication car ils déclenchent parfois de fortes réactions de stimulation de l'organisme.

Remarque : après plusieurs mises au point avec les pouvoirs publics, il existe, en 2009, vingt-sept souches de biothérapiques en vente en pharmacie.

Quelques exemples d'utilisation

- Colibacillinum 15 CH est très utile pour combattre les infections urinaires à répétition. On prescrit 1 dose ou 10 granules, le matin à jeun, tous les 15 jours.
- Influenzinum 15 CH est l'un des traitements préventifs de la grippe : 1 dose ou 10 granules, tous les 15 jours, d'octobre à fin janvier.
- Staphylococcinum 15 CH renforce les défenses immunitaires chez les sujets qui présentent une tendance aux infections avec suppurations.
- Psorinum 15 CH est fréquemment utilisé par les médecins homéopathes pour relancer un traitement bien conduit qui a perdu son efficacité.

Médecins, pharmaciens, dentistes et vétérinaires homéopathes

Dès sa découverte, l'homéopathie a intéressé une partie du corps médical dans toutes ses composantes qui, depuis, ne cessent de prescrire et de constater les résultats bénéfiques obtenus.

Les médecins

25 000 médecins (25 % des praticiens généralistes) utilisent avec compétence les méthodes homéopathiques. Parmi ceux-ci, 5 000 sont des homéopathes confirmés qui prescrivent des remèdes homéopathiques dans 90 % des cas. Les 20 000 autres sont des praticiens allopathes ouverts à d'autres techniques, qui ont fait l'effort de suivre un enseignement et qui intègrent progressivement l'homéopathie dans leur pratique.
Certains spécialistes utilisent les remèdes homéopathiques, surtout parmi les pédiatres et les gynécologues mais aussi chez les cardiologues, les ophtalmologues et les gastro-entérologues.

Les pharmaciens

Les 22 000 pharmacies françaises sont approvisionnées très régulièrement par les laboratoires homéopathiques. Dans la région parisienne, les livraisons ont lieu 2 à 3 fois par jour ! Même dans le plus reculé des villages de province, il est rare qu'il faille attendre 48 heures pour obtenir un remède homéopathique.
Le respect des règles morales de la profession interdit aux médecins d'adresser systématiquement leurs clients à tel ou tel pharmacien. Le patient a donc toute liberté de choisir lui-même son officine. Il est cependant fréquent que les gens nous demandent conseil à ce sujet. Il nous arrive donc de recommander certains pharmaciens. Cela tient au fait que, parmi ceux-ci, nous préférons ceux qui s'intéressent à notre pratique, ont l'habitude d'avoir en stock une grande diversité de remèdes et peuvent donc servir très rapidement notre clientèle, la recevoir aimablement et éventuellement la conseiller. L'expérience prouve, d'ailleurs, que les pharmaciens qui « ne croient pas » en l'homéopathie sont simplement des pharmaciens qui ne la connaissent pas.

Les dentistes

Certains chirurgiens-dentistes utilisent des remèdes homéopathiques et, sou-

vent, avec d'étonnants résultats. Mais le dentiste n'est pas habilité à utiliser des médicaments concernant la santé générale. Or, un traitement homéopathique n'a de sens que s'il prend en considération la personne dans sa totalité. Il est donc très souhaitable que les traitements locaux proposés par les dentistes soient confortés par un traitement de fond, un traitement de terrain qui doit être prescrit par un médecin homéopathe.
Cette collaboration, fréquente, entre médecin homéopathe et dentiste donne les meilleurs résultats.

Les vétérinaires

Il est fréquent que les vétérinaires utilisent les médicaments homéopathiques avec de brillants succès. Qu'ils soient à la ville ou à la campagne, qu'ils soignent des chiens, des chats d'appartement, ou des troupeaux de vaches et des élevages de porcs, ils sont nombreux à témoigner de l'efficacité de notre thérapeutique.
Cette pratique homéopathique vétérinaire remonte d'ailleurs à plus de 150 ans ! Évidemment, les animaux ne parlent pas et l'étude des symptômes et de leurs circonstances d'apparition est plus difficile pour le vétérinaire qui doit se contenter de ce qu'il voit et de ce qu'a observé le propriétaire de l'animal.
L'homéopathie vétérinaire présente en outre l'intérêt d'apporter un flot d'arguments en faveur de notre pratique. En effet, il est difficile d'invoquer, comme le font fréquemment nos détracteurs, l'effet psychothérapique ou l'effet placebo dans le traitement du choléra du poulet ou de l'infection des mamelles de la vache !

Homéopathie et maladies aiguës

Il y aurait beaucoup à dire sur cette question et encore plus à expérimenter aussi. L'urgence vraie relève toujours de l'intervention médicale. Qu'il s'agisse d'une hémorragie, d'un coma brutal, d'une crise de convulsions ou d'une fièvre aiguë avec altération de l'état général, il faut toujours appeler votre médecin. Lorsque l'acte chirurgical n'est pas indiqué, des médicaments vont être utilisés. Nos aînés en homéopathie, il y a quelques dizaines d'années, se servaient de leurs remèdes durant ces urgences et souvent avec des résultats appréciables. Il faut en effet se rappeler qu'à cette époque, la médecine allopathique disposait de très peu de produits efficaces.

Exemple : un saignement de nez

Élodie, 10 ans, se réveille vers 23 heures en pleurant. Elle saigne du nez, ce qui lui arrive de temps à autre. Son père, après avoir placé, dans la narine un coton hémostatique, donne à sa fille Arnica 5 CH, Millefolium 5 CH et China 5 CH, à raison de 1 granule de chaque remède en continu.
Dès que les granules ont fondu, il en redonne 3 autres.
En 1 heure, tout est rentré dans l'ordre et la crise ne se reproduira pas dans l'immédiat.

Aujourd'hui, la médecine allopathique dispose de très nombreuses drogues capables, momentanément tout au moins, d'atténuer les troubles. Elle a ainsi dans sa panoplie des anti-inflammatoires, des antispasmodiques, des antalgiques, des anticoagulants, etc. Elle a donc supplanté, peu à peu, pour les urgences, la médecine homéopathique. Et il n'est pas sûr que ce soit toujours à juste titre. Sans nier l'immense intérêt de ces nombreux produits, il serait peut-être utile de reconsidérer la question et de comparer, dans certains cas, les deux types de remèdes.
Ainsi, chez les personnes particulièrement sensibles aux piqûres de guêpes, on peut voir apparaître des réactions très violentes avec gonflement très important de la région piquée et risques d'étouffement si la piqûre est localisée non loin de la gorge. Il semble que dans certains de ces cas, la prise du remède homéopathique Apis mellifica ait des effets comparables à l'injection de cortisone.
Dans tous les cas d'urgence, en attendant l'intervention médicale, il n'est jamais contre-indiqué d'utiliser un remède homéopathique qui semble convenir. Cela ne gênera pas l'action d'un éventuel médicament allopathique prescrit par la suite.

Rapidité d'action du remède homéopathique

Le principal reproche adressé à l'homéopathie, aussi bien dans le cas des urgences que des maladies aiguës, est sa lenteur d'action supposée. Ainsi, l'une des remarques entendues le plus souvent en cabinet médical est caractéristique : « Docteur, les traitements homéopathiques sont longs à agir. »
En fait, nos remèdes homéopathiques bien indiqués et pris de façon convenable

agissent certainement aussi vite (voire plus vite) que les médicaments allopathiques. Mais il faut se souvenir que, dans ces situations, on doit prendre 1 granule tous les ¼ d'heure jusqu'à l'amélioration des symptômes ! On soigne ainsi un début de grippe, d'angine, d'otite ou de rhino-pharyngite.

Homéopathie et maladies chroniques

Le traitement des maladies chroniques fournit les meilleures preuves de l'activité de l'homéopathie. Dans ce domaine, la comparaison avec l'allopathie est difficile. En effet, alors que l'homéopathie prétend agir en profondeur sur le terrain, sur les grands systèmes de régulation pour restituer des équilibres perdus, l'allopathie, le plus souvent, n'agit que sur les conséquences du mal et se contente d'atténuer les effets désagréables du processus morbide. Ainsi, le traitement allopathique va diminuer les symptômes d'une poussée allergique, va calmer les douleurs dues à la poussée inflammatoire d'une crise de rhumatisme, alors que le traitement homéopathique cherche véritablement à guérir la maladie afin d'éviter le retour des poussées ou des crises. On comprend mieux, alors, qu'il faille du temps pour obtenir des résultats stables. Et, en écho, on comprend pourquoi les crises se répètent, sans amélioration, après l'arrêt du traitement allopathique.

Remarquons enfin qu'il n'est pas raisonnable, lorsque depuis des années une pathologie nous fait souffrir, d'attendre qu'un traitement, quel qu'il soit, nous guérisse en quelques jours !

Aussi, plus la pathologie sera ancienne, plus le traitement devra être poursuivi longtemps. Mais les résultats seront visibles dès les trois premiers mois et l'espacement progressif des prises de médicaments rend les choses tout à fait acceptables.

Homéopathie et maladies graves

Cette question est au cœur du débat entre médecines allopathique et homéopathique, et suscite dans le public des engouements parfois peu raisonnables. Il faut donc, d'emblée, affirmer que les remèdes homéopathiques bien utilisés ne guérissent ni un cancer évolutif, ni une tuberculose bacillaire, ni une insuffisance rénale chronique, ni une cirrhose du foie.

Cette position a le mérite de la clarté et permet de nous démarquer de certains guérisseurs qui, au dire des patients eux-mêmes, accréditent l'idée que l'homéopathie serait une sorte de panacée. Escroquerie ou tragique incompétence, ces rumeurs rejaillissent en négatif sur notre pratique.

Est-ce à dire que l'homéopathie n'a pas sa place dans l'ensemble des traitements proposés dans ces cas graves ? Certainement pas ! Et l'expérience clinique montre combien nos remèdes sont utiles pour aider à pallier les effets secondai-

Un exemple : le cancer du sein

Isabelle, 38 ans, vient de subir une opération pour un cancer du sein droit. La tumeur a été extirpée mais le protocole prévoit une chimiothérapie. Pour l'aider à supporter ce traitement très agressif aussi bien pour les cellules cancéreuses que pour les cellules saines, son médecin homéopathe lui prescrit :

- Son remède de terrain : Pulsatilla 15 CH, 10 granules (ou 1 dose) chaque semaine.
- Nux Vomica 5 CH, 1 granule 6 fois par jour durant l'administration de la chimiothérapie et matin et soir les autres jours, pour drainer son organisme.
- Silicea 15 CH, 10 granules (ou 1 dose) chaque semaine pour renforcer ses défenses immunitaires.
- Oligoforme 6, 1 comprimé matin et soir, pour l'aider à lutter contre les effets secondaires des drogues.
- Oligocean, 2 comprimés par jour pour son état général.

res de certaines drogues allopathiques très agressives (comme la chimiothérapie utilisée dans les cancers) et pour renforcer les défenses immunitaires de l'organisme.

Il faut ajouter que nous pensons, sans pouvoir en apporter formellement la preuve, que nos remèdes contribuent à la prévention des maladies graves et singulièrement du cancer parce qu'ils aident l'organisme à fonctionner au plus près de son équilibre idéal.

La tâche exaltante du médecin homéopathe consiste à tenter de faire vivre chaque personne, de sa naissance à sa mort, sans maladies graves, en modulant ses défenses naturelles. On voit alors combien notre travail est solidaire de celui de nos confrères qui ont choisi d'intervenir lorsque le diagnostic est fait plus tardivement.

Il faut dire enfin, sur ce sujet sensible, que les derniers développements concernant les recherches aussi bien fondamentales que cliniques en homéopathie, laissent peut-être espérer la mise au point de techniques utilisables à titre curatif dans certaines grandes maladies. Des résultats obtenus, notamment en immunothérapie microdosée, restent à confirmer mais ouvrent la porte à l'espoir.

Maladies génétiques : l'impasse

Les maladies génétiques, comme l'hémophilie qui est un trouble grave de la coagulation du sang, sont dues à un défaut de cet extraordinaire ordinateur central que constituent nos chromosomes.

Ce défaut nous a été transmis par nos parents et, actuellement, aucune technique médicale ne permet de le corriger. En revanche, et c'est bien heureux, nous savons fréquemment corriger les troubles qui sont la conséquence de ce défaut.

Le médecin homéopathe pourra donc s'occuper, comme de n'importe quel patient, d'une personne présentant une maladie génétique, en précisant qu'il ne peut rien, par le moyen des remèdes homéopathiques, pour les troubles d'origine proprement génétique.

L'homéopathie en pratique

La France est certainement le pays champion du monde concernant l'homéopathie.

Cette réalité tient en trois chiffres éloquents :

– 25 000 médecins (soit 25 % des médecins praticiens généralistes en exercice) utilisent avec compétence la méthode homéopathique.
– 42 % de la population se soignent, soit dans la majorité des cas, soit occasionnellement, par l'homéopathie.
– 74 % des patients déclarent qu'ils seraient enclins à se soigner par l'homéopathie si leur médecin le leur prescrivait.

Ces chiffres appellent quelques commentaires.

Sur les 25 000 médecins qui connaissent l'homéopathie, 5 000 sont des homéopathes confirmés qui utilisent dans 90 % des cas des remèdes homéopathiques et 20 000 sont des praticiens allopathes qui ont fait l'effort de suivre un enseignement d'homéopathie et qui ont intégré progressivement cette méthode dans leur pratique. Ces derniers utilisent les remèdes homéopathiques dans environ 25 % des cas.

De même, en simplifiant les chiffres, on peut retenir que les 42 % de la population intéressée par l'homéopathie se décomposent en 20 %, soit 10 millions de personnes, qui souhaitent utiliser préférentiellement la méthode homéopathique, et 22 % qui suivent leurs médecins et adoptent, selon les cas, telle ou telle méthode.

Il faut ajouter que ces chiffres sont en constante augmentation. En effet, quelques facultés de médecine et plusieurs écoles privées forment chaque année de nouveaux médecins homéopathes.

La population est de mieux en mieux informée par les nombreux ouvrages et articles concernant l'homéopathie et également par le « bouche à oreille » qui colporte les résultats obtenus. Elle est aussi de plus en plus réticente vis-à-vis de certaines pratiques de la médecine classique. Elle a donc tout naturellement le désir d'essayer d'autres possibilités thérapeutiques.

Pratiques homéopathiques

L'homéopathie existe depuis 200 ans. Mais ce n'est pas une pratique figée, bien au contraire. Elle a évolué durant cette période et des pratiques différentes sont apparues avec leurs partisans regroupés au sein d'écoles ou de groupes.

On peut distinguer trois grands courants de pensée et de pratique :

Un premier groupe d'homéopathes considère que la prescription en homéopathie ne doit comporter qu'un seul remède. Ce remède doit être celui qui est exactement adapté à la situation du patient. Il peut être remplacé par un autre au cours du temps, en fonction de l'évolution de la maladie. Ces homéopathes sont appelés **unicistes** et ils se réclament de la plus pure doctrine hahnemannienne.

Un deuxième groupe considère que la position des « unicistes » est théoriquement parfaite, mais que, dans la pratique, il est difficile de trouver un seul remède recouvrant l'ensemble des symptômes du patient. Ils utilisent donc, en même

Enseignement de l'homéopathie

Depuis très longtemps, des associations privées assuraient, pour les médecins, l'enseignement de l'homéopathie en France. Mais les instances officielles ont été longtemps réticentes à accepter qu'il soit délivré dans le cadre de l'université. C'est chose faite aujourd'hui. Un enseignement de l'homéopathie existe désormais à Bordeaux, Besançon, Limoges, Lyon, Marseille, Paris-Bobigny et Poitiers dans le cadre de la faculté de Médecine et à Lille dans le cadre de la faculté de Pharmacie.

Ces enseignements vont, nous l'espérons, se multiplier dans toute la France. Mais ils ne suffisent pas à répondre à la demande de très nombreux médecins. C'est pourquoi les structures privées restent très actives. Celles-ci sont le plus souvent subventionnées par les laboratoires homéopathiques.

Il faut citer les deux plus importantes : la Société Médicale de Biothérapie, créée en 1964 par les docteurs Max Tétau et O.A. Julian, soutenue par les laboratoires Pierre Fabre et le Centre d'Études et de Documentation Homéopathiques (C.E.D.H.), créé en 1972 à l'initiative du Dr Denis Demarque, subventionné par les Laboratoires Boiron. Ces écoles ont des centres d'enseignement à Paris, Lyon, Toulouse, Montpellier, Brest, Rennes, Angers, Nantes, Grenoble. L'enseignement se déroule sur deux années. Chaque année est sanctionnée par un examen. Un diplôme privé est remis aux élèves ayant satisfait aux deux examens.

Tous ces enseignements, délivrés par des praticiens homéopathes expérimentés, sont d'une très bonne qualité.

temps, plusieurs médicaments (le moins possible, c'est-à-dire 2 à 5 le plus souvent). Ils sont appelés **pluralistes** et se réclament également d'Hahnemann.
Un troisième groupe considère que l'organisme est capable de choisir parmi les remèdes prescrits. Ils utilisent donc des mélanges de nombreux médicaments qui sont plus ou moins indiqués dans les affections de leurs patients. Ils sont appelés **complexistes** et sont plus éloignés de la doctrine d'Hahnemann.
Il est impossible de trancher, en quelques lignes, et d'accorder la palme à l'une ou l'autre de ces écoles. Il est certain qu'elles comptent chacune d'excellents médecins homéopathes.
On peut cependant remarquer, avec humour, que la plupart de nos remèdes sont, chacun, d'énormes complexes. En effet, un produit fabriqué à partir d'une plante, comme Belladona ou Bryonia, comporte des centaines de molécules différentes. Même celui fabriqué à partir d'un sel minéral comme Calcarea phosphorica (phosphate de calcium) est un énorme complexe si l'on tient compte des nombreuses impuretés contenues dans le sel réputé pur. Au-delà de nos querelles d'écoles, ne sommes-nous donc pas tous, sans le savoir, des « complexistes » ?
Quoi qu'il en soit de ces querelles d'écoles, les adeptes de l'homéopathie peuvent être rassurés. À quelques variations près, la pratique des médecins homéopathes français respecte la méthode créée par Hahnemann. Les résultats sont là pour en témoigner.

Homéopathie, oligo-éléments et vitamines

Les oligo-éléments comme le cuivre, le fer, le magnésium, le zinc, le manganèse, et les vitamines comme la vitamine A, E, C ou B1, se trouvent en très petites quantités dans l'organisme mais sont cependant tout à fait indispensables à la vie. On les appelle « micronutriments ». Leur rôle est de participer au bon déroulement de la plupart des milliards de réactions chimiques qui se produisent à chaque instant dans notre corps. Ils interviennent comme des catalyseurs, ce qui signifie qu'ils permettent l'accomplissement de la réaction et qu'ils peuvent servir de nouveau pour une autre réaction car ils ne sont ni consommés ni détruits dans l'opération. Ainsi, l'organisme n'a besoin que de très petites quantités quotidiennes de ces micronutriments. En revanche, ces petites quantités doivent être parfaitement utilisables.

La plupart des oligo-éléments font partie des remèdes homéopathiques. Ainsi, le cuivre prescrit sous la dénomination de Cuprum en dilution homéopathique 5 CH (un dix milliardième de milligramme) est bien un remède homéopathique très utile dans le traitement des crampes. De même le manganèse est prescrit sous la dénomination Manganum, le cobalt s'appelle Cobaltum et le zinc, Zincum.

Mais le cuivre prescrit à des doses de l'ordre de quelques milligrammes sous forme de gluconate de cuivre n'est pas un remède homéopathique. Il est cependant très utile comme anti-infectieux.

Les vitamines n'existent pas en dilution homéopathique mais peuvent cependant être prescrites sous forme d'isothérapiques à toutes les dilutions. Dans de nombreuses affections, prescrites à doses pondérables, elles participent à restaurer un équilibre métabolique altéré : c'est le cas de la vitamine E dans les maladies cardio-vasculaires et le diabète.

Que ce soit en dilutions homéopathiques ou en doses de l'ordre du milligramme, les homéopathes, fréquemment, utilisent les micronutriments qui sont des médicaments très intéressants agissant en synergie avec leurs propres remèdes.

Les micronutriments

On en distingue aujourd'hui trois groupes :

- Les oligo-éléments : Aluminium, Antimoine, Arsenic, Bore, Chrome, Cobalt, Cuivre, Étain, Fer, Fluor, Iode, Lithium, Magnésium, Manganèse, Molybdène, Nickel, Rubidium, Sélénium, Silicium, Vanadium et Zinc.
- Les vitamines. On distingue :

Les vitamines liposolubles : Vitamine A (Rétinol), Vitamine D (Calciférols), Vitamine E (Tocophérol) et Vitamine K (Phylloquinone).

Les vitamines hydrosolubles : Vitamine B1 (Thiamine), Vitamine B2 (Riboflavine), Vitamine B3 ou P2 (Acide nicotinique), Vitamine B5 (Acide pantothénique), Vitamine B6 (Pyridoxine), Vitamine B8 ou H (Biotine), Vitamine B9 (Acide folique), Vitamine B12 (Cobalamine), Vitamine C (Acide ascorbique).

- Les flavonoïdes qui constituent la plupart des pigments colorés des légumes et des fruits. Ces molécules sont des antioxydants très puissants.

Homéopathie et acupuncture

Nombreux sont les médecins homéopathes qui associent l'acupuncture à l'homéopathie. Cette pratique se justifie pleinement lorsqu'on connaît la nature de la médecine chinoise antique. En effet, l'acupuncture n'existe pas comme pratique isolée en Extrême-Orient. Au contraire, elle s'intègre dans un ensemble qui constitue la médecine traditionnelle chinoise. Celle-ci comporte 5 niveaux qui sont :

Niveau 1 : Utilisation de l'Énergie primordiale
Niveau 2 : Utilisation de la diététique et de l'hygiène
Niveau 3 : Utilisation des médicaments
Niveau 4 : Utilisation de l'acupuncture et des cautérisations
Niveau 5 : Utilisation de la chirurgie

Dans la pensée orientale, la qualité de ces techniques va en décroissant du niveau 1 au niveau 5.

On voit qu'au niveau 3 se situe l'utilisation de médicaments. Ces remèdes traditionnels, nous ne pouvons pas en disposer en France. Il s'agissait, et il s'agit encore aujourd'hui, de produits qui ont pour vocation d'agir, en profondeur, sur la régulation énergétique.

On peut donc considérer qu'ils peuvent être remplacés par les remèdes homéopathiques qui sont également des moyens de participer à toutes les grandes régulations de l'organisme.

Homéopathie et vaccinations : des relations conflictuelles

Depuis la découverte par le médecin anglais Jenner, en 1798, du vaccin contre la variole, l'utilisation de produits microbiens pour stimuler les défenses de l'organisme et éviter les épidémies de maladies infectieuses a connu des fortunes diverses. Tous les vaccins ne sont pas équivalents et l'un des buts de la recherche biomédicale est de les améliorer sans cesse.

Cependant, les vaccinations représentent des problèmes de santé publique dont l'acuité va en croissant avec les nouveaux risques épidémiques posés par les virus émergents, notamment ceux des hépatites. Les médecins, qu'ils soient allopathes ou homéopathes, ont des opinions très différentes concernant l'efficacité, l'opportunité et les accidents des vaccins. Quoi qu'il en soit, chaque médecin doit respecter la loi et notamment se plier au calendrier des vaccinations obligatoires.

Le point de vue homéopathique

Contrairement à une idée trop répandue, il n'existe pas de vaccination homéopathique au sens médical de ce mot. Ainsi, les produits que nous prescrivons au début de la saison automnale comme Influenzinum ou Serum de Yersin, à titre préventif contre la grippe, ne sont pas des vaccins mais des préparations qui renforcent les défenses immunitaires de l'organisme en modifiant le terrain. Ces remèdes donnent d'excellents résultats mais ne provoquent pas, comme les vaccins classiques, la fabrication d'anticorps spécifiques dirigés contre le virus de la grippe.

Lorsqu'une vaccination est obligatoire comme dans le cas d'un déplacement en pays à risques (cas du vaccin contre la fièvre jaune dans la zone tropicale de l'Afrique et de l'Amérique du Sud), elle n'est jamais contre-indiquée par un traitement homéopathique en cours. Bien plus, il est toujours possible d'utiliser des remèdes homéopathiques pour atténuer les effets secondaires d'une vaccination.

Signalons enfin que le vaccin qui entraîne le plus d'effets secondaires négatifs est le BCG (vaccin contre la tuberculose). Heureusement, l'Institut Pasteur nous annonce, pour un avenir proche, la mise sur le marché d'un nouveau vaccin purifié, plus efficace et beaucoup mieux toléré.

Les idées reçues

Concernant l'homéopathie, il y a des « bruits » qui courent, sorte de rumeur sans cesse réalimentée, dont la clientèle est particulièrement friande et qui, comme tous les « bruits », représentent des informations parfois partiellement justes mais considérablement déformées ou amplifiées par le temps.

Les granules sous la langue ?

Cette recommandation correspond à la volonté de faire passer le principe actif du médicament homéopathique directement dans le sang, en lui évitant le passage dans le tube digestif et le passage par le foie. En effet, le passage dans l'estomac qui sécrète physiologiquement un liquide très acide est redoutable pour beaucoup de médicaments qui doivent être protégés contre cette acidité. Quant au foie, un de ses rôles est précisément de contribuer, très activement, à l'élimination des produits étrangers à l'organisme.

L'absorption sublinguale (sous la langue) est donc le meilleur moyen pour protéger le médicament. Cependant, l'expérience clinique montre l'efficacité de la thérapeutique homéopathique même lorsque le médicament est avalé. Et dans le cas des jeunes enfants, la prise des granules dissous dans un fond de biberon donne d'excellents résultats. Ajoutons qu'en médecine vétérinaire, le médicament est généralement mélangé à la nourriture sans que les résultats soient, apparemment, diminués. Il est heureux qu'il en soit ainsi, car on imagine mal nos confrères vétérinaires faisant prendre, en sublinguale, un granule à chaque poulet d'un élevage !

La menthe

C'est la question la plus souvent posée. En effet, depuis les origines de l'homéopathie, la menthe est proscrite durant les traitements homéopathiques. Cette interdiction remonte en effet à Hahnemann lui-même qui la cite, dans son *Traité des maladies chroniques* de 1832, au milieu d'une longue liste où l'on retrouve : les produits de parfumerie, les eaux de senteur, les infusions aromatiques, l'anis confit, les tablettes pectorales, les liqueurs, les chocolats aromatisés, les électuaires, les poudres et teintures dentifrices… !

Mais, curieusement, dans la sixième et dernière édition de son livre majeur, *L'Organon de l'art de guérir*, écrit en 1842, on trouve une liste analogue où la menthe n'est pas citée mais où, à côté de certains produits, sont interdites des pratiques comme « le contact des vêtements en laine de mouton sur la peau, un mode de vie sédentaire dans un air vicié, l'allaitement excessif, la vie nocturne, la malpropreté, les plaisirs contre nature, l'excitation due aux lectures érotiques, l'onanisme ou l'acte charnel incomplet… ».

Il est difficile de savoir pourquoi la menthe a frappé l'imagination populaire au point d'être la seule à conserver son statut de substance interdite.

Quoi qu'il en soit, toutes ces prescriptions d'Hahnemann rentraient dans le cadre, logique pour l'époque, de conseils d'hygiène de vie et d'hygiène alimentaire d'une part et, d'autre part, d'obligations d'éviter l'interférence avec d'autres produits censés être thérapeutiques.

On sait, maintenant, que la menthe a plutôt des vertus bénéfiques et les expériences pratiquées sur le cobaye au laboratoire du professeur P. Bastide à la faculté de Pharmacie de Montpellier semblent bien montrer l'absence d'influence de la menthe sur les traitements homéopathiques… tout au moins sur l'animal !

En conclusion, nous dirons qu'il faut considérer cet interdit avec un certain humour. Que nos patients ne soient point terrorisés si d'aventure ils avalent une tasse d'infusion de menthe pendant leur traitement car, selon notre expérience clinique, cette substance n'a aucune interférence avec l'activité de nos remèdes.

Ne pas toucher les granules avec les doigts

Cette interdiction a, également, la vie dure. Peut-être parce qu'elle renvoie à la grande question de la nature du médicament homéopathique. En effet, ces quantités si petites qu'on ne peut pas les doser, ne seraient-elles pas d'une grande fragilité ? Ne seraient-elles pas (qui sait ?) « immatérielles » ? En conséquence, la moindre manipulation ne serait-elle pas susceptible d'en altérer la structure et donc l'efficacité ?

Il faut sur ce point être très net. D'une part, le médicament homéopathique est une réalité matérielle, même si la science actuelle ne peut pas en déterminer la nature.

D'autre part, la structure des granules homéopathiques est telle qu'ils sont imprégnés du principe actif jusqu'au centre. On peut donc sans risques les manipuler avec les doigts, et les ramasser si d'aventure ils venaient à tomber du tube.

Prise des granules loin des repas ?

Il est traditionnel de recommander de prendre les granules loin des repas, idéalement entre 30 minutes et 1 heure avant ou après, au pire 10 minutes si on ne peut pas faire autrement. Dans la pratique, cette recommandation s'avère quasi impossible à suivre, notamment pour les enfants.

À la réflexion, on ne trouve aucun argument convaincant pour justifier ce principe. J'ajoute qu'une vie de pratique quotidienne avec mes clients m'a démontré que les remèdes homéopathiques sont aussi efficaces, quel que soit le moment de la prise.

Aucun risque, aucun effet secondaire

« Docteur, mon fils vient d'avaler la totalité du tube de Belladona 5 CH. Que dois-je faire ? » Il ne faut rien faire. Surtout ne pas s'affoler et ne pas téléphoner au centre antipoison le plus proche ! En effet, du fait de leur faible dilution, les médicaments homéopathiques ne sont jamais toxiques.

Deux cas peuvent se présenter :

- l'enfant ne présente aucun trouble. Il est en parfaite santé et a avalé le tube de Belladona par hasard. Ce médicament n'est donc pas actif, aujourd'hui, chez lui. Il ne se passera rien ;
- l'enfant est sous traitement de Belladona pour une angine. Le seul effet, éventuellement observable, de l'absorption massive du médicament, est l'accentuation temporaire des troubles. Cette réaction de courte durée n'est jamais dangereuse. Elle cessera en quelques heures.

Les contre-indications

Comme nous venons de le dire, un médicament homéopathique n'est jamais toxique du fait de la substance utilisée.

Il faut cependant manier certains d'entre eux avec prudence. En effet, nos remèdes agissent en stimulant les processus de défense de l'organisme. Si la stimulation est trop forte, la réponse de l'organisme peut être mal adaptée, voire impossible. L'exemple le plus typique est celui de l'utilisation d'Hepar sulfur, en basses dilutions, qui accélère les processus suppuratifs. Si ce processus siège dans une cavité fermée du corps, il y a risque d'accumulation de pus.

Ainsi, il n'y a aucune contre-indication formelle à l'homéopathie. Par contre, il importe de bien poser les indications des bons médicaments aux bonnes dilutions. Là encore apparaissent les limites de l'automédication.

L'influence du thé, du tabac ou du café

Le tabac, le café et le thé sont des toxiques dont les effets varient selon le degré de réceptivité de chaque personne. Tout traitement homéopathique ayant pour but de régulariser, d'harmoniser et de désintoxiquer, il est logique de se poser la question de l'interférence de ces toxiques avec nos médicaments.

Tout médecin homéopathe, comme toute personne de bonne foi, peut observer que les personnes intoxiquées réagissent moins bien aux traitements

homéopathiques. L'explication de cette observation est sans doute à chercher non pas au niveau d'une véritable interférence entre le toxique et le médicament, mais plutôt dans le fait que l'intoxication est, en elle-même, un état de profond déséquilibre qui rend plus difficile l'action du remède.
Peut-être est-ce pour cette raison que les enfants réagissent si bien à l'homéopathie. Leur organisme jeune est encore très peu intoxiqué, très peu « encrassé » pourrait-on dire.
En ce qui concerne la prise du médicament, on conseillera au patient de ne pas prendre de café et de ne pas fumer dans l'heure qui précède et dans l'heure qui suit cette prise. Cette précaution correspond à la crainte que les produits toxiques, par leur action sur la muqueuse de la bouche, diminuent l'assimilation du produit.

La trousse d'urgence

L'automédication n'est possible, en homéopathie, que si l'on a les remèdes immédiatement disponibles. En effet, il faut dire et redire l'intérêt de traiter précocement toute affection dès les premiers symptômes. Cela n'est évidemment réalisable que si chacun s'est constitué une petite pharmacie. Car il est d'observation courante que les problèmes de santé à résoudre surviennent plus fréquemment lorsque les pharmacies sont fermées, les médecins sur répondeur téléphonique ou que l'on se trouve loin de tout, isolé au fond de la campagne !
Ce dernier chapitre a donc pour objectif de vous aider à constituer une ou des trousses indispensables pour parer au plus pressé. Vous pourrez utiliser ces remèdes en vous servant des indications données dans l'ouvrage afin de pouvoir attendre sans angoisse de rencontrer votre médecin homéopathe.

La trousse minimum

Elle comprend les 20 remèdes suivants :
- Aconitum napellus 7 CH : états fébriles, rhumes, rhino-pharyngites, toux, sinusites, palpitations, surmenage.
- Apis mellifica 7 CH et 15 CH : brûlures, coup de soleil, conjonctivite, engelures, herpès, piqûres d'insectes, insolation, maux de gorge, angine, épanchement de synovie, urticaire, zona.
- Arnica montana 7 CH : courbatures, crampes, suites de tous traumatismes, hémorroïdes, laryngite, suites d'opé-

rations chirurgicales et d'extraction dentaire, surmenage, tendinites, épanchement de synovie, brûlures.

- Arsenicum album 7 CH : indigestion, diarrhée, zona, otite.
- Belladona 5 CH : états fébriles, angines, maux de gorge, abcès, brûlures, insolation, oreillons, rougeole, rubéole, otite, scarlatine, conjonctivite, kératite, bouchons de cérumen.
- Calendula 5 CH : abcès, acné, aphtes, bouchons de cérumen, brûlures, eczémas, engelures, érythème fessier, piqûres d'insectes, plaies.
- China 5 CH : hémorragies, saignements de nez, ballonnements digestifs, diarrhée.
- Colocynthis 7 CH : crampes, spasmes, colites, irritabilité, troubles des règles.
- Eupatorium perfoliatum 5 CH : états grippaux.
- Ferrum phosphoricum 7 CH : états fébriles, maux de gorge, angines, orgelet, otite, abcès, rougeole, rubéole.
- Hypericum 5 CH : plaie, névralgie, douleurs dentaires, sciatique.
- Ignatia amara 7 CH : irritabilité, trac, émotivité, surmenage, crise de foie, nausées de la grossesse, ballonnements digestifs, lithiase vésiculaire.
- Mercurius solubilis 7 CH : états fébriles, maux de gorge, angines, oreillons, varicelle.
- Millefolium 5 CH : saignements de nez.
- Moschus 7 CH : trac, vertiges, palpitations.
- Oscillococcinum 200 : états grippaux au début.
- Pulsatilla 7 CH : rhino-pharyngites, crise de foie, chalazion, fourmillement des extrémités, oreillons, orgelet.
- Staphysagria 15 CH : chalazion, irritabilité, plaie.
- Symphytum 5 CH : calcification des fractures.
- Tabacum 5 CH (ou Cocculine) : mal des transports.

Une trousse plus complète

Elle comprend la trousse précédente plus les 16 remèdes suivants. En tout : 36 remèdes.

- Allium cepa 7 CH : rhumes, rhino-pharyngites, sinusites.
- Antimonium crudum 5 CH : indigestion, varicelle, verrues, diarrhée.
- Ambra grisea 7 CH : trac, émotivité, palpitations.
- Bryonia 7 CH : états grippaux, crise de foie, asthme, toux, épanchement de synovie, rougeole.
- Chamomilla 15 CH : douleurs dentaires, irritabilité, surmenage, troubles des règles.
- Cuprum metallicum 7 CH : crampes, toux, surmenage, asthme, aigreurs d'estomac.
- Gelsemium sempervirens 7 CH : états grippaux, trac, émotion, surmenage,

vertiges, troubles de la vision, palpitations.

- Ledum palustre 5 CH : piqûres d'insectes, traumatismes, plaies.
- Lycopodium 7 CH : troubles hépatiques et vésiculaires, crises d'acétone.
- Nux vomica 7 CH : constipation, courbatures, crise de foie, suite d'intoxication, hémorroïdes, indigestion, troubles du sommeil, surmenage, vertige.
- Opium 5 CH : constipation.
- Rhus toxicodendron 7 CH : douleurs articulaires, courbatures, états grippaux, herpès, laryngite, kératite, tendinites, torticolis, traumatismes articulaires, varicelle, zona.
- Ruta graveolens 7 CH : traumatismes articulaires.
- Serum de yersin 15 CH : prévention des états grippaux.
- Stramonium 9 CH : vers (oxyures), états d'agitation et de colère.
- Veratrum album 7 CH : indigestion, diarrhée, mal des transports, troubles des règles.

Croire à l'homéopathie ?

L'homéopathie… ça ne marche que si on y croit ?

Question un peu perfide qui tente de renvoyer le médecin à des pratiques plus ou moins magiques… et qui, sournoisement, induit l'idée que l'homéopathie n'agirait que par effet placebo.

De quoi s'agit-il ? L'effet placebo est l'effet thérapeutique constaté d'une substance neutre qui n'a, par elle-même, aucune qualité pharmacologique. Cet effet est connu depuis longtemps notamment pour les drogues allopathiques puisque de nombreux travaux ont montré qu'il existait même, dans certains cas, un effet antibiotique placebo, effet qui varie avec la couleur (!) des gélules utilisées. Il est donc raisonnable de penser que, comme pour toutes drogues, il existe partiellement un effet placebo dans le cas des médicaments homéopathiques. Mais cette constatation ne doit en rien gêner l'utilisation de l'homéopathie. À cet égard, elle est à égalité avec toutes les autres médications possibles.

L'effet placebo est dû, bien sûr, aux réactions psychoaffectives des humains, réactions dont il faut tenir compte. Mais pourquoi, dans le cas de l'homéopathie, l'effet placebo serait-il seul en cause ? Là encore, la faible dilution de nos médicaments induit l'hypothèse de l'absence de principe actif. Cependant, dans deux situations au moins, l'effet placebo est difficile à démontrer. Il s'agit du traitement des nourrissons et, encore plus, du traitement des animaux en médecine vétérinaire. L'efficacité de l'homéopathie dans ces deux cas est facile à observer et l'on voit mal comment, par simples relations psychoaffectives, on guérirait des vaches ou des poulets !

Une pratique qui se généralise

Malgré ses détracteurs et grâce à ses nombreux utilisateurs, l'homéopathie se répand en Europe et dans le monde, avec des fortunes variables selon les continents. L'Europe a le vent en poupe mais une vraie renaissance se manifeste aux États-Unis depuis quelques années. Plus de 80 pays dans le monde utilisent les remèdes homéopathiques.

En Europe

L'homéopathie est pratiquée dans de nombreux pays d'Europe et son développement se poursuit très rapidement. Deux directives européennes de 1993 et 1995 ont officialisé son existence et lui ont attribué des crédits pour la recherche.

En Allemagne, le titre de « médecin homéopathe » est reconnu comme qualification supplémentaire par la Chambre des médecins. Plus de 3 500 médecins possèdent cette qualification sur les 258 000 praticiens. Mais il faut compter, en plus, 10 000 « Heilpratiker », qui sont des praticiens de santé non-médecins et qui ont le droit d'utiliser les remèdes homéopathiques.

En Belgique, l'homéopathie n'est pas reconnue mais au moins 1 000 médecins se réclament de cette discipline thérapeutique et l'utilisent quotidiennement.

Aux Pays-Bas, l'homéopathie est introduite depuis plus de 150 ans et plusieurs centaines de médecin l'utilisent. Elle bénéficie d'un courant favorable dans le public mais n'est pas officiellement reconnue. Cependant, un étudiant en médecine peut choisir, comme sujet de thèse, l'homéopathie.

En Autriche, l'homéopathie est officiellement reconnue par le ministère de la Santé. 500 médecins prescrivent régulièrement les remèdes homéopathiques.

En Grande-Bretagne, l'homéopathie est reconnue par le Département de la Santé et le National Health Service (l'équivalent de notre Sécurité sociale). De même, la faculté d'Homéopathie de Londres est reconnue officiellement par un acte du Parlement depuis 1950.

Plus de 600 médecins officiellement diplômés pratiquent donc l'homéopathie et les demandes d'inscription à la faculté d'Homéopathie sont de plus en plus nombreuses. 10 % de la population consultent régulièrement ou occasionnellement un homéopathe et 22 % prennent des remèdes homéopathiques. 45 % des médecins britanniques n'hésitent pas à envoyer leur patient chez un homéopathe.

En Espagne, après une quasi-disparition de l'homéopathie, un regain d'intérêt s'est manifesté depuis le début des années 1980. La publication et la traduction de nombreux livres d'homéopathie, pour le grand public, en langue espagnole, confirment que les 6 000 médecins qui s'affichent homéopathes sont bien en train de faire école. Certains d'entre eux sont des Français définitivement installés en Espagne. Il faut aussi remarquer que la moitié des nouveaux médecins qui se forment sont des spécialistes qui ont une expérience dans le secteur hospitalo-universitaire.

En Grèce, l'homéopathie pratiquement inconnue en 1965 s'est développée sous l'impulsion d'un guérisseur (!) qui dirige l'école privée d'Athènes. Une cinquantaine de médecins pratiquent l'homéopathie. Les autorités médicales tolèrent cette pratique.

En Italie, l'homéopathie n'est pas reconnue par le ministère de la Santé et les remèdes ne sont pas remboursés par les caisses d'assurance-maladie. Malgré cela, plus de 7 000 médecins (sur 360 000) pratiquent et prescrivent l'homéopathie, qui est utilisée par 8,2 % de la population.

En Suède, bien qu'introduite depuis 1826, l'homéopathie n'est toujours pas reconnue et sa progression est freinée par la réticence des instances officielles. Une association pour la promotion de l'homéopathie regroupe pour les trois pays scandinaves (Suède, Norvège, Danemark) plus de 300 praticiens dont une centaine pour la Suède seule.

En Suisse, l'histoire et le développement de l'homéopathie sont indissociables de ceux de la France. Elle ne peut être pratiquée que par des médecins et les remèdes ne sont pas reconnus par les caisses d'assurance-maladie. L'enseignement est privé et se fait en collaboration avec la France. 470 médecins sur un total de 14 000 pratiquent régulièrement l'homéopathie.

En Russie, l'homéopathie est reconnue bien que sa pratique soit limitée. Il y aurait aujourd'hui 10 000 médecins homéopathes, mais ce nombre croît chaque année depuis le changement de régime en 1989. Dans les autres pays de l'ex-URSS, Hongrie, Pologne, Roumanie, Bulgarie, Tchèquie, Slovaquie, on assiste à une véritable renaissance avec création de laboratoires spécialisés et demande, de la part des médecins, d'un enseignement qualifié. La France participe à ce vaste programme de diffusion. Dans l'ensemble des pays d'Europe centrale et de l'Est, plus de 4 000 médecins pratiquent l'homéopathie.

En Amérique

Au Canada, l'homéopathie n'a jamais vraiment existé et n'est encore qu'une pratique confidentielle. Quelques praticiens seulement sont répertoriés à la Ligue internationale d'homéopathie.

Aux États-Unis, en revanche, elle a connu son heure de gloire au XIXe siècle et au début du XXe siècle. En 1930, 10 000 médecins homéopathes exerçaient aux États-Unis et 9 millions de personnes utilisaient les remèdes homéopathiques. Deux collèges assuraient la formation des nouveaux médecins homéopathes et on dénombrait 48 hôpitaux et cliniques homéopathiques sur le territoire des États-Unis.

De 1930 à 1960, des querelles de doctrines entre homéopathes, les résultats scientifiques médicaux présentés comme des progrès définitifs par la médecine allopathique, et l'absence de dialogue, détournent l'intérêt du public pour la médecine homéopathique.

Depuis 1960, un nouveau mouvement très favorable à l'homéopathie a vu le jour, en réaction contre l'aspect trop technologique et scientiste de la médecine officielle.

L'homéopathie et sa pratique sont officiellement reconnues aux États-Unis comme spécialité consacrée par un diplôme. De même, depuis 1938, les médicaments homéopathiques sont officialisés. Plus de 500 médecins pratiquent cette discipline et de nombreux laboratoires lancent leur gamme de remèdes. Dans 11 états sur 50, les naturopathes sont autorisés à prescrire les remèdes homéopathiques.

Cependant, l'Américan Medical Association, défavorable à l'homéopathie, se garde bien d'en faire la promotion…

Au Mexique, l'homéopathie et son enseignement sont reconnus par le ministère de la Santé depuis 1895. Plus de 4 000 médecins la pratiquent régulièrement et il existe un hôpital homéopathique national.

En Argentine, l'introduction de l'homéopathie est récente puisqu'elle remonte seulement à 1930. Le titre de médecin homéopathe n'est pas reconnu par le ministère et les remèdes homéopathiques ne sont que tolérés. Cependant l'Argentine compte plus de 1 200 médecins homéopathes (sur 88 000 médecins au total) et plus de 2 500 médecins sympathisants qui prescrivent occasionnellement des médicaments homéopathiques. Selon la Chambre argentine des laboratoires homéopathiques, une grande partie de la population se soigne par l'homéopathie.

Au Brésil, l'implantation de l'homéopathie remonte à 1818. Officialisée par décret le 25 septembre 1918, elle est considérée comme spécialité médicale depuis le 28 juillet 1979. Le Brésil compte plus de 15 000 médecins homéopathes (dont de nombreux pédiatres) sur 282 000 médecins et l'enseignement de cette discipline est dispensé dans l'École de médecine et de chirurgie de Rio, qui dépend du gouvernement fédéral. Quatre chaires d'enseignement sont attribuées à l'homéopathie. Cet enseignement était facultatif jusqu'en 1999. Depuis le mois d'août de cette année 1999, l'enseignement de l'homéopathie est inclus dans les études normales de tout étudiant en médecine.

Au Chili, le ministère de la Santé autorise la pratique et la prescription de l'homéopathie. Environ 80 médecins pratiquent régulièrement.

En Orient

En Israël, on dénombre 300 médecins homéopathes et 1 000 naturopahes qui prescrivent.

En Inde, l'homéopathie est acceptée au même titre que l'allopathie et que d'autres médecines traditionnelles indiennes (médecine ayurvédique et médecine unani). Il n'est pas nécessaire d'être médecin pour pratiquer l'homéopathie. C'est pourquoi on dénombre plus de 250 000 praticiens homéopathes, le terme de praticien ne signifiant pas médecin. En réalité, le nombre de médecins diplômés qui suivent un cursus dépendant du ministère de la Santé et qui pratiquent l'homéopathie n'excède pas 100. Il faut ajouter à ces praticiens au statut spécial 75 000 auxiliaires médicaux autorisés également à prescrire. Sur une population de 1 milliard d'habitants, 10 % utilisent l'homéopathie.

Au Pakistan, 10 000 médecins homéopathes sont enregistrés, dont 5 000 prescrivent régulièrement.

En Extrême-Orient (Chine, Japon, Corée, Indonésie, Philippines, etc.), l'homéopathie est pratiquement inconnue.

En Afrique

L'homéopathie a très peu pénétré sur le continent africain. Cependant, le **Sénégal**, la **Côte-d'Ivoire**, le **Nigeria**, le **Ghana** et le **Kenya** l'autorisent aux seuls médecins.

L'Afrique du Sud compte une centaine de médecins homéopathes et un grand nombre de naturopathes. Un enseignement de l'homéopathie est délivré à l'université.

Au **Maghreb**, l'homéopathie renaît depuis quinze ans en Tunisie et au Maroc, après avoir complètement disparu à la suite des guerres d'indépendance.

En Océanie

En Australie, depuis 1975, les médecins diplômés sont autorisés à pratiquer l'homéopathie. Ils sont quelques dizaines à utiliser régulièrement cette méthode.

En Nouvelle-Zélande, l'homéopathie n'a pas de statut légal bien que le gouvernement n'y soit pas hostile.
Depuis 1978, on note un regain d'intérêt grâce à l'activité de plusieurs sociétés homéopathiques. Le nombre de médecins pratiquant cette discipline n'est pas connu.

La recherche : une bonne question pour le XXIe siècle

La recherche fondamentale ouvre l'avenir de l'homéopathie. À l'instar de la médecine classique qui ne progresse que grâce aux progrès de la biologie moléculaire, l'homéopathie verra ses thèses confirmées et de nouveaux développements apparaître dans les suites des recherches sur l'infiniment petit.

La recherche fondamentale

Sur le mode d'action des médicaments homéopathiques, on sait peu de choses, en vérité ! La difficulté, dans ce domaine, provient des faibles quantités utilisées, qui sont très difficiles à suivre dans l'organisme. Pendant longtemps, nous en avons été réduits aux hypothèses. Dans sa thèse soutenue en 1978, le Dr Michel Durand résumait bien la situation :

« L'action du médicament homéopathique ne semble pas en rapport avec la quantité de substance utilisée. Elle est immédiate. Elle paraît être de type énergétique.
Deux hypothèses sont en présence :
- persistance de molécules de la substance de départ, mais ces molécules seraient modifiées dans leur structure physicochimique par le procédé de fabrication du remède homéopathique ;
- absence de molécules de la substance de départ. L'effet énergétique serait transporté par une modification de la structure du solvant ».

Vingt ans se sont écoulés depuis et la seconde hypothèse semble bien, aujourd'hui, devoir se vérifier.
En effet, les travaux passionnants et convaincants du Professeur Jacques Ben-

véniste ont montré, sans équivoque, que les remèdes homéopathiques avaient bien une activité biologique *in vitro*, sur des modèles de laboratoires. Il a, de plus, accumulé une série d'expériences qui démontrent le transfert d'activité biologique par un simple circuit électromagnétique. Pour l'heure, on ne connaît pas la nature de ce qui est transféré. Mais dans les milieux biologiques qui sont constitués pour une grande part d'eau, il faut que cela soit compatible avec la structure des molécules d'eau et leur organisation interne. C'est donc ce que Jacques Benvéniste a appelé la mémoire de l'eau et ce qui lui a valu une avalanche de sarcasmes de la part d'une grande partie de la communauté scientifique qui fait preuve, en l'occasion, d'un esprit bien peu novateur !

En effet, l'idée révolutionnaire (mais la science est forcément révolutionnaire lorsqu'elle fait avancer la connaissance !) se trouve dans la proposition d'une nature électromagnétique pour la transmission de l'information biologique.

Ainsi, s'ouvre un immense champ nouveau d'exploration, dans un domaine que l'on pourrait dénommer « micropharmacologie électromagnétique ».

La recherche clinique

Heureusement, l'homéopathie peut aussi s'appuyer sur une recherche clinique qui n'a pas ménagé ses efforts depuis une trentaine d'années.

De nombreuses publications, en double insu, ont montré la supériorité des remèdes homéopathiques sur les remèdes allopathiques.

Récemment (septembre 1997), le Quotidien du médecin faisait état de 89 travaux d'expérimentation clinique publiés dans des revues de niveau international, dans lesquels l'homéopathie donne des résultats significatifs contre placebo et meilleurs que ceux obtenus par des traitements classiques.

2

Se soigner soi-même

Avertissement

Dans cette partie sont rassemblées les meilleures possibilités d'utilisation familiale des remèdes homéopathiques. Les symptômes et les maladies sont classés par ordre alphabétique. Pour simplifier cette automédication, et en accord avec ce qui est dit dans la première partie concernant les différentes formes médicamenteuses, tous les remèdes sont proposés sous forme de granules, les prises de doses étant remplacées par des prises de 10 granules qui sont traditionnellement considérées comme équivalentes.
De même, la prise d'un seul granule est, chaque fois, préconisée. L'expérience clinique montre que cela donne les meilleurs résultats à condition de répéter fréquemment les prises en fonction de l'acuité des symptômes.

A

Abcès, boutons, furoncles

Les symptômes

Concentration de pus en un point de l'organisme suite à la pénétration d'un microbe. On y pense devant une petite tuméfaction rouge, dure, douloureuse dont le sommet présente un point blanc.

Le premier conseil

Appliquer localement, plusieurs fois par jour, un désinfectant local type Hexomédine transcutanée en alternance avec des applications de compresses chaudes de teinture-mère de Calendula (30 gouttes dans ½ verre d'eau).

Les règles de posologie

- Dès les premiers symptômes, prendre : Belladona 5 CH, Ferrum phosphoricum 5 CH, Apis mellifica 9 CH, 1 granule de chaque, toutes les heures. Ajouter Pyrogenium 9 CH, 1 granule 3 fois par jour. Espacer les prises en fonction de l'amélioration.
- Lorsque l'abcès est constitué, ajouter Hepar sulfur 9 CH, 1 granule 3 fois par jour.

Les précautions à prendre

Le traitement homéopathique proposé est compatible avec un éventuel traitement antibiotique qu'il potentialise.

Attention : un abcès qui traîne ou plusieurs poussées de furoncles en peu de temps imposent de consulter son médecin homéopathe car cette situation dénote probablement une baisse des défenses immunitaires.

Les abcès de la face, proche du cerveau, sont particulièrement redoutables et imposent donc une consultation immédiate.

Abcès dentaires

Voir « Dents ».

Absence de règles

Voir Aménorrhée dans « Règles (troubles des) ».

Abus

Certains remèdes sont indiqués suite à des abus alimentaires spécifiques qui sont autant de causes déclenchantes de symptômes. Prendre en 7 CH, 1 granule à titre préventif avant la prise des produits incriminés, soit 1 granule plusieurs fois dans les heures qui suivent.

- Excès de nourriture en général : Antimonium crudum et Nux vomica.
- Alcool : Nux vomica.
- Beurre et graisses : Pulsatilla et carbo vegetabilis.

- Bière : Kalium bichromicum.
- Boisson gazeuse : Kalium carbonicum.
- Café : Coffea.
- Condiments : Nux vomica et Sepia.
- Crudités : Lycopodium, Berberis et Bryonia.
- Fruits : China.
- Lait : Magnesia carbonica.
- Œuf : Sulfur.
- Oignon : Thuya.
- Pâtisserie : Carbo vegetabilis.
- Poissons et crustacés : Urtica urens.
- Sel : Natrum muriaticum.
- Sucre : Argentum nitricum.
- Viande : Allium sativum.
- Vin : Zincum.

Acarien

Voir « Allergies ».

Accident

Voir « Traumatismes et brûlures ».

Accommodation

Les troubles de l'accommodation visuelle s'observent chez les personnes fatiguées ou surmenées.

Prendre l'association : Arnica 7 CH, Hamamelis 7 CH et Ruta 7 CH, 1 granule de chaque 6 à 8 fois par jour et avant chaque effort oculaire (travail devant un écran par exemple). Si les troubles persistent, il est recommandé de consulter un ophtalmologiste.

Accouchement

L'accouchement est un acte naturel qui se déroule, le plus souvent, sans problème. Les remèdes homéopathiques font merveille pour assurer sa préparation dans les meilleures conditions, pour améliorer le travail des contractions et pour dissiper les appréhensions de la future maman.

Le premier conseil

Commencer le traitement dès le début du 9e mois.

Les règles de posologie

- Pour le bon déroulement du travail : Caulophyllum 5 CH, 1 granule matin et soir pendant le dernier mois de la grossesse et 1 granule tous les ¼ d'heure dès le début du travail.
- Pour atténuer le traumatisme musculaire et la perte sanguine, Arnica 15 CH et China 15 CH, 1 granule matin et soir pendant les 15 derniers jours de la grossesse et pendant tout le mois qui suit l'accouchement.
- Pour diminuer la crainte, Actea racemosa 15 CH, 10 granules 1 fois par semaine durant le 9e mois et Gelsemium 7 CH, 1 granule matin et soir, chaque jour et 1 granule toutes les heures à partir du déclenchement du travail.

Les précautions à prendre

En cas d'accouchement dit dystocique (lorsque l'enfant se présente dans une mauvaise position ou que le bassin est trop étroit), les remèdes homéopathiques n'interviendront pas directement mais pour calmer l'anxiété. Il faut s'en remettre aux décisions de votre obstétricien.

Acétone

Les symptômes

Cette crise apparaît fréquemment chez le jeune enfant « fragile du foie » lorsque ses réserves de sucre sont insuffisantes. Le trouble du métabolisme des sucres donne à leur haleine une forte odeur d'acétone. On met également de l'acétone en évidence dans les urines à l'aide d'une bandelette réactive.

Le premier conseil

Faire boire une boisson sucrée dès que possible.

Les règles de posologie

Lycopodium 15 CH, 10 granules dès le début de la crise, Belladona 5 CH et Senna 5 CH, 1 granule toutes les demi-heures pendant plusieurs heures.

Les précautions à prendre

Consulter si la crise perdure au-delà de quelques heures. Les remèdes de terrain sont le plus souvent : Lycopodium, Natrum Muriaticum, Sepia, Ignatia et Phosphorus que votre médecin homéopathe choisira selon le type de l'enfant et donnera à raison de 10 granules en 15 CH, 1 fois par semaine pendant plusieurs mois.

Acide urique

Voir « Goutte (crise de) ».

Acidités ou aigreurs (de l'estomac)

Voir « Digestifs (troubles) ».

Acné

Voir « Puberté et acné juvénile ».

Acouphènes

Les symptômes

Il s'agit de sifflements ou de bourdonnements dans les oreilles.

Le premier conseil

Pas d'affolement car ce symptôme, bien que fort handicapant, n'annonce pas de catastrophe dans l'immédiat.

Les règles de posologie

Chininum sulfuricum 7 CH, et Belladona 7 CH, 1 granule de chaque 3 à 6 fois par jour pendant la durée des troubles et 2 fois par jour après, pendant 4 semaines.

Les précautions à prendre

Toujours consulter son médecin qui recherchera l'origine de ces bruits très gênants (bouchon de cérumen dans l'oreille, troubles de l'oreille interne, voire hypertension sanguine).

Acrocyanose

En période de froid humide, les extrémités des doigts deviennent bleu violacé et sont moins sensibles au toucher. Prendre Arnica 7 CH, Carbo vegetabilis 7 CH et Secale cornutum 9 CH, 1 granule de chaque 2 fois par jour pendant toute la période froide et tous les ¼ d'heure pendant la crise. Un traitement de terrain doit compléter ces remèdes.

Adénites, adénopathies

Les symptômes

Inflammation aiguë ou chronique des ganglions lymphatiques, elles accompagnent fréquemment les maladies infectieuses ou les plaies et se manifestent sous forme de petites boules dans différents endroits du corps, notamment la région du cou, de la nuque, sous les bras ou dans les plis des aines. Dans certains cas, elles peuvent être en rapport avec une tumeur.

Le premier conseil

Pas d'affolement car ce symptôme, bien qu'handicapant, n'annonce pas de catastrophe dans l'immédiat.

Les adénopathies sont fréquentes chez l'enfant qui fait des maladies O.R.L. à répétition.

Les règles de posologie

Hautes dilutions des grands remèdes de terrain, Hepar sulfur, Silicea, Sulfur iodatum, Thuya, mais il est recommandé de ne pas les utiliser en automédication.

Les précautions à prendre

Le diagnostic de leur cause précise nécessite toujours la consultation de votre médecin homéopathe.

Aérophagie, renvois, éructations

Voir « Digestifs (troubles) ».

Aggravation

Pour de nombreux remèdes, il existe des modalités d'aggravation. Si cette modalité est retrouvée dans la maladie à soigner, le remède correspondant peut être indiqué. Ainsi, Sulfur et Lachesis sont aggravés par les bains chauds alors qu'Antimonium crudum l'est par les bains froids. Ces caractéristiques sont indiquées dans l'étude de chaque remède.

Agitation

Les symptômes

L'agitation peut se rencontrer comme simple petit trouble du comportement mais aussi dans de nombreuses maladies ou états pathologiques.

Les règles de posologie

- L'individu toujours pressé qui « court après le temps » bénéficiera d'Argentum nitricum 7 CH, 1 granule 3 à 6 fois par jour.
- Pour l'agitation avec tics du visage, donner Agaricus muscarius 7 CH, 1 granule 3 à 6 fois par jour.
- Pour l'agitation incessante des mains, donner Kalium bromatum 7 CH, 1 granule 3 à 6 fois par jour.
- En cas de fièvre aiguë avec agitation, prendre Aconit 5 CH, 1 granule toutes les heures jusqu'à amélioration.

Agoraphobie

Peur des espaces vides, des grandes places publiques désertées, cette angoisse répond bien à la prise d'Argentum nitricum 15 CH, 1 granule matin et soir et au moment d'affronter les lieux redoutés, avec pour traitement de terrain 10 granules tous les 15 jours d'Aconit 30 CH et d'Argentum nitricum 30 CH en prises alternées.

Alcoolisme

- La crise aiguë d'alcoolisme (ivresse occasionnelle), si elle est rare, est plus à redouter pour les risques d'accidents qu'elle entraîne (bagarres, voiture…) que pour ses conséquences directes sur la santé. L'association Nux vomica 5 CH, Agaricus muscarius 5 CH, Stramonium 5 CH, 1 granule de chaque, en prise tous les ¼ d'heure, permet d'atténuer rapidement l'ivresse.
- L'alcoolisme chronique est, en revanche, une véritable maladie qui nécessite toujours une aide médicale et psychologique et un traitement de terrain. La consultation d'un médecin homéopathe s'impose dans ce cas. Trois remèdes peuvent être particulièrement utiles en attendant cet avis : Nux vomica 15 CH, à raison de 10 granules en une seule prise, 1 fois par semaine, Sulfuricum acidum 7 CH à raison de 1 granule tous les soirs et Lachesis 9 CH, à raison de 1 granule tous les matins.

Allaitement (chez la mère)

Les symptômes

Acte naturel par excellence, l'allaitement fait un retour en force depuis une vingtaine d'années. On ne peut que s'en féliciter pour la mère et encore plus pour l'enfant qui ne peut souhaiter meilleure alimentation durant les premiers mois de sa vie. Les quelques incidents qui peuvent survenir répondent particulièrement bien aux remèdes homéopathiques. Chaque symptôme est décrit avec la posologie.

Le premier conseil

Les soins locaux du mamelon avec la teinture-mère de Calendula (30 gouttes dans ½ verre d'eau) permettent d'éviter de nombreux petits ennuis. Si des troubles apparaissent, il faut traiter le plus vite possible, ce qui implique d'avoir les remèdes disponibles.

Les règles de posologie

- Sensibilité du mamelon et douleurs des seins : associer Arnica 7 CH, Chamomilla 7 CH et Croton tiglium 7 CH, 1 granule de chaque ¼ d'heure avant chaque tétée.
- Sein engorgé avec menace d'abcès : s'il est chaud, tendu, un peu rouge et douloureux, prendre Belladona 5 CH, Ferrum phosphoricum 5 CH et Bryonia 5 CH, 1 granule toutes les heures pendant 2 ou 3 jours. S'il y a un peu de pus au mamelon, ajouter Hepar sulfur 15 CH, 1 granule, 3 fois par jour et désinfecter avec une solution de 15 gouttes de teinture-mère de Calendula dans ¼ de verre d'eau.
- Crevasses simples du mamelon : Phytolacca 7 CH, 1 granule ¼ d'heure avant chaque tétée.
- Crevasses et ulcération du mamelon : associer Phytolacca 7 CH, Petroleum 7 CH et Castor equi 7 CH, 1 granule de chaque ¼ d'heure avant chaque tétée.
- Lait en quantité insuffisante : associer Ricinus 5 CH et Urtica urens 7 CH, 1 granule 6 fois par jour.
- Lait en excès (galactorrhée) : associer Pulsatilla 9 CH et Lac caninum 7 CH, 1 granule 6 fois par jour.
- Grande fatigue durant l'allaitement : associer China 9 CH, Phosphoricum acidum 9 CH, 1 granule 3 fois par jour, et Oligocean (oligo-éléments d'origine marine), 2 comprimés le matin.
- Sevrage : prendre 10 granules de Pulsatilla 15 CH, puis associer Calcarea carbonica 7 CH et Lac caninum 7 CH, 1 granule 3 fois par jour.

Les précautions à prendre

L'aggravation des symptômes après 48 heures de traitement bien conduit doit amener à consulter son médecin homéopathe.

Allaitement (chez l'enfant)

Les symptômes

Hoquet, transpiration, renvois, vomissements sont autant de petites perturbations de la tétée.

Le premier conseil

Le sein maternel est l'organe parfaitement adapté pour nourrir un bébé. En cas d'impossibilité, les remèdes homéopathiques permettent de pallier les petits inconvénients du biberon et du lait artificiel.

Les règles de posologie

- Hoquet : c'est une contraction spasmodique du diaphragme. Donner Cuprum 7 CH, Ignatia 9 CH et Hyoscyamus 5 CH, 1 granule de chaque avant les tétées.
- Renvois : il s'agit de renvois d'air pendant et après la tétée. Donner Argentum nitricum 7 CH, 1 granule avant chaque tétée.
- Sommeil : le bébé s'endort pendant la tétée : Opium 15 CH, 1 granule avant chaque tétée.
- Sueurs : le bébé transpire pendant la tétée. Donner Calcarea carbonica 9 CH, 1 granule avant chaque tétée.
- Vomissements :le bébé vomit pendant la tétée. Donner Aethusa cynapium 5 CH, 1 granule avant chaque tétée.

Les précautions à prendre

Des régurgitations et vomissements importants et répétés peuvent faire évoquer une malformation de l'œsophage qui est du ressort du spécialiste.

Allergies

Les symptômes

L'allergie est une augmentation de la sensibilité de l'organisme vis-à-vis de n'importe quelle substance qui s'appelle alors « allergène ». Il peut s'agir de produits que l'on respire (poussières, pollens, plumes ou poils d'animaux), que l'on avale (aliments, additifs alimentaires ou médicaments), qui sont en contact avec notre peau (acariens, détergents, cosmétiques, ciments) ou qui sont injectés (piqûres d'insectes, vaccins, sérums ou médicaments).

Cette hypersensibilité se traduit par des maladies dont les plus connues sont : l'asthme, l'eczéma, l'urticaire, le rhume des foins, la rhino-pharyngite allergique. Elles nécessitent le recours à un médecin homéopathe pour traiter le terrain allergique.

Le premier conseil

Éviter les « allergènes » lorsque vous les avez identifiés.

Les règles de posologie

D'une façon générale, en cas de début de crise, deux remèdes sont très utiles : Histaminum 7 CH et Poumon-Histamine 9 CH, 1 granule de chaque tous les ¼ d'heure jusqu'à l'amélioration.

Voir aussi « Quincke (œdème de) ».

Alopécie

Voir « Peau, cheveux, ongles ».

Altitude (mal des montagnes)

Les symptômes

Bourdonnements d'oreilles, vertiges, maux de tête, essoufflements, palpitations, fatigue, insomnie et anxiété caractérisent cette affection qui touche certaines personnes sensibles à la raréfaction de l'oxygène provoquée par l'altitude.

Le premier conseil

Tout rentre dans l'ordre en quelques jours à condition de se reposer et d'éviter les gros efforts et les repas trop copieux.

Les règles de posologie

La prise de Coca 9 CH, 1 granule 3 fois par jour, contribue à raccourcir le temps d'adaptation. En cas de stress lié à la crainte de l'altitude, prendre Gelsemium 7 CH, 1 granule matin et soir avant le départ et durant tout le séjour.

Les précautions à prendre

Si les troubles persistent ou s'aggravent, il faut redescendre vers le centre hospitalier le plus proche.

Amaigrissant (régime)

Voir « Perte de poids » et « Obésité ».

Amaigrissement

Une perte de poids sans autre symptôme apparent doit toujours faire rechercher une maladie chronique sous-jacente et amène donc à consulter. Si tous les examens restent négatifs, il faut prendre :

- Chez l'adolescent : Natrum muriaticum 9 CH et Calcarea phosphorica 5 CH, 1 granule matin et soir, associé à Oligocean (oligo-éléments d'origine marine), 2 comprimés le matin.
- Chez l'adulte : Silicea 9 CH, 1 granule matin et soir, et Oligocean, 2 comprimés le matin.

Amélioration

Pour de nombreux remèdes, il existe des modalités d'amélioration. Si cette modalité est retrouvée dans la maladie à soigner, le remède correspondant peut être indiqué. Ainsi, Lycopodium est amélioré en buvant chaud alors que bryonia l'est en buvant froid. Ces caractéristiques sont indiquées dans la description des remèdes.

Aménorrhée

Voir « Règles (troubles des) ».

Amygdales

Voir « Angine ».

Anémie

Diminution du nombre des globules rouges et de l'hémoglobine (molécule qui transporte l'oxygène) du sang, l'anémie implique toujours d'en rechercher la cause, donc de consulter. Cependant, s'il y a eu dans les semaines ou les mois précédents des pertes de sang connues, en attendant le traitement de la cause, il faut prendre : China 5 CH et Ferrum metallicum 7 CH, 1 granule matin et soir associé à Oligoforme fer, 2 comprimés par jour pendant 1 mois.

Angine

Les symptômes

L'angine est une inflammation de la gorge due, le plus souvent, à un microbe, bactérie ou virus. La douleur et l'œdème contribuent à rendre la déglutition difficile.

Le premier conseil

Rester au chaud et faire des gargarismes 3 à 4 fois par jour avec de l'eau tiède additionnée de 15 gouttes de teinture-mère de Phytolacca et Calendula.

Les règles de posologie (selon les symptômes)

- La gorge est enflammée, rouge, la déglutition est douloureuse et de petits ganglions sensibles apparaissent dans le cou, la fièvre est à 38°/39°C : Belladona 5 CH, Ferrum phosphoricum 5 CH, 1 granule de chaque tous les ¼ d'heure jusqu'à l'amélioration avec Pyrogenium 9 CH, 1 granule matin et soir.
- Des points blancs apparaissent dans le fond de la gorge, la langue devient chargée, la fièvre augmente : remplacer Ferrum phosphoricum par Mercurius solubilis 5 CH.
- Si la douleur est brûlante et améliorée par les boissons froides : remplacer Ferrum phosphoricum par Apis mellifica 7 CH.
- Si la gorge est sèche, la déglutition difficile et si la douleur irradie vers les oreilles, remplacer Ferrum phosphoricum par Phytolacca 7 CH.
- Si l'angine est localisée à droite, ajouter Lycopodium 9 CH, 1 granule matin et soir.
- Si l'angine est localisée à gauche, ajouter Lachesis 9 CH, 1 granule matin et soir.

Les précautions à prendre

Le traitement homéopathique doit permettre une diminution des symptômes en 24 heures, faute de quoi il faut consulter un médecin qui jugera de l'opportunité d'utiliser des antibiotiques.

Angine de poitrine

Crise douloureuse située dans la région du cœur, provoquée par un spasme ou une obstruction d'une artère coronaire qui apporte le sang oxygéné au muscle cardiaque. En attendant le cardiologue qui doit être appelé en urgence, prendre : Cactus grandiflorus 7 CH, et Arnica 7 CH, 1 granule tous les ¼ d'heure.

Angoisse

Voir « Trac, peurs et angoisses ».

Anorexie

Les symptômes

Diminution ou une perte totale de l'appétit qui a pour conséquence une sous-alimentation avec perte de poids et diminution des défenses immunitaires.

Le premier conseil

La prise en charge médicale s'impose.

Les règles de posologie

Les remèdes homéopathiques sont souvent très utiles pour débloquer ces situations de refus.

- Chez le nourrisson : Lycopodium 15 CH, 10 granules 3 fois par semaine.
- Anorexie avec tendance à l'isolement et repli sur soi : Natrum muriaticum 15 CH, 10 granules 1 fois par jour.
- Anorexie avec dépression : Sepia 15 CH, 10 granules 3 fois par semaine.
- Anorexie avec humeur variable, évoluant de façon cyclique, chez une jeune fille qui recherche la compagnie : Pulsatilla 15 CH, 10 granules 3 fois par semaine.
- Anorexie alternant avec des phases de boulimie : Antimonium crudum 15 CH et Nux vomica 15 CH, 10 granules 3 fois par semaine.

Les précautions à prendre

Faire un bilan complet et engager un travail de psychothérapie.

Antidépresseur

Les Français détiennent le triste record européen de la consommation de ces drogues qui provoquent des accoutumances tenaces. Souvent, les prescriptions de ces produits sont injustifiées. Le recours à un médecin homéopathe permet, dans un grand nombre de cas, de se passer de ces antidépresseurs agressifs ou d'en diminuer la dose.

Anus

- Démangeaisons ou prurit anal. Symptôme fréquent particulièrement rebelle à tout traitement. Essayer : Teucrium marum 7 CH, 1 granule matin et soir pendant quelques semaines.
- Inflammation de la région anale : Aesculus 5 CH, Arnica 5 CH, Hamamelis 5 CH et Hura brasiliensis 5 CH, 1 granule de chaque 6 fois par jour.

Voir aussi Fissures anales dans « Hémorragies et saignements ».

Anxiété

Voir « Trac, peurs et angoisses ».

Aphonie (extinction de voix)

Les symptômes

Perte partielle ou totale de la voix.

Le premier conseil

Ne pas « forcer sa voix » en voulant à tout prix essayer de parler car c'est le meilleur moyen d'aggraver les symptômes.

Les règles de posologie

Prendre 1 granule répété toutes les heures le premier jour, puis 6 fois par jour les jours suivants, de :

- Chez les chanteurs et les orateurs : Arnica 9 CH, Arum triphyllum 9 CH et Argentum metallicum 9 CH.
- Suite à un gros effort vocal (cris, chant) : Arnica 9 CH et Rhus toxicodendron 9 CH.
- Suite à un refroidissement : Aconit 15 CH et Arum triphyllum 9 CH.
- Suite à une peur ou à une émotion : Gelsemium 9 CH et Argentum 9 CH.
- Au moment des règles : Arnica 9 CH, Graphites 9 CH et Ammonium carbonicum 9 CH.

Les précautions à prendre

Consulter un médecin homéopathe si les symptômes ne régressent pas en 48 heures.

Voir aussi « Laryngite ».

Aphtes

Voir « Bouche ».

Apnée du sommeil

Certaines personnes, généralement après quarante ans, souvent en excès pondéral et ronfleurs, présentent des pauses respiratoires au cours de leur sommeil. Des maux de tête accompagnent le réveil. Les causes de cette pathologie restent inconnues mais les conséquences sur l'oxygénation des tissus nobles sont mesurables. La perte de poids, l'arrêt des toxiques (alcool, tabac, café) et une meilleure hygiène de vie permettent d'améliorer la situation.

- Parmi les remèdes homéopathiques réellement efficaces : Nux vomica 15 CH, Calcarea carbonica 15 CH et Opium 15 CH, 10 granules de chaque, 1 fois par semaine, en prises alternées.

Appétit (troubles de l')

- Appétit diminué avec désir d'aliments salés, soif permanente et irritabilité : Natrum muriaticum 9 CH, 1 granule matin et soir.
- Appétit diminué avec aversion pour les aliments gras : Pulsatilla 9 CH, 1 granule matin et soir.
- Appétit exagéré pour tous les aliments : Antimonium crudum 7 CH, 1 granule matin et soir.
- Appétit exagéré avec irritabilité améliorée par la prise alimentaire : Anacardium 15 CH, 1 granule matin et soir.
- Fringale déclenchée par les émotions : Ignatia 9 CH, 1 granule matin et soir.

Artériosclérose

Les symptômes

Épaississement et durcissement des artères dus à différents facteurs. L'athérosclérose en est une variété par dépôts de corps gras dans la paroi interne de l'artère. À moyen terme, elle peut entraîner des accidents graves (cœur, cerveau) par diminution du débit du sang circulant.

Le premier conseil

Se faire suivre régulièrement par un médecin homéopathe dès le diagnostique.

Les règles de posologie

À titre préventif : Pulsatilla 5 CH, Arnica 5 CH, Secale cornutum 5 CH, 1 granule de chaque, le soir avant le repas, 10 jours par mois, pendant des années, et Oligoforme 9 (oligo-éléments pour le terrain cardiovasculaire), 1 comprimé, 1 fois par jour avant l'un des repas, 20 jours par mois, 1 mois sur deux.

Les précautions à prendre

La nourriture recommandée est celle de type régime « crétois » avec peu de viandes rouges, peu de produits laitiers, pas de sucres « rapides », beaucoup de légumes verts et de féculents, des céréales, du poisson et des fruits, de l'huile d'olive et un peu de vin.

Artérite

Les symptômes

Manifestation aiguë de l'athérosclérose, caractérisée par des spasmes artériels douloureux provoqués par la marche.

Le premier conseil

Si vous êtes fumeur, cessez immédiatement de fumer.

Les règles de posologie

- Pour le spasme, prendre : Secale cornutum 7 CH et Nux vomica 7 CH, 1 granule matin et soir et tous les ¼ d'heure jusqu'à l'amélioration au moment du spasme.
- Sur le fond, Oligoforme 9 (complément alimentaire pour le terrain cardiovasculaire), 1 comprimé, 1 fois par jour avant l'un des repas, 20 jours par mois, 1 mois sur deux.

Les précautions à prendre

Il s'agit d'un état grave qui impose la consultation d'un praticien homéopathe et le suivi de l'évolution. Un bilan artériel est nécessaire. Les règles diététiques sont les mêmes que pour l'artériosclérose.

Arthrite

Les symptômes

C'est l'inflammation aiguë d'une articulation qui est rouge, chaude et douloureuse.

Le premier conseil

Mettre l'articulation au repos.

Les règles de posologie

Prendre 1 granule du remède choisi, chaque ¼ d'heure, à espacer selon amélioration.

- Articulation douloureuse sans autres signes : Ruta 7 CH.

- Articulation chaude, rouge, douleur aggravée par le toucher : associer Belladona 5 CH, Bryonia 7 CH.
- Articulation froide, rouge, douleur aggravée par le toucher : Colchicum 5 CH.
- Articulation très gonflée, douleur aggravée par le toucher : Apis mellifica 7 CH.

Dans tous les cas, traitement du terrain par les oligo-éléments : Oligoforme 7, 1 comprimé, 1 fois par jour avant l'un des repas, 20 jours par mois, 4 à 6 mois par an.

Les précautions à prendre

Si les symptômes ne s'amendent pas en 48 heures, consultez votre médecin homéopathe qui pourra prescrire des examens complémentaires (radio, prise de sang) pour éclairer le diagnostic.

Arthrose

Les symptômes

Vieillissement et dégénérescence des cartilages articulaires, l'arthrose est une affection chronique qui peut atteindre toutes les articulations et entraîne gonflement, raideur et douleur.

Le premier conseil

Ne vous précipitez pas sur les médicaments anti-inflammatoires qui ne traitent que les symptômes.

Les règles de posologie

Pour les poussées douloureuses, prendre, selon la localisation, 1 granule chaque heure, à espacer selon l'amélioration :

- Cou : Ferrum phosphoricum 5 CH.
- Dos entre les omoplates : Actea racemosa 5 CH.
- Colonne lombaire (bas du dos) : Kalium carbonicum 5 CH.
- Sous le talon, présence d'une épine osseuse appelée « épine calcanéenne » : Hekla lava 15 CH, 1 granule matin et soir.
- Racine du pouce : Actaea spicata 7 CH.

En fonction des circonstances :

- Douleurs déclenchées par le temps humide : Dulcamara 15 CH.
- Douleurs déclenchées par l'orage, les baisses de pression atmosphérique, les tempêtes : Rhododendron 15 CH.
- Douleurs déclenchées par les contrariétés, la colère : Nux vomica 15 CH.
- En cas d'hydarthrose (épanchement de liquide dans l'articulation) : Apis mellifica 15 CH, Kalium iodatum 7 CH et Bryonia 7 CH.

Pour le terrain, on utilisera : Oligoforme 7, 1 comprimé, 1 fois par jour avant l'un des repas, 20 jours par mois, 6 à 8 mois par an.

Les précautions à prendre

Il faut faire suivre l'évolution de l'arthrose par un médecin.

Cette affection réclame toujours un traitement de terrain par l'homéopathie et les oligo-éléments.

Articulation douloureuse

Voir « Arthrite ».

Asthénie

Voir « Fatigue ».

Asthme

Les symptômes

Difficulté respiratoire liée à un spasme des petites bronches au moment de l'expiration, l'asthme est le plus souvent lié à une allergie.

Le premier conseil

L'asthme réclame toujours un traitement de terrain qui sera élaboré par un médecin homéopathe.

Les règles de posologie

Pour tenter d'atténuer les crises aiguës, prendre chaque ¼ d'heure, pendant 2 heures, 1 granule de :

- Dans tous les cas : Antimonium tartaricum 5 CH, Ipeca 5 CH, Hyoscyamus 5 CH, Blatta orientalis 5 CH.

Ajouter, selon besoin, 1 granule de :

- Aggravation par temps humide : Dulcamara 5 CH.
- Agitation intense et alternance avec des crises d'eczéma : Arsenicum album 7 CH.
- Crise dès le coucher : Aralia racemosa 5 CH.
- Crise violente vers minuit avec transpiration abondante : Sambucus 7 CH.
- Crise entre 2 et 4 heures du matin chez un sujet faible et frileux : Kalium carbonicum 5 CH.
- Crise vers 3 heures du matin chez un sujet gros plutôt apathique : Ammonium carbonicum 7 CH.

Les précautions à prendre

Sauf indication médicale bien argumentée, évitez de vous lancer dans de longs programmes de désensibilisation qui donnent des résultats décevants. Attention : les bons résultats de ce traitement seront améliorés par la prescription, par votre homéopathe, de vos remèdes de terrain.

Athérosclérose

Épaississement des artères par dépôts de corps gras dans la paroi interne, l'athérosclérose est une variété d'artériosclérose. Voir « Artériosclérose ».

B

Ballonnements

Voir « Digestifs (troubles) ».

Bec-de-perroquet

Constructions osseuses visibles sur les vertèbres qui contribuent à souder celles-ci entre elles.
Prendre : Calcarea fluorica 9 CH et Hekla lava 15 CH, 1 granule matin et soir pendant plusieurs mois. Ajouter le complément alimentaire Oligoforme 7, 1 comprimé chaque matin, 20 jours par mois.

Blépharite

Voir « Œil ».

Blessures

Voir « Traumatismes et brûlures ».

Bouche

Les symptômes

Aphtes, langue chargée, mauvaise haleine, salivation excessive, gencives qui saignent sont les désagréments les plus couramment observés dans la bouche.

Le premier conseil

La bouche est en relation permanente avec le monde extérieur dont elle reçoit tous les microbes. Malgré cette contamination continue, elle résiste bien et ses capacités de cicatrisation sont étonnantes. Une bonne hygiène est souvent suffisante pour instaurer un statu quo satisfaisant.

Les règles de posologie

Aphtes

Ulcérations sur la muqueuse de la bouche, des joues ou de la langue, les aphtes sont gênants par leur caractère récidivant. Dès les premiers symptômes, associer : Mercurius corrosivus 7 CH, Sulfuricum acidum 7 CH, Borax 7 CH et Secale cornutum 7 CH, 1 granule de chaque toutes les heures à espacer selon résultats. Localement, touchez chaque aphte avec un coton-tige imprégné de Calendula T.M.

Gencive

Les gencives peuvent être le siège d'inflammations fréquemment accompagnées de saignements, appelées gingivites : Mercurius solubilis 7 CH et Phosphorus 9 CH, 1 granule chaque heure à espacer selon l'amélioration. En cas de menace d'abcès, ajouter Hepar sulfur 9 CH, 1 granule matin et soir.

Haleine (mauvaise)

Revoir d'abord l'hygiène bucco-dentaire et l'équilibre alimentaire. Puis prendre : Mercurius solubilis 7 CH, 1 granule matin et soir pendant plusieurs semaines.

Langue

- Langue recouverte d'un enduit blanchâtre : Antimonium crudum 7 CH, et Kalium muriaticum 7 CH.
- Langue recouverte d'un enduit jaunâtre : Nux vomica 7 CH, Chelidonium 9 CH, Pulsatilla 5 CH.
- Langue dite en « carte de géographie » (avec des zones chargées et des zones propres) : Natrum muriaticum 9 CH et Taraxacum 5 CH.
- Langue très chargée dont le bord garde l'empreinte des dents : Mercurius solubilis 7 CH.

La persistance d'une langue chargée témoigne d'un disfonctionnement de l'appareil digestif et doit amener à consulter.

Muguet

Infection de la bouche par un champignon microscopique, le Candida albicans, le muguet se voit fréquemment après utilisation d'antibiotiques qui détruisent la flore microbienne normale et permettent ainsi l'invasion par ce microbe. Prendre 1 granule 6 fois par jour, pendant 15 jours, de l'association : Candida albicans 15 CH, Psorinum 9 CH et Mercurius solubilis 7 CH.

Salivation excessive

Il s'agit d'un symptôme qui peut avoir de nombreuses causes, notamment psychologiques. Le recours au médecin homéopathe est nécessaire pour choisir les remèdes de terrain. En attendant prendre : Mercurius solubilis 7 CH, 1 granule matin et soir.

Bouffées de chaleur

Voir « Ménopause ».

Boule à la gorge

Voir « Trac, peurs et angoisses ».

Boulimie

- Sensation de faim presque permanente avec besoin d'absorber une grande quantité d'aliments. Prendre Antimonium crudum 15 CH, 1 granule matin et soir pendant plusieurs semaines.
- Si elle est déclenchée par une contrariété ou une émotion : Ignatia 9 CH, 1 granule matin et soir pendant plusieurs semaines.

Bourdonnements d'oreilles

Bruits anormaux, chroniques et très gênants, survenant dans les oreilles, perçus plus fortement dans le silence et au repos, ils sont difficiles à soigner. Prendre Chininum sulfuricum 5 CH et Glonoinum 5 CH, 1 granule matin et soir pendant plusieurs semaines.

En cas d'apparition brutale, consulter d'urgence un médecin O.R.L. qui jugera de la nécessité d'instituer un traitement allopathique immédiat.

Bronchiolite

Les symptômes

Nouveau nom de la bronchite asthmatiforme, la bronchiolite se manifeste par une atteinte aiguë des bronches chez le jeune enfant avec toux incessante, encombrement important et gêne respiratoire.

Le premier conseil

Cette maladie nécessite une kinésithérapie respiratoire et parfois un apport d'oxygène. Il est donc toujours prudent de consulter rapidement.

Les règles de posologie

Donner à l'enfant dès les premiers symptômes : Histaminum 7 CH, Blatta orientalis 7 CH et Ipeca 7 CH, 1 granule de chaque tous les ¼ d'heure. Espacer selon l'amélioration.

Les précautions à prendre

Bien que la maladie soit d'origine virale et que la pollution contribue à l'aggraver, le terrain allergique joue également un grand rôle. Il est donc nécessaire, une fois la crise passée, de recourir à un traitement de terrain.

Bronchites

Voir « Toux et bronchites ».

Brûlures

Voir « Traumatismes et brûlures ».

C

Café

Le café est certainement plus toxique que ce que l'on croit habituellement.

Il est assez facile d'observer qu'il aggrave les douleurs inflammatoires et notamment celles de l'arthrose. Il déclenche souvent palpitations, diarrhées, insomnies et maux de tête. Pour combattre ses effets nocifs, cesser d'en boire et associer : Nux vomica 5 CH, Coffea 15 CH, Thuya 7 CH, 1 granule de chaque, matin et soir pendant plusieurs semaines.

Le café fait également partie des modalités qui servent à sélectionner un remède homéopathique :

- Aversion pour le café : Calcarea carbonica. Aggravation par le café : Coffea.
- Désir de café : Nux vomica.
- Diarrhée après prise de café : Aloe.

Calculs

Voir « Coliques et diarrhées ».

La présence de calculs dans le rein, les voies urinaires, la vésicule biliaire ou le foie demande un traitement de terrain par un médecin homéopathe.

Callosités

Voir « Peau, cheveux, ongles ».

Calvitie

Voir « Peau, cheveux, ongles ».

Caractère

Au cours de sa consultation, le médecin homéopathe pose des questions qui, parfois, surprennent. Ainsi, il interroge toujours son patient sur les traits de son caractère, non pas pour le modifier par son traitement mais pour s'orienter dans le choix d'un remède de terrain. Les quelques exemples ci-dessous éclairent cette pratique.

- Sujet autoritaire : Lycopodium, Aurum, Nux vomica.
- Sujet coléreux : Chamomilla, Aurum, Nux vomica.
- Sujet irritable : Nux vomica.
- Sujet boudeur : Natrum muriaticum.
- Sujet capricieux : Ignatia, Pulsatilla.
- Sujet impatient : Argentum nitricum.
- Sujet introverti : Staphysagria.
- Sujet jaloux : Lachesis.
- Sujet timide : Pulsatilla, Natrum muriaticum, Silicea.
- Sujet méticuleux : Arsenicum album.
- Sujet hyperactif et optimiste : Sulfur.
- Sujet très émotif : Gelsemium et Ignatia.

Caries dentaires

Voir « Dents ».

Cataracte

Voir « Œil ».

Cauchemars

Hyoscyamus 9 CH et Stramonium 9 CH, 1 granule de chaque le soir avant le repas. Si les cauchemars sont fréquents, il faut associer un traitement de terrain.

Cellulite

Seuls les traitements de terrain donnent quelques résultats partiels. Les remèdes les plus efficaces sont : Pulsatilla, Natrum muriaticum, Thuya, Natrum sulfuricum, Kalium carbonicum, Calcarea carbonica. Un médecin homéopathe consulté choisira celui ou ceux les mieux adaptés. L'exercice physique, une meilleure hygiène alimentaire et la lutte contre le stress excessif sont aussi de bons moyens de combattre la cellulite. Enfin, les remèdes de drainage peuvent être pris avant toute consultation : Berberis 5 CH et Pareira brava 5 CH, 1 granule de chaque matin et soir pendant des mois.

Céphalée

Voir « Maux de tête et migraines ».

Chaleur

Les symptômes

Du simple coup de soleil au coup de chaleur qui peut avoir de graves conséquences,le soleil est dangereux lorsque nous nous exposons trop longtemps à ses rayons. Des maux de tête plus ou moins violents apparaissent, avec courbatures généralisées et perte du contrôle de la régulation thermique pour les cas graves.

Le premier conseil

Mettre le sujet à l'ombre, lui donner à boire et surveiller sa température.

Les règles de posologie

- Coup de soleil (insolation légère) : Apis mellifica 15 CH, 1 granule tous les ¼ d'heure à espacer selon amélioration.
- Coup de chaleur. Suite à une exposition plus importante à la chaleur, prendre successivement : Aconit 5 CH puis Belladona 5 CH quand la transpiration apparaît, 1 granule tous les ¼ d'heure à espacer selon amélioration.

Les précautions à prendre

Quand l'état est plus grave, consécutif à une exposition prolongée à la chaleur avec augmentation de la température corporelle et agitation avec délire, l'hospitalisation s'impose.

Cheveux (chute des)

Voir « Peau, cheveux, ongles ».

Cholécystite

Inflammation aiguë des voies biliaires, elle nécessite toujours l'intervention du médecin voire du chirurgien. En attendant, mettre un sac de glace sur le ventre du malade et lui faire prendre : Colocynthis 7 CH, Belladona 7 CH, Bryonia 7 CH, 1 granule tous les ¼ d'heure.

Cholestérol

Une augmentation permanente du taux du cholestérol sanguin (surtout si la fraction LDL est en excès) impose un bilan et un traitement assurés par votre médecin homéopathe. En effet cette situation fait le lit de l'athérosclérose.

Avant de prendre, de façon presque continue, les médicaments classiques hypocholestérolémiants, il faut toujours essayer un régime sérieux de type « méditerranéen » (voir « Régime crétois ») et les grands remèdes de terrain comme Lycopodium, Nux vomica, Sepia, Sulfur.

Cicatrices

Voir « Traumatismes et brûlures ».

Colères

Voir « Comportement (troubles du) ».

Colique hépatique

Voir « Coliques et diarrhées ».

Colique néphrétique

Voir « Coliques et diarrhées ».

Coliques et diarrhées

Les symptômes

Les coliques sont des spasmes douloureux localisés dans l'abdomen.

Les diarrhées sont caractérisées par une augmentation de la fréquence et un changement de la consistance des selles qui deviennent plus liquides.

Le premier conseil

Coliques et diarrhées qui durent plus de 48 heures doivent amener à consulter.

Les règles de posologie

Colique hépatique

Spasme douloureux des voies biliaires, souvent lié à la présence de calculs ou de boue dans la vésicule, il correspond à la « crise de foie ». Prendre Berberis vulgaris 5 CH, Chelidonium 15 CH, China 5 CH, Ignatia 9 CH, Pulsatilla 5 CH, 1 granule de chaque tous les ¼ d'heure à espacer selon amélioration.

Si la fièvre accompagne le tableau, il faut consulter rapidement car on est en présence d'une infection des voies biliaires appelée cholécystite.

Colique néphrétique

Spasme douloureux des voies urinaires souvent lié à la présence de calculs. Prendre Belladona 7 CH, Berberis vulgaris 5 CH, Calcarea carbonica 5 CH, Lycopodium 5 CH, Pareira brava 5 CH, 1 granule de chaque, tous les ¼ d'heure à espacer selon amélioration.

Les précautions à prendre : attention au risque de déshydratation chez l'enfant pour les diarrhées et à la présence de calculs des voies urinaires et biliaires qui peuvent imposer un acte chirurgical.

Diarrhées

Quel que soit le type de la diarrhée : Podophyllum 5 CH, 1 granule toutes les 2 heures à espacer selon l'amélioration. Ajouter 1 granule toutes les 2 heures d'un remède choisi selon les symptômes :

- Avec selles brûlantes de mauvaise odeur, fièvre et état infectieux (ou intoxication alimentaire) : Arsenicum album 5 CH.
- Selles très abondantes avec grande faiblesse et sueurs froides, ou après consommation excessive de fruits : Veratrum album 5 CH.
- Selles vertes après consommation de sucreries : Argentum nitricum 5 CH.
- Selles mi-solides mi-liquides après gros excès alimentaire : Antimonium crudum 5 CH.
- Selles matinales en jet avec de nombreux gaz : Natrum sulfuricum 5 CH.
- Selles très liquides, presque comme de l'eau, sans douleur, qui épuise le sujet : China 5 CH.
- Selles décolorées, blanches, épuisantes chez un sujet très fatigué : Phosphoricum acidum 5 CH.
- Selles impérieuses qu'on ne peut pas retenir, aussitôt après avoir mangé ou bu : Aloe 5 CH.
- Selles avec douleurs améliorées en chien de fusil : Colocynthis 5 CH.

- Selles brûlantes avec vomissements de bile : Iris versicolor 5 CH.
- Pendant les règles : Veratrum album 5 CH.
- Après excès d'aliments gras ou de glaces : Pulsatilla 5 CH.
- Après excès d'alcool : Nux vomica 5 CH.
- Après consommation d'huîtres : Lycopodium 5 CH et Arsenicum album 5 CH.
- Après consommation de lait ou laitages : Magnesia muriatica 5 CH.

La diarrhée du voyageur

Elle est encore appelée « tourista » et atteint 30 à 50 % des voyageurs sous les tropiques. Elle est liée à l'alimentation. Le nombre de selles quotidiennes, très variable, est souvent important (10 à 20 !). L'application stricte de la loi de similitude qui permet de sélectionner les remèdes homéopathiques efficaces donne d'étonnants résultats. Mais ces remèdes sont rares sous les tropiques. Il faut donc penser à les rapporter tous avec soi, et ils sont nombreux ! L'utilisation de remèdes classiques (antiseptiques intestinaux) prescrits par votre médecin vous permettra, dans ce cas, de résoudre le problème.

Mal de ventre courant

Commencer par l'association : Colocynthis 5 CH, Magnesia phosphorica 5 CH, Cuprum 5 CH et Lycopodium 5 CH, associer 1 granule de chaque tous les ¼ d'heure, à espacer selon amélioration. Puis ajouter selon les circonstances, 1 granule toutes les 2 heures du remède choisi :

- Coliques avec fièvre : Belladona 7 CH.
- Coliques améliorées en s'étirant : Dioscorea 7 CH.
- Coliques après un coup de froid : Aconit 9 CH.
- Coliques après une contrariété : Ignatia 9 CH.

Comportement (troubles du)

Les symptômes

Il s'agit des troubles du comportement qui perturbent fortement la vie du sujet et de son entourage, comme les colères ou les terreurs nocturnes. Leur traitement rentre dans le cadre des remèdes de terrain. Cependant, certains cas peuvent être calmés en automédication.

Le premier conseil

Un travail de psychothérapie est souvent utile pour accompagner les remèdes.

Les règles de posologie

Colères

Utiliser, pour chaque remède, 1 granule, matin et soir et au moment des crises.

- Enfants agités, capricieux et coléreux : Chamomilla 15 CH.
- Adultes déprimés par le surmenage et qui expriment leur colère par des grossièretés : Anacardium orientale 15 CH.
- Adultes très actifs et excessifs, aux colères violentes et soudaines : Nux vomica 9 CH.
- Colères qui provoquent des douleurs névralgiques, des spasmes, des crampes : Colocynthis 15 CH.
- Colères très longtemps contenues chez des personnes irascibles et susceptibles avec crampes intestinales et troubles génito-urinaires : Staphysagria 15 CH.

Terreurs nocturnes de l'enfant

Dans tous les cas donner : Hyoscyamus 9 CH et Stramonium 9 CH, 1 granule de chaque avant le repas du soir. Ajouter en fonction des circonstances, 1 granule de :

- Cina 7 CH, si l'enfant est agité et a des vers (oxyures).
- Kalium bromatum 7 CH, si les terreurs sont accompagnées de grincements des dents et de gémissements pendant le sommeil.

Les précautions à prendre

Éviter les psychotropes « calmants » qui atténuent les symptômes au détriment de la vigilance sans régler la situation.

Conjonctivite

Voir « Œil ».

Consolation

La relation d'un sujet à la consolation peut permettre d'orienter vers un remède.

- Sujet qui pleure facilement et est amélioré par la consolation : Pulsatilla.
- Sujet isolé, introverti, aggravé par la consolation : Natrum muriaticum.
- Sujet asthénique et indécis, irritable et agacé par la consolation : Silicea.
- Sujet aggravé par la consolation mais amélioré par la distraction : Ignatia.

Constipation

Les symptômes

La constipation se caractérise par l'émission de selles dures, de faible poids (moins de 50 grammes par jour) ou de fréquence supérieure à deux jours. Elle peut avoir de très nombreuses causes.

Le premier conseil

Éviter les laxatifs qui irritent l'intestin.

Les règles de posologie

Les remèdes homéopathiques, très utiles, agissent toujours sans masquer une maladie sous-jacente. On peut donc essayer à la posologie de 1 granule matin et soir pendant plusieurs semaines :

- Bryonia 5 CH, aucune envie, selles grosses ou en petits morceaux, mais dures.
- Alumina 5 CH, aucune envie et GROS efforts pour obtenir une selle normale.

- Graphites 5 CH, aucune envie d'aller à la selle pendant plusieurs jours, selles volumineuses et dures avec mucus.
- Lycopodium 5 CH, envies fréquentes mais inefficaces et impression de ne pas avoir tout évacué.
- Natrum muriaticum 5 CH, douleur à l'expulsion chez un sujet déshydraté.
- Nux vomica 5 CH, besoins fréquents mais efforts d'expulsion inefficaces chez un sujet irritable, excessif, intempérant.
- Platina 5 CH, constipation en voyage ou lors de changements d'habitude.
- Opium 9 CH, inertie totale du rectum avec selles sèches, noires, souvent après une opération.
- Chelidonium 5 CH, constipation chez un insuffisant hépato-bilaire.
- Hydrastis 7 CH, selles incomplètes avec ballonnement important chez un sujet hépato-biliaire.
- Causticum 9 CH, constipation du vieillard.

Les précautions à prendre

L'apparition brutale d'une constipation doit imposer une enquête diagnostique approfondie à la recherche d'une maladie sous-jacente.

Contracture musculaire

Souvent due à un manque d'échauffement avant l'effort physique.

Prendre : Arnica 5 CH, Magnesia phosphorica 7 CH et Cuprum 7 CH, 1 granule chaque ¼ d'heure au moment du trouble et 1 granule matin et soir pendant plusieurs semaines.

Associer la préparation alimentaire Oligoforme Plus, 2 comprimés par jour, 15 jours par mois.

Convalescence

Les suites de maladies, d'interventions chirurgicales ou d'accidents méritent d'être traitées car elles correspondent à une période de fragilité de l'organisme.

Prendre Sulfur iodatum 9 CH et Manganum 15 CH, 1 granule matin et soir pendant 6 semaines, associés à Phytocean, 4 comprimés avant le repas du soir et Oligocean, 2 comprimés le matin.

Coqueluche

Les symptômes

Maladie infectieuse (bactérienne) qui atteint plutôt les enfants de 2 à 7 ans, elle peut cependant se voir à tout âge. Rare depuis la pratique de la vaccination, elle est souvent grave chez le nourrisson non vacciné pour lequel il faut toujours consulter. Elle est caractérisée par une toux quinteuse très éprouvante.

Le premier conseil

S'il s'agit d'un jeune enfant, surveiller les quintes au cours desquelles les glaires peuvent obstruer les voies respiratoires.

Les règles de posologie

- Au début, toux sèche, violente, incessante, aggravée la nuit, sans fièvre. Du nez coule un liquide clair, abondant qui irrite la lèvre supérieure. Saignement nasal et larmoiement non irritant complètent le tableau : 1 granule toutes les deux heures, à espacer selon amélioration, de Belladona 5 CH, Allium cepa 7 CH et Ferrum phophoricum 7 CH et 10 granules chaque jour, pendant trois jours, de Carbo vegetabilis 30 CH.
- Des quintes de toux apparaissent, d'abord sèches, aggravées après minuit avec vomissements. La fièvre survient par accès réguliers. La nuit, le malade transpire et se plaint d'être faible et épuisé : Drosera 15 CH, Arnica 9 CH, Ipeca 5 CH, 1 granule toutes les deux heures et à répéter à chaque quinte.
- Les quintes aboutissent au rejet abondant de mucosités visqueuses et blanchâtres qui s'écoulent en longs filaments : Coccus cacti 5 CH et Kalium bichromicum 5 CH, 1 granule toutes les deux heures et à répéter à chaque quinte.
- Sur la fin, la toux devient sèche la nuit, grasse le jour et entraîne le rejet de mucosités jaunes non irritantes : Pulsatilla 5 CH et Sulfur iodatum 5 CH, 1 granule 2 fois par jour pendant 15 jours.
- Pour les toux résiduelles qui réapparaissent à chaque rhume : en alternance 10 granules de Drosera 30 CH et 10 granules de Pertussinum 30 CH tous les 15 jours.

Les précautions à prendre

Éviter le contact avec de très jeunes nourrissons non vaccinés, car la coqueluche est très contagieuse par voie respiratoire.

Coryza spasmodique

Voir « Rhume des foins ».

Couperose

Voir « Peau, cheveux, ongles ».

Coups

Voir « Traumatismes et brûlures ».

Coupures

Voir « Traumatismes et brûlures ».

Courbatures

Sensation de douleur musculaire généralisée à tout le corps survenant après un effort physique inhabituel : Arnica 7 CH, Rhus toxicodendron 7 CH, 3 granules matin et soir et Oligoforme plus, 2 comprimés matin et soir, pendant 15 jours. Voir aussi « Fièvres ».

Crampes

Contractions involontaires, transitoires mais douloureuses d'un ou de plusieurs muscles ; elles surviennent souvent lors d'efforts physiques et parfois au repos ou la nuit : Cuprum 7 CH, Magnesia phosphorica 7 CH et Nux vomica 5 CH, 1 granule de chaque tous les ¼ d'heure au moment des crises et matin et soir chaque jour pendant la période des crampes.

Crevasses

Voir « Peau, cheveux, ongles ».

Cystalgie (douleur en urinant)

Les urines sont claires mais leur émission est douloureuse : Staphysagria 9 CH, 1 granule matin et soir pendant 1 mois.

Cystite (infection urinaire)

Les symptômes

Les urines sont troubles et leur émission douloureuse.

Le premier conseil

Boire beaucoup favorise l'élimination des germes qui se multiplient dans l'urine.

Les règles de posologie

Dès le début des symptômes, prendre : Cantharis 5 CH, Formica rufa 5 CH, Mercurius corrosivus 7 CH, 1 granule de chaque, tous les ¼ d'heure à espacer selon l'amélioration et 10 granules de Colibacillinum tous les 2 jours pendant 6 jours et Serum anticolibacillaire, 1 ampoule 3 fois par jour pendant 3 jours.

Les précautions à prendre

En cas de persistance au-delà de 24 heures ou si les infections se répètent, consulter son médecin homéopathe.

D

Dartres

Éruption croûteuse sur la peau avec ou sans démangeaisons, avec ou sans desquamations. L'apparition de ces lésions est plus fréquente en hiver. Un traitement de terrain s'impose. En attendant prendre : Alumina 7 CH, Arsenicum album 7 CH, Berberis 7 CH, 1 granule de chaque 3 fois par jour pendant 1 mois.

Décalcification

Voir aussi « Ostéoporose ».

Pour mieux assimiler et fixer le calcium : Calcarea phosphorica 7 CH et Symphytum 9 CH, 1 granule matin et soir et Silicea 9 CH, 10 granules par semaine, par cure de 2 à 3 mois

Déception

Un sentiment de déception profondément ressenti peut orienter vers un remède. Ainsi :

- Sujet déçu, aigri, indigné, se sentant frustré et injustement traité : Staphysagria.
- Sujet déçu et frustré ressassant des idées fixes : Thuya.
- Sujet déçu par une trahison amoureuse : Natrum muriaticum.
- Sujet déçu, irritable et bourru, manifestant une hypersensibilité : Silicea.

Déchirure musculaire

Arnica 9 CH, China 5 CH et Rhus toxicodendron 7 CH, 1 granule de chaque, matin et soir pendant 1 mois.

Découvrir (se)

Les patients ont tendance à se découvrir lorsqu'ils sont au lit, même en cas de fièvre.

- Se découvre à la recherche d'une place fraîche : Sulfur, Chamomilla, Pulsatilla, Sanguinaria.
- Se découvre pendant la fièvre malgré les frissons : Aconit.
- Se découvre pour améliorer la douleur : Apis mellifica.

Dans tous les cas, le remède est à prendre en haute dilution (15 CH à raison de 10 granules 2 à 3 fois par semaine) en plus des traitements prescrits pour l'affection considérée.

Dégoûts alimentaires

Ces signes font partie des modalités qui permettent d'orienter vers la prescription d'un remède.

- Dégoût pour tous les aliments : Colchicum, Stannum.
- Dégoût pour la bière : Nux vomica, Chamomilla, China, Cocculus,

Natrum sulfuricum, Phosphorus, Rhus toxicodendron.

- Dégoût pour le beurre : Arsenicum album, Pulsatilla, Carbo vegetabilis, Natrum muriaticum, China.
- Dégoût pour le café : Calcarea carbonica, Bryonia, China, Coffea, Dulcamara, Lycopodium, Natrum muriaticum, Nux vomica, Phosphorus, Spigelia.
- Dégoût pour les graisses en général : Carbo vegetabilis, Cyclamen, Pulsatilla, Cina, Hepar sulfur, Petroleum, Colchicum, Sepia.
- Dégoût pour le lait : Calcarea carbonica, Calcarea sulfurica, Cina, Natrum carbonicum, Lac defloratum, Natrum sulfuricum, Pulsatilla, Sepia, Silicea, Sulfur.
- Dégoût pour les odeurs de cuisine : Cocculus, Arsenicum, Colchicum, Ipeca, Podophyllum, Sepia.
- Dégoût pour le pain : China, Natrum muriaticum, Conium, Kalium carbonicum, Pulsatilla, Sepia.
- Dégoût pour le tabac : Ignatia, Calcarea carbonicum.
- Dégoût pour la viande : Arsenicum album, China, Arnica, Bryonia, Alumina, Calcarea carbonica, Pulsatilla, Sepia.

Délire

Le délire est un désordre des facultés mentales caractérisé par une idéation erronée en rupture avec le monde réel et inaccessible à la critique. Un délire qui dure impose une consultation médicale ou psychiatrique. En attendant :

- Délire furieux, violent, avec agressivité : Hyoscyamus 9 CH et Stramonium 9 CH, 1 granule 6 fois par jour.
- Délire avec hallucinations et grande loquacité (souvent chez un alcoolique) : Lachesis 9 CH, 1 granule 6 fois par jour.
- Délire sans agressivité, lors des fortes fièvres : Belladona 9 CH, 1 granule 6 fois par jour.
- Délire tranquille avec face pâle et agitation physique : Rhus toxicodendron 9 CH, 1 granule 6 fois par jour.

Démangeaisons (prurit)

Les symptômes

Il s'agit de perturbations de la sensibilité nerveuse de la peau qui provoquent une irrésistible envie de se gratter. Il en découle souvent des lésions cutanées importantes qui peuvent s'infecter.

Le premier conseil

Les démangeaisons ne sont toujours qu'un symptôme. Il faut donc rechercher et traiter l'affection qui est à l'origine, qu'elle soit locale ou générale.

Les règles de posologie

Prendre, dans tous les cas, Dolichos pruriens 5 CH et Staphysagria 5 CH, 1 granule matin et soir, et ajouter les remèdes choisis selon les modalités. En cas de démangeaisons intenses, on peut prendre les remèdes plusieurs fois par jour (jusqu'à 1 fois par ½ heure) :

- Après une contrariété : Ignatia 9 CH.
- Prurit brûlant amélioré par la chaleur : Arsenicum album 5 CH.
- Prurit brûlant amélioré par le froid : Sulfur 15 CH.
- Prurit très violent, aggravé par le grattage : Mezereum 7 CH.
- Sensation de picotement comme par des aiguilles : Urtica urens 7 CH.
- Aggravé au grand air, notamment au déshabillage : Rumex crispus 7 CH.
- Aggravé par la laine : Hepar sulfur 9 CH.
- Aggravé au moindre contact : Ranunculus bulbosus 9 CH.

Dans tous les cas, prendre la préparation alimentaire : Oligoforme 8, 1 comprimé chaque soir, 20 jours par mois.

Les précautions à prendre

Attention : une démangeaison peut être le premier symptôme palpable d'une maladie organique grave.

Dengue

Grippe des pays tropicaux transmise par les moustiques. Les douleurs musculaires et articulaires peuvent être très violentes et certaines formes sont hémorragiques.

Dans tous les cas : Eupatorium perfoliatum 15 CH, Arnica 15 CH, Rhus toxicodendron 15 CH et Gelsemium 15 CH, 1 granule de chaque, 8 fois par jour. Ajouter Phosphorus 15 CH et China 9 CH à la même posologie en cas d'hémorragies.

La convalescence est longue et marquée par une grande fatigue. Prendre Kalium phosphoricum et Manganum 9 CH, 3 granules matin et soir pendant plusieurs semaines et 2 comprimés d'Oligocean le matin.

Dentifrice

Contrairement à ce que dit la rumeur, tous les dentifrices sont compatibles avec l'homéopathie, même ceux à la menthe. Chacun peut donc, sans complexe, choisir celui qui lui convient le mieux.

Dentition (troubles de la)

Voir « Dents ».

Dents

Les symptômes

Les événements concernant les dents sont souvent très douloureux, sanglants et inflammatoires.

Le premier conseil

Maintenir une bonne hygiène dentaire et alimentaire (pas trop de sucres raffinés !) est une des conditions nécessaires pour éviter de nombreux problèmes.

Les règles de posologie

Abcès dentaires

Pyrogenium 9 CH, 1 granule matin et soir, Mercurius solubilis 5 CH et Ferrum phosphoricum 5 CH, 1 granule de chaque toutes les 2 heures, pendant quelques jours.

Caries dentaires

Mezereum 5 CH, Kreosotum 5 CH et Fluoricum acidum 5 CH, 1 granule de chaque, matin et soir pendant la durée des soins et par cure de 1 mois par trimestre à titre préventif. Si les dents sont cariées au collet, ajouter Thuya 9 CH, 1 granule par jour.

Extraction dentaire

Préparation : Arnica 5 CH et China 5 CH, 1 granule matin et soir dans la semaine qui précède. Après l'extraction : bains de bouche avec une solution de 15 gouttes de teinture-mère de Calendula dans ½ verre d'eau, et ajouter Hypericum perforatum 15 CH, Mercurius solubilis 5 CH, 1 granule de chaque matin et soir.

Poussée dentaire chez le nourrisson

Chamomilla 15 CH, 1 granule matin et soir et 1 granule au moment des rages de dents.

Troubles de la dentition

Calcarea carbonica 9 CH et Kreosotum 5 CH, 1 granule de chaque matin et soir, 1 mois sur 2, pendant la durée de la dentition.

Les précautions à prendre

Cette automédication ne peut se concevoir utilement qu'en collaboration avec un chirurgien-dentiste qui s'intéresse à l'homéopathie.

Dénutrition

Tous les troubles de la nutrition qui entraînent un amaigrissement doivent faire l'objet d'un diagnostic médical approfondi à la recherche d'une cause qui est souvent psychique. Indépendamment du traitement de terrain, on peut utiliser l'association : Calcarea phosphorica 9 CH, Silicea 15 CH, Natrum muriaticum 15 CH, Kalium phosphoricum 9 CH, 1 granule de chaque 3 fois par jour pendant 2 mois, avec Oligocean, 2 comprimés par jour le matin et Phytocean, 4 comprimés par jour le soir.

Dépression

Le traitement de la dépression est du ressort du médecin homéopathe qui choisira soigneusement le ou les médicaments de terrain et leur posologie. L'automédication donne cependant des résultats, surtout au début de la maladie, mais le choix du remède et de sa dilution est difficile. Dans tous les cas, il faut utiliser des hautes dilutions 15 CH ou 30 CH à raison de 1 granule matin et soir pendant des semaines. On choisira selon les modalités :

- Suite de contrariétés, chagrins ou deuils : Staphysagria 15 CH et Ignatia 15 CH.
- Sujet anxieux et déprimé qui craint de ne jamais guérir : Arsenicum album 15 CH.
- Dégoût de vivre et pulsions suicidaires chez un sujet habituellement pessimiste : Aurum metallicum 15 CH.
- Suite de surmenage intellectuel avec lenteur de l'idéation et baisse de la mémoire : Kalium phosphoricum 15 CH.
- Sujet solitaire qui ressasse ses problèmes et refuse la consolation : Natrum muriaticum 15 CH.
- Suite d'accouchement : Sepia 30 CH.
- Sujet hypersensible, inhibé : Ambra grisea 15 CH et Ignatia 15 CH.
- Au moment de la ménopause : Lachesis 15 CH.
- Sujet fatigué qui devient indifférent à tout : Phophoricum acidum 30 CH.

Les précautions à prendre

Toujours éviter les produits stimulants et dopants ainsi que toutes les drogues (café, thé, anabolisants) qui ne font que masquer la fatigue et la dépression et conduisent l'organisme à l'épuisement.

Dermatoses

(maladies de la peau)

Voir « Peau, cheveux, ongles ».

Dermite des prés (maladie d'Oppenheim)

Affection cutanée faite d'une éruption rouge provoquée par le contact avec les plantes des prés, le soleil et l'humidité ambiante. Prendre Urtica urens 7 CH, Rhus toxicodendron 7 CH et Cantharis 7 CH, 1 granule 6 à 8 fois par jour pendant la crise.

Désensibilisation

La désensibilisation à l'aide d'injections intradermiques de doses croissantes d'un allergène (substance sensibilisante) est depuis longtemps présentée comme la voie royale pour guérir une allergie. Des années de pratique ont pourtant montré les très nombreux échecs de cette méthode.

La technique homéopathique, qui utilise toujours de très fortes dilutions et à doses décroissantes, obtient de bien meilleurs résultats.

Ainsi Pollens 15 CH est un excellent remède du rhume des foins alors que les injections de différents pollens pendant des mois, voire des années, sont le plus souvent d'une grande inefficacité.

Paradoxalement, l'homéopathie est parfois obligée d'intervenir pour éliminer les effets secondaires (rougeurs, œdèmes) des tentatives de désensibilisation classiques. On utilise alors : Apis meLlifica 15 CH, Histaminum 7 CH et Poumon-Histamine 9 CH, 1 granule de chaque, 3 fois par jour pendant les troubles.

Déshydratation

Dans nos pays, le risque de déshydratation grave existe surtout chez le nourrisson qui présente une diarrhée aiguë. La consultation médicale s'impose alors en urgence et décidera d'une éventuelle hospitalisation pour évaluer le degré de perte d'eau, chercher les causes et mettre en œuvre un traitement.

En attendant le médecin, donner toutes les demi-heures : 1 granule de Podophyllum 7 CH et de Veratrum album 7 CH.

Une fois l'épisode aigu terminé, le traitement homéopathique visera à faciliter la récupération. On donnera : Pollen royal, 1 comprimé matin et soir, Manganum 15 CH et China 9 CH, 1 granule de chaque 3 fois par jour pendant 2 mois.

Désir alimentaire

Ces signes font partie des modalités qui permettent d'orienter vers la prescription d'un remède.

- Désir d'acidité : Sepia, Natrum muriaticum, Antimonium crudum.
- Désir d'alcool : Sulfur, Lachesis, Asarum, Nux vomica, Conium, Capsicum.
- Désir d'aliments chauds : Lycopodium, Chelidonium, Arsenicum album.
- Désir d'aliments épicés : Sepia, Nux vomica, Natrum muriaticum, Hepar sulfur, Sulfur, Phosphorus.
- Désir d'aliments froids : Phosphorus, Pulsatilla, Thuya, Medorrhinum.
- Désir d'aliments fumés : Calcarea phosphorica, Causticum.
- Désir d'aliments indigestes : Calcarea carbonica, Calcarea phosphorica, Alumina.
- Désir d'aliments salés : Natrum muriaticum, Calcarea phosphorica, Carbo vegetabilis, Phosphorus, Argentum nitricum.
- Désir de bière : Kalium bichromicum, Aloe, Nux vomica, Sulfur, Causticum, Psorinum.
- Désir de beurre : Mercurius solubilis, Ferrum phosphoricum.
- Désir de boissons chaudes : Arsenicum album, Lycopodium, Sabadilla, Eupatorium, Medorrhinum.
- Désir de boissons froides : Aconit, Bryonia, Phosphorus, China, Chamomilla, Belladona, Alumina.
- Désir de boissons gazeuses : China, Lycopodium, Carbo vegetabilis, Kalium carbonicum.
- Désir de café : Nux vomica, Angustura, Aurum, Chamomilla, Nux moschata, Carbo vegetabilis.
- Désirs de fruits : Magnesia carbonica, Phosphoricum acidum, Veratrum

album, China, Sulfuricum acidum, Antimonium tartaricum.
- Désirs de glaces : Calcarea carbonica, Phosphorus, Veratrum album.
- Désirs d'huîtres : Lachesis, Calcarea carbonica, Natrum muriaticum.
- Désir de graisses en général : Sulfur, Nux vomica, Nitricum acidum.
- Désir de lait : Abronatum, Phosphoricum acidum, Staphysagria.
- Désir de pain : Magnesia carbonica, Natrum muriaticum, Arsenicum album, Ferrum phosphoricum.
- Désir de poisson : Natrum muriaticum.
- Désir de sucre : China, Lycopodium, Argentum nitricum, Kalium carbonicum, Sulfur, Calcarea carbonica, Carbo vegetabilis, Natrum carbonicum.
- Désir de viande : Allium sativa, Magnesia carbonica, Calcarea phosphorica.

Desquamation

Élimination de la couche superficielle de la peau. Elle n'est qu'un des symptômes d'une affection plus générale qui s'exprime par la peau. Elle peut permettre de s'orienter vers un remède.

- Desquamation fine de petits fragments qui saupoudre la peau comme de la farine : Arsenicum album.
- Desquamation de grands lambeaux de peau faisant apparaître une couche rouge : Natrum sulfuricum.
- Desquamation centrée sur des dartres (plaques croûteuses rouges en périphérie) : Berberis.

Diabète

Le diabète est une maladie métabolique, souvent héréditaire, de la régulation du métabolisme des sucres (hyperglycémie), et des graisses (hypercholestérolémie et hypertriglycéridémie). Qu'elle soit d'apparition brutale ou silencieuse pendant des années, elle entraîne de nombreux troubles du fonctionnement cardiovasculaire, rénal et nerveux. Elle implique donc, dès sa découverte, un bilan médical général, un régime alimentaire et un traitement adaptés pour rétablir un taux de sucres et de corps gras dans le sang proche de la normale.

Les remèdes homéopathiques sont d'excellents compléments du traitement classique mais ne peuvent être mis en œuvre que par un médecin homéopathe.

Diarrhée du voyageur

Voir « Coliques et diarrhées ».

Diarrhées

Voir « Coliques et diarrhées ».

Digestifs (troubles)

Les symptômes

Ballonnements, aigreurs, ulcères, vomissements sont les manifestations les plus courantes de notre appareil digestif, qui lui-même ne fait souvent qu'exprimer des troubles plus psychologiques.

Le premier conseil

Améliorez votre hygiène alimentaire, augmentez votre activité physique (marche) et recherchez la sérénité.

Les règles de posologie

Acidités ou aigreurs (de l'estomac)

- Deux remèdes, Iris versicolor 5 CH et Robinia 5 CH, 1 granule matin et soir, en prise simultanée, et 1 granule au moment des crises, atténuent les brûlures acides de l'estomac avec renvois, hypersalivation, nausées et parfois vomissements.
- Si la brûlure s'accompagne d'intolérance aux produits laitiers, ajouter Magnesia carbonica 5 CH, 1 granule au moment des troubles.
- Si la brûlure s'accompagne de crampes améliorées par la prise de boisson froide, ajouter Cuprum metallicum 7 CH, 1 granule au moment des troubles.

Aérophagie (renvois, éructation)

Prendre : Ignatia 9 CH, Argentum nitricum 7 CH et Nux vomica 5 CH, 1 granule toutes les heures. Ajouter selon les circonstances :

- Ballonnement soulagé par les renvois : Carbo vegetabilis 7 CH.
- Si les renvois ne soulagent pas : China 7 CH.
- Renvois très fréquents : Asa foetida 5 CH.
- Chaque aliment ingéré semble se changer en gaz : Kalium carbonicum 5 CH.

Ballonnements

Ce sont des troubles de la digestion qui provoquent une sensation d'excès d'air dans l'estomac ou les intestins. Ils sont dus le plus souvent à une mauvaise hygiène alimentaire ou à un tempérament angoissé.

En fonction des circonstances, prendre 1 granule chaque ½ heure, des remèdes suivants :

- Avec somnolence après le repas, chez un gros mangeur, nerveux et impatient : Nux vomica 5 CH.
- Pendant les règles : Cocculus indicus 9 CH.
- Avec diarrhées urgentes et brûlantes : Aloe 7 CH.
- Déclenchés par les graisses et améliorés par les boissons gazeuses : Carbo vegetabilis 7 CH.
- Ventre très gonflé, tout se transforme en gaz : Carbo vegetabilis 7 CH.
- Avec éructations bruyantes chez un grand anxieux : Argentum nitricum 9 CH.

- Déclenchés par une contrariété même sans avoir mangé : Ignatia 9 CH.
- Déclenchés par les fruits et légumes avec tendance à la diarrhée : China 7 CH.
- Avec sensation de plénitude dès la fin du repas chez un hépatique au caractère difficile : Lycopodium 9 CH.
- Avec gargouillements permanents : Thuya 9 CH.

Estomac (maux d')

Prendre 1 granule de chaque remède indiqué, matin et soir et au moment des douleurs.

- Aigreurs, acidités : Robinia 5 CH et Sulfuricum acidum 5 CH.
- Brûlures : Arsenicum album 5 CH et Iris versicolor 5 CH.
- Crampes : Nux vomica 5 CH et Magnesia phosphorica 5 CH.
- Digestion difficile : Nux vomica 5 CH.

Hernie hiatale

On parle de hernie hiatale lorsque l'estomac remonte à travers l'orifice naturel de passage de l'œsophage dans le diaphragme. Les douleurs qui en résultent sont apaisées par : Argentum nitricum 7 CH, 3 granules matin et soir, en cure de quelques semaines pendant les périodes de douleurs.

On n'opère plus qu'exceptionnellement les hernies hiatales.

Hoquet

Contraction spasmodique du diaphragme, le hoquet répond bien aux remèdes homéopathiques : Ciprum 7 CH, Ignatia 9 CH et Hyoscyamus 5 CH, 1 granule de chaque toutes les 2 heures.

Vomissements

Tout vomissement qui dure nécessite une consultation. En attendant, selon les circonstances, prendre 1 granule toutes les heures du remède choisi :

- Après abus alimentaires (repas trop copieux et trop arrosés) avec souvent langue chargée : Nux vomica 5 CH et Antimonium crudum 7 CH.
- Après ingestion de pâtisseries, d'aliments gras : Pulsatilla 9 CH.
- Pendant la poussée dentaire : Chamomilla 15 CH.
- Vomissements de bile : Iris versicolor 5 CH et Bryonia 7 CH.
- Vomissements violents de mauvaise odeur avec diarrhée nauséabonde : Arsenicum album 5 CH.
- Nausées constantes avec diarrhée, vomissements qui ne calment pas et surtout langue propre : Ipeca 7 CH.
- Bébé pendant la tétée : Aethusa cynapium 5 CH, 1 granule avant chaque tétée.

Ulcère d'estomac

Prendre Argentum nitricum 15 CH et Kalium bichromicum 9 CH, 1 granule matin et soir en complément du traitement classique allopathique qui doit être utilisé chaque fois pour faire rapidement cicatriser l'ulcère en éliminant la bactérie responsable : Hélicobacter pylori.

Les précautions à prendre

L'estomac est particulièrement sensible au stress et à la perturbation de la vie psychique. Il ne faut cependant pas laisser durer des troubles digestifs sans chercher à éliminer une cause grave.

La présence d'un ulcère attire l'attention sur un profil psychologique particulier qui doit être traité par un remède de fond en homéopathie.

De plus, le traitement allopathique est souvent utile pour faire cicatriser en très peu de temps un ulcère constitué.

Digestion

Voir « Digestif (troubles) ».

Diplopie

L'impression de voir double ou diplopie impose la consultation rapide d'un ophtalmologiste. En attendant, prendre : Hyoscyamus 7 CH, Natrum muriaticum 7 CH et Aurum 7 CH, 1 granule de chaque toutes les heures.

Si la diplopie survient au cours d'une migraine, essayer Gelsemium 9 CH et Cyclamen 9 CH, 1 granule toutes les heures.

Diurétique

Il n'y a pas, dans la panoplie des remèdes homéopathiques, de remèdes diurétiques au sens des médicaments classiques qui stimulent la diurèse très rapidement après l'ingestion.

Mais un certain nombre de remèdes, régulateurs de l'appareil urinaire, diminuent les douleurs des coliques néphrétiques et favorisent notamment l'élimination des calculs. On peut citer :

- Pareira brava quand la douleur est soulagée en position génupectorale (chien-de-fusil).
- Berberis quand la douleur irradie dans toutes les directions.
- Colocynthis quand la douleur spasmodique est soulagée plié en deux.
- Chamomilla quand la douleur intolérable est soulagée par l'agitation.
- Calcarea carbonica qui a parfois un effet très rapide sur la douleur.

Diverticulose

La découverte d'une diverticulose implique un ensemble d'examens radiologiques très complet et une surveillance continue pour évaluer les risques de cancer du colon. Un régime alimentaire et un traitement de terrain pour régulariser le transit intestinal seront institués. Au moment des crises, pour éviter les coliques intestinales, on peut prendre : Magnesia phosphorica 7 CH, Colocynthis 7 CH, 1 granule de chaque matin et soir.

Dolichocolon

Il s'agit d'une anomalie anatomique qui existe à la naissance : le colon est plus long que la normale. Cela entraîne une tendance permanente à la constipation avec des selles sèches et dures du fait de la prolongation du transit. Un remède permet d'améliorer la situation : Bryonia 9 CH, 1 granule matin et soir, par longue cure. Une constipation qui dure doit amener à consulter.

Dopage

Aucun médicament homéopathique ne peut provoquer de dopage. Cela explique sans doute l'intérêt toujours croissant porté à nos pratiques et à nos remèdes par les sportifs.
Les produits de récupération les plus utilisés sont : Arnica, Rhus toxicodendron, Ruta, Sarcolactic acidum et Cuprum. On peut également utiliser la spécialité de nutrithérapie Oligoforme plus, 2 comprimés par jour pendant les périodes d'entraînement et de compétition.

Dorsalgie (douleurs du dos)

Voir « Arthrose ».

Douleurs périarticulaires

Les symptômes

Les tendinites sont des inflammations de tendons suite à un effort physique inhabituel ou à un excès de pratique sportive. Le torticolis est une contracture douloureuse des muscles du cou. Les douleurs sciatiques, intermittentes ou chroniques, suivent partiellement ou totalement le trajet du nerf sciatique du bas du dos jusqu'au pied et sont liées à une inflammation de celui-ci au voisinage de l'articulation des vertèbres lombaires (hernie discale).

Le premier conseil

Se mettre au repos.

Les règles de posologie

Sciatique et lombosciatique

Prendre 1 granule, 6 fois par jour, du ou des remèdes choisis :

- Douleurs aggravées en position assise : Ammonium muriaticum 7 CH.
- Douleurs aggravées par le moindre mouvement : Bryonia 5 CH.
- Douleurs aggravées debout : Sulfur 9 CH.
- Douleurs aggravées par l'humidité : Rhus toxicodendron 5 CH et Dulcamara 7 CH.
- Douleurs aggravées penché en avant et améliorées penché en arrière : Dioscorea 7 CH.
- Douleurs sur tout le trajet du sciatique : Hypericum 15 CH et Magnesia phophorica 7 CH.
- Suite à un traumatisme : Arnica 9 CH et Ruta 5 CH.

- Douleurs aggravées la nuit : Kalium iodatum 7 CH.
- Douleurs comme des décharges électriques : Kalmia latifolia 7 CH et Magnesia phosphorica 7 CH.
- Douleurs améliorées en repliant la jambe sur l'abdomen : Colocynthis 7 CH.

Tendinites

Inflammation d'un tendon suite à un effort physique inhabituel ou à un excès de pratique sportive.
Prendre Rhus toxicodendron 5 CH et Ruta 5 CH, 1 granule matin et soir pendant plusieurs semaines.

Torticolis

Contracture des muscles du cou qui réagit bien à l'homéopathie. Prendre Lachnantes 5 CH, Bryonia 5 CH et Actea racemosa 5 CH, 1 granule de chaque 6 fois par jour, espacer selon l'amélioration.

Les précautions à prendre

Faire surveiller l'évolution des symptômes par un médecin homéopathe surtout pour les sciatiques. La pratique de séances de kinésithérapie par la méthode Mézières est toujours bénéfique pour l'évolution à moyen terme.

Drainage

La notion de drainage remonte à une époque où l'on parlait beaucoup de toxines en provenance de l'air et de l'alimentation, qui étaient censées encombrer et empoisonner progressivement l'organisme. Certains remèdes particulièrement actifs sur nos émonctoires (organes éliminateurs comme le poumon, le rein, la peau, le foie) étaient donc considérés comme majeurs pour favoriser l'élimination de ces toxines.
Les notions de toxines et d'intoxication sont tombées en désuétude mais les remèdes que l'on appelait « draineurs » demeurent d'excellents produits pour réguler le bon fonctionnement de nos émonctoires. Ainsi Solidago agit sur le foie, Sulfur iodatum sur la peau, Berberis sur les reins et Nux vomica sur l'appareil digestif. Leur utilisation dépend désormais des symptômes recueillis lors de l'interrogatoire et de l'examen des patients.

Durillon

Les durillons du pied sont fréquemment récidivants après leur élimination par des moyens physiques (pommade, grattage).
Pour régler le problème, prendre : Lycopodium 7 CH, Antimonium crudum 7 CH et Thuya 9 CH, 1 granule de chaque matin et soir pendant plusieurs semaines.

Dyshidrose

Sorte d'eczéma constitué d'une éruption de vésicules qui démangent, sur la paume et les doigts des mains ou la plante des

pieds et les orteils. Cette affection qui survient par poussées est souvent liée à un terrain allergique ou à une infection à staphylocoques ou mycosique.
Anagallis 7 CH, 1 granule 6 fois par jour pendant les poussées. Le traitement du terrain par un médecin homéopathe est indispensable pour espacer ou faire disparaître les crises.

Dysménorrhées

Voir « Règles (troubles des) ».

Dyspareunie

Douleurs vulvaires et vaginales lors des rapports sexuels chez la femme. Ce trouble impose toujours une consultation gynécologique à la recherche des causes : sécheresse vaginale (préménopause ou ménopause), infections, troubles psychologiques… et de leur traitement. En attendant, on peut prendre : Natrum muriaticum 9 CH et Sepia, 1 granule 3 fois par jour, et ajouter Alumina 9 CH, 1 granule 3 fois par jour si les muqueuses sont particulièrement sèches et Gelsemium 7 CH, 1 granule 3 fois par jour si l'éventualité d'un rapport déclenche un trac durable.

Dyspepsie

Voir « Digestifs (troubles) ».

Dysphagie

Voir « Angines ».

Dysphonie

Voir « Enrouement ».

Dyspnée

Voir « Toux et bronchites »
et « Asthme ».

Dysurie

Voir « Cystite ».

E

Ébriété

Voir « Alcoolisme ».

Ecchymoses

Voir « Traumatismes et brûlures ».

Écharde

Une écharde ou une épine enfoncée dans la peau pose la question d'une infection possible. Après avoir retiré l'objet en cause, il faut désinfecter avec une solution contenant, à parts égales, Phytolacca T.M. et Calendula T.M. Cette désinfection sera effectuée deux fois par jour au moment du changement du pansement. Puis faire prendre Ledum palustre 9 CH, Echinacea 7 CH et Hypericum 15 CH, 1 granule 6 fois par jour jusqu'à la cicatrisation.

Écharde (sensation)

Cette sensation qui est une modalité très particulière de certaines douleurs mérite une attention particulière car elle oriente précisément vers certains remèdes.

- Sensation d'une écharde implantée dans le corps (quelle que soit la localisation) : Nitricum acidum.
- Sensation d'une écharde implantée dans la gorge : Argentum nitricum.
- Sensation d'une écharde implantée profondément dans le larynx : Hepar sulfur.

Écorchure

Toute écorchure devrait être désinfectée deux fois par jour, jusqu'à cicatrisation, à l'aide d'une solution contenant à parts égales Phytolacca T.M. et Calendula T.M. Ce produit est un désinfectant naturel très efficace.

Écoulement de lait par le sein

Voir « Galactorrhée ».

Ectopie testiculaire

Les testicules n'occupent leur place définitive, dans les bourses, chez l'enfant, que longtemps après la naissance. On dit qu'ils sont en position ectopique lorsqu'ils sont en retard concernant cette migration. Cette anomalie concerne, le plus souvent, un seul testicule. En attendant de consulter un médecin qui suivra l'évolution des choses, donner à l'enfant : Aurum 5 CH, Fluoricum acidum 9 CH et Calcarea fluorica 7 CH, 1 granule 6 fois par jour pendant des semaines. L'intervention chirurgicale sera décidée par un chirurgien urologue si rien ne bouge.

Eczéma

Voir « Peau, cheveux, ongles ».

Eczéma lichénifié

Eczéma sur lequel persiste des plaques rouges avec fortes démangeaisons. Le traitement est le même que celui du Lichen.

Embarras gastrique

Voir « Digestifs (troubles) ».

Émonctoire

Voir « Drainage ».

Émotivité

Voir « Trac, peurs et angoisses ».

Encoprésie

Il s'agit d'une incontinence portant sur les matières fécales. À partir de l'âge de 4 ans, la persistance de ce symptôme impose une consultation médicale.

Endormissement

Voir « Sommeil et vigilance ».

Engelures

Voir « Crevasses » dans « Peau, cheveux, ongles ».

Enrouement

Voir « Laryngite ».

Entérite

Voir « Coliques et diarrhées » et « Constipation ».

Entorses

Voir « Traumatismes et brûlures ».

Énurésie de l'enfant

Les symptômes

Émission involontaire et inconsciente d'urine pendant la nuit, chez l'enfant de plus de 4 ans. Avant cet âge, on ne peut pas parler d'énurésie.

Le premier conseil

Ne jamais culpabiliser l'enfant. Ne jamais utiliser la violence. Le traitement en est souvent décevant.

Les règles de posologie

En attendant de consulter, donner à l'enfant dans tous les cas : Equisetum hiemale 5 CH, 3 granules matin et soir pendant plusieurs semaines. Ajouter selon les circonstances, 1 granule d'un des remèdes suivants :

- Énurésie en début de nuit chez un enfant solitaire, voire sauvage : Sepia 9 CH.
- Urines très foncées à odeur très forte : Benzoicum acidum 5 CH.
-

Enfants têtus, hypersensibles et qui transpirent des pieds : Silicea 15 CH.

- Enfants au sommeil agité avec trouble de l'attention scolaire : Zincum 9 CH.

Épanchement

Voir « Synovie ».

Épilepsie (convulsion)

Maladies graves dont on ne connaît pas les causes, les différentes formes d'épilepsie imposent une consultation médicale. L'automédication est à bannir car elle peut faire différer la prise de médicaments classiques qui, en évitant les crises, permet aussi d'en éviter les risques.
En revanche, un traitement homéopathique bien conduit améliore souvent le traitement classique.

Epistaxis

Voir « Hémorragies et saignements ».

Érection

Voir « Sexualité ».

Éréthisme

Voir « Palpitations ».

Éructation

Voir « Digestifs (troubles) ».

Éruptions

Voir « Peau, cheveux, ongles ».

Érythème

Il s'agit d'une rougeur de la peau qui peut survenir en début de nombreuses maladies, notamment infectieuses. En attendant d'observer l'évolution des troubles ou de consulter un médecin, prendre : Belladona 7 CH, Pulsatilla 7 CH et Apis mellifica 9 CH, 1 granule 6 fois par jour.

Érythème fessier du nourrisson

Survient souvent en même temps que les poussées dentaires. Nettoyer au savon doux et bien sécher pour éviter la macération, source de surinfection, puis donner : Chamomilla 15 CH et Arsenicum album 7 CH, 1 granule de chaque matin et soir, avec 10 granules par semaine de Medorrhinum 15 CH.
Si de petites vésicules laissent la peau très rouge après qu'elles aient percé, ajouter 1 granule de Croton tiglium 7 CH.

Érythème solaire

Voir « Coup de soleil » à « Chaleur ».

Escarres

Lésions croûteuses qui apparaissent sur la peau des malades alités aux points du corps qui sont trop longtemps en contact avec le lit sans changer de position. Il se produit alors un défaut d'alimentation des tissus en oxygène. Le mieux est de tout faire pour les éviter en mobilisant les malades et en utilisant des matelas remplis d'air dont la pression varie par endroit, souvent dans la journée.
Pour les éviter et contribuer à leur guérison : Pyrogenium 9 CH, Arnica 9 CH

et Lachesis 7 CH, 1 granule de chaque, toutes les 2 heures pendant la durée de l'alitement.

Escherichia coli

Voir « Cystite ».

Essoufflement

Voir « Asthme ».

Estomac (maux d')

Voir « Digestifs (troubles) ».

Éternuement

Voir « Rhume de cerveau ».

Éthylisme

Voir « Alcoolisme ».

Étourdissement

Voir « Vertiges ».

Évanouissement

Voir « Lipothymie ».

Examens

Voir « Trac, peurs et angoisses ».

Excitation sexuelle

Voir « Sexualité ».

Exostose

Il s'agit d'une poussée osseuse anormale qui entraîne une excroissance palpable (qui peut occasionner des douleurs) ou visible à la radiologie. Il est recommandé de consulter son médecin homéopathe. En attendant prendre : Hekla lava 15 CH et Calcarea fluorica 9 CH, 1 granule 2 fois par jour pendant des semaines.

Extinction de voix

Voir « Aphonie ».

Extraction dentaire

Voir « Dents ».

Extrasystole

Il s'agit de troubles bénins du rythme cardiaque qui doivent imposer de consulter un médecin qui fera pratiquer un bilan cardiologique. L'automédication est ici contre-indiquée car elle ne peut que retarder un éventuel diagnostic.

F

Faiblesse

Voir « Fatigue ».

Faim

- Glouton qui a toujours faim entre les repas : Antimonium crudum.
- Faim impérieuse après les repas : Lycopodium, Phosphorus, Iodum, Staphysagria.
- Faim la nuit : Phosphorus, Psorinum, China, Abies nigra.
- Faim capricieuse, irrégulière : Ignatia, Magnesia muriatica.

Fatigue

Les symptômes

La fatigue se traduit par une baisse du rendement physique et intellectuel, de la dépression, des troubles de l'attention et du sommeil. Ce n'est qu'un symptôme, un signal d'alarme qui nous avertit d'un mauvais fonctionnement de notre corps. Il faut donc toujours en rechercher les causes et revoir à cette occasion son mode de vie.

Le premier conseil

Repos, changement de rythme et hygiène de vie notamment concernant l'alimentation et le sommeil.

Les règles de posologie

En attendant la consultation ou les résultats des investigations :

Fatigue de l'adulte : prendre le matin à jeun 10 granules comme indiqué ci-après : Manganum 9 CH le premier jour, Manganum 12 CH le deuxième jour, Manganum 15 CH le troisième jour. Prendre par la suite : Oligocean (oligoéléments d'origine marine), 2 comprimés le matin à jeun et Microlev (levure de bière microdosée), 2 comprimés le soir, pendant 1 mois à renouveler si besoin.

Ajouter, selon les modalités, 1 granule, matin et soir, pendant 1 mois, des remèdes suivants :

- Après un effort physique, sportif ou un traumatisme : Arnica 5 CH et Rhus toxicodendron 5 CH.
- Chez l'adolescent en croissance : Calcarea phosphorica 7 CH.
- Suite à des pertes de liquides abondantes (diarrhées, vomissements, sueurs, règles, hémorragies) : China 15 CH.
- Si la fatigue est à dominante psychique : Kalium phosphoricum 15 CH.
- Après un accouchement : Sepia 15 CH.
- Après une émotion, surtout si elle reste intériorisée : Gelsemium 7 CH et Staphysagria 15 CH.

Les précautions à prendre

Si la fatigue dure, éliminer une maladie grave qui peut avoir, sans bruit, diminué les défenses immunitaires. Ceci nécessite le recours à son médecin homéopathe.

Fatigue scolaire

Aethusia cynapium 7 CH, Calcarea phosphorica 7 CH et Kalium phosphoricum 9 CH, 1 granule chaque matin et soir, 15 jours par mois et 2 comprimés d'Oligocean (oligo-éléments marins) chaque matin les 15 autres jours.

Faux croup

Voir « Laryngite ».

Fécalome

Il s'agit d'une accumulation de selles déshydratées, donc dures, qui progressivement bloquent le rectum. Elles s'observent surtout chez les personnes âgées, constipées et mal nourries. Une intervention mécanique est souvent nécessaire pour fragmenter ce fécalome et l'extirper. La prévention diététique consiste en une alimentation variée avec des fibres (légumes et fruits) et la prise de 1,5 à 2 litres d'eau par jour. Trois remèdes homéopathiques sont également d'un bon secours : Opium 9 CH, Alumina 9 CH et Bryonia 9 CH, 1 granule de chaque 3 fois par jour.

Fibrome utérin

Voir « Organes génitaux féminins ».

Fièvre

Les symptômes

Élévation plus ou moins importante et variable de la température du corps.

Le premier conseil

Il faut toujours chercher la cause d'une fièvre et ce sera le rôle du médecin, mais l'homéopathie présente l'avantage de pouvoir traiter sans risques avant d'avoir déterminé cette cause.

Les règles de posologie

Sélectionner le médicament le plus adapté selon les signes et modalités ci-dessous. Donner 1 granule, chaque heure, à espacer en fonction de l'amélioration.

- Fièvre élevée avec frissons, après une exposition au froid sec. Peau rouge et sèche. Sujet anxieux et agité. Soif intense d'eau froide : Aconit 9 CH.
- Fièvre élevée, avec frissons, après une exposition au froid vif ou après une insolation. Peau rouge, humide de sueurs chaudes qui prédominent à la face. Malade abattu mais parfois en proie au délire. Aggravé par la lumière et amélioré par des applications froides : Belladona 7 CH.
- Fièvre peu élevée (38/39°). Visage pâle et rouge par alternances. Sueurs parfois abondantes qui ne soulagent pas. Saignements de nez. Inaugure souvent

une rhino-pharyngite, une bronchite, une trachéite, une otite : Ferrum phosphoricum 7 CH.

- Fièvre précédée d'un frisson, au cours d'une inflammation progressivement aiguë. Muqueuse de la bouche très sèche. Soif intense. Sujet immobile car chaque mouvement est douloureux. Boit beaucoup d'eau. Souvent dans la grippe : Bryonia 7 CH.
- Fièvre élevée avec frisson dans le dos et tremblements, chez des sujets affaiblis, immobiles dans leur lit. Face rouge, congestionnée. Sueurs abondantes, épuisantes. Sujet prostré, courbatu. Absence de soif. Début de grippe : Gelsemium 15 CH.
- Fièvre brutale, sèche ou avec sueurs en alternance, en rapport avec une angine. Gorge avec œdème et douleurs piquantes, brûlantes, améliorées par le froid. La chaleur aggrave les symptômes. Le malade n'a jamais soif : Apis mellifica 9 CH.
- Fièvre de la grippe classique, élevée avec frissons dès que le malade se découvre. Courbatures osseuses, musculaires et articulaires généralisées et violentes. Plus les frissons sont intenses, moins les sueurs sont abondantes : Eupatorium perfoliatum 9 CH.
- Fièvre peu élevée, instable. Sujet très frileux. Sensations bizarres de froid ou chaud selon les lieux du corps. Frissonne même dans une pièce chaude et aggravé par la chaleur. Besoin d'air frais. Absence de soif. Début des maladies infectieuses ou au contraire à la fin, lors de la convalescence : Pulsatilla 7 CH.
- Fièvre élevée, brutale, après un coup de froid, une colère ou une poussée dentaire. Au début absence de soif, puis des sueurs apparaissent très abondantes surtout à la face et à la tête, avec soif très vive. Sujet très agité, de mauvaise humeur, coléreux, hypersensible à la douleur et à la moindre contrariété. S'il s'agit d'un enfant, il est amélioré porté dans les bras et présente, en cas de poussée dentaire, une joue plus rouge et plus chaude que l'autre : Chamomilla 15 CH.
- Fièvre périodique chez des sujets faibles, souvent anémiés, sèche au début, avec frissons et absence de soif. Sueurs profuses et soif apparaissent ensuite. La périodicité est nette, souvent un jour sur deux : China 9 CH.
- Fièvre élevée après un traumatisme ou chez un sujet surmené. Tête et face rouges et chaudes et reste du corps froid. Sensation générale de meurtrissures. Agité, ne trouve aucune position confortable. Des phases de délires alternent avec des phases de prostration : Arnica 15 CH.
- Fièvre suite à un léger coup de froid chez un sujet vigoureux, sédentaire, hypersensible, irritable et intoxiqué

par abus de boissons alcoolisées, de café et de nourriture. Frisson aggravé par la moindre sensation de froid (se découvrant). Un vêtement supplémentaire ou la chaleur d'une pièce ne l'améliorent pas : Nux vomica 7 CH.

- Fièvre de maladies infectieuses graves avec agitation, délire léger, stupeur. État douloureux général, courbatures qui l'obligent à changer de position sans cesse : Rhus toxicodendron 7 CH.
- Fièvre d'état grave suite à une intoxication alimentaire ou à une maladie infectieuse. Grand besoin de chaleur et d'air frais. Soif vive pour de petites quantités d'eau avec tendance à vomir. Phases d'excitation alternant avec phases de prostration. Tous les symptômes sont aggravés entre minuit et 3 heures du matin : Arsenicum album 9 CH.
- Fièvre d'infections graves avec tendance à la suppuration : Pyrogenium 9 CH. Mais une centaine d'années d'expérience a montré que Pyrogenium pouvait être utilisé avec intérêt dès le début de toutes les infections microbiennes.

Les précautions à prendre

Éviter de donner des antibiotiques au début d'une fièvre isolée pour ne pas masquer le diagnostic.

Fissures

Voir « Peau, cheveux, ongles ».

Fissures anales

Voir « Hémorragies et saignements ».

Flatulence

Voir Aérophagie dans « Digestifs (troubles) ».

Foie (crise de foie)

Voir « Colique hépatique » dans « Coliques et diarrhées ».

Folliculite

Infection due le plus souvent à un staphylocoque, qui se développe à la racine d'un poil. Désinfecter, en alternance, avec de l'Hexomédine transcutanée et un mélange à parts égales de Phytolacca T.M. et Calendula T.M. Prendre : Belladona 5 CH, Ferrum phosphoricum 7 CH, Hepar sulfur 15 CH et Pyrogenium 9 CH, 1 granule de chaque 3 fois par jour.

Fortifiant

Voir « Fatigue ».

Foulure

Voir « Entorse » dans « Traumatismes et brûlures ».

Fractures

Voir « Traumatismes et brûlures ».

Fragilité capillaire

Voir « Ecchymose » dans « Traumatismes et brûlures ».

Frigidité

Voir « Sexualité ».

Frilosité

La frilosité est un signe qui alerte sur une baisse de nos défenses immunitaires. Parfois, elle signale précocement qu'une maladie s'installe. Il est donc prudent de consulter son médecin homéopathe. En attendant, prendre Silicea 9 CH, Psorinum 9 CH et Dulcamara 5 CH, 1 granule de chaque matin et soir avec 2 comprimés d'Oligocean (oligo-éléments marins) chaque matin.

Fringale

Voir aussi « Faim ».

Il s'agit d'une modalité qui peut orienter vers le choix d'un remède.

- Fringale vers 10/11 heures du matin : Natrum muriaticum.
- Fringale vers midi : Sulfur.
- Fringale vers 17 heures : Lycopodium.
- Fringale pendant les migraines : Psorinum.
- Fringale en cas d'émotions, d'énervement : Ignatia.

Furoncles

Voir « Abcès, boutons, furoncles ».

G

Galactorrhée (écoulement de lait)

Peut s'observer d'abord chez la femme enceinte ou qui allaite (voir « Allaitement »).

En dehors de l'allaitement ou de la grossesse :

- Au moment de la puberté chez la jeune fille : Pulsatilla 9 CH, 1 granule matin et soir pendant plusieurs semaines.
- Chez les fillettes ou les jeunes garçons : Mercurius solubilis 5 CH, 1 granule matin et soir pendant plusieurs semaines.

Ganglions

Voir « Adénites, adénopathies ».

Gastralgie

Voir « Digestifs (troubles) ».

Gastrite

Voir « Acidité » dans « Digestifs (troubles) ».

Gencive

Voir « Bouche ».

Genou (douleur du)

Voir « Arthrite » et « Arthrose ».

Attention, une douleur persistante du genou évoque souvent un début de coxarthrose (arthrose de la hanche).

Gerçure

Voir « Crevasse ». dans « Peau, cheveux, ongles ».

Gingivite

Voir « Gencive ».

Glaucome

Le glaucome est une affection grave de l'œil dont la tension interne augmente. Aucune automédication n'est possible et le recours à un ophtalmologiste est indispensable.

Goitre

Le goitre est une augmentation du volume de la glande thyroïde située au niveau du cou. Aucune automédication n'est possible et le recours à un endocrinologue est indispensable.

Goutte (crise de)

La maladie est provoquée par des dépôts d'acide urique dans les articulations qui deviennent rouges, chaudes et très douloureuses. Prendre : Colchicum 7 CH et Belladona 5 CH, 1 granule de chaque toutes les heures pendant la durée de la crise. En traitement de terrain, prendre 1 cuillerée à café de Teinture de Cocheux dans ½ verre d'eau, chaque matin 1 mois sur 2.

Grincements de dents

Ce symptôme, encore appelé bruxisme, s'observe aussi bien chez l'enfant que chez l'adulte, et traduit une difficulté de l'organisme. On prendra donc le remède adapté à raison de 1 granule matin et soir.

- Chez un enfant nerveux qui a des vers : Cina 7 CH.
- Chez un enfant au moment de la dentition, associer : Chamomilla 15 CH et Podophyllum 5 CH.
- Lié à des terreurs nocturnes, aussi bien chez l'enfant que chez l'adulte, associer : Stramonium 9 CH et Hyoscyamus 9 CH.
- Lié à une névralgie dentaire : Coffea 9 CH.

Grippe (états grippaux)

Les symptômes

Maladie épidémique virale, la grippe immobilise chaque année des millions d'êtres humains. Elle se caractérise par une fièvre plus ou moins élevée, par une asthénie violente et des douleurs musculaires généralisées qui obligent à garder le lit.

Le premier conseil

Rester au chaud et boire beaucoup d'eau.

Les règles de posologie

- Prévention : prendre Serum de Yersin 15 CH, 10 granules tous les 15 jours de début octobre à fin février.

- Traitement : dès les premiers symptômes, 10 granules de Serum de Yersin 15 CH, et, aussitôt après, choisir parmi les remèdes des fièvres (voir « Fièvres ») celui qui convient le mieux. Prendre 1 granule toutes les heures et espacer en fonction de l'amélioration.

Si le choix paraît trop difficile, associer les remèdes les plus probables, à haute dilution : Gelsemium 15 CH, Eupatorium 15 CH, Bryonia 15 CH, Rhus toxicodendron 15 CH.

- Vaccins : il n'y a pas de vaccins homéopathiques. Pour les personnes âgées auxquelles le vaccin classique est proposé gratuitement chaque année, faire prendre la veille et le lendemain de la vaccination 1 dose de Thuya 15 CH.

Les précautions à prendre

Éviter les surinfections bactériennes qui peuvent conduire à de redoutables pneumonies.

Un repos de huit jours sans quitter son domicile est le meilleur moyen de ne pas prendre ce risque.

Grossesse

Les symptômes

La grossesse est un état normal, physiologique, de la femme. Les petits incidents qui l'accompagnent sont très améliorés par l'homéopathie qui présente, en outre, l'avantage de ne jamais être toxique pour le bébé.

Le premier conseil

Entourer la future maman de calme et de sérénité.

Les règles de posologie

Sauf indication particulière, prendre 1 granule matin et soir ou 10 granules par semaine (indication particulière), du ou des remèdes indiqués pendant la durée des troubles ou 3 semaines par mois.

- Constipation : Sepia 9 CH et Collinsonia 7 CH.
- Contractions des derniers mois : Caulophyllum 5 CH.
- Cystite (à titre préventif) : Colibacillinum 15 CH.
- Dépression de la grossesse : Sepia 9 CH, 10 granules par semaine.
- Douleurs du ventre : Arnica 5 CH et Bellis perrenis 5 CH.
- Douleurs lombaires : Kalium carbonicum 7 CH et Sepia 9 CH.
- Hémorroïdes : Collinsonia 7 CH, Aesculus 5 CH et Arnica 5 CH.
- Hoquet : Cuprum 7 CH.
- Hypersalivation : Mercurius solubilis 7 CH.
- Masque de grossesse (préventif) : Sepia 9 CH.
- Menace de fausse couche : Sabina 30 CH, 10 granules deux fois par semaine.

- Nausées : Ignatia 9 CH et Ipeca 7 CH.
- Peur de l'accouchement : Gelsemium 7 CH et Actea racemosa 7 CH.
- Préparation du travail : Caulophyllum 5 CH.
- Pyrosis (brûlures de l'œsophage) : Capsicum 5 CH.
- Varices et troubles veineux : Bellis perrenis 5 CH, Aesculus 5 CH et Hamamelis 5 CH.
- Vomissements : Sepia 9 CH et Ignatia 9 CH.

Les précautions à prendre

Éviter tous les médicaments allopathiques pendant la grossesse car la plupart passent à travers le placenta.

Gynécomastie

Il s'agit d'une augmentation du volume des seins chez l'homme. Fréquente à l'adolescence, au moment de la puberté, elle est normale et disparaît spontanément. Deux remèdes homéopathiques peuvent aider à faire rentrer les choses dans l'ordre : Natrum muriaticum 15 CH et Calcarea Carbonica 9 CH, 1 granule de chaque, 2 fois par jour pendant plusieurs semaines.

À l'opposé, l'apparition d'une gynécomastie chez l'adulte est un symptôme inquiétant qui exige une consultation médicale rapide.

H

Haleine (mauvaise)

Voir « Bouche ».

Hanche (douleurs de la)

Voir « Arthrite » et « Arthrose ».

Attention, une douleur persistante de la hanche évoque souvent un début de coxarthrose (arthrose de la hanche).

Hématome

Voir Ecchymose dans « Traumatismes et brûlures ».

Hémorragies et saignements

Les symptômes

Une hémorragie aiguë est un écoulement de sang par une artère ou une veine. C'est souvent une urgence, parfois chirurgicale, d'abord pour arrêter le saignement et ensuite pour en trouver la cause.

Le premier conseil

Tout saignement est toujours très impressionnant mais les quantités de sang perdu sont souvent minimes. L'important est d'en déterminer rapidement l'origine. Par mesure de sécurité, il est recommandé d'appeler le médecin.

Les règles de posologie

Fissures anales

Nitricum acidum 7 CH, Graphites 9 CH, Paeonia 5 CH et Ratanhia 5 CH, 1 granule de chaque matin et soir pendant plusieurs semaines. Localement, application 2 fois par jour d'une pommade au Ratanhia. Après l'épisode de saignement ou pour prévenir son retour, prendre : China 5 CH, Millefolium 5 CH et Ferrum phosphoricum 7 CH, 1 granule matin et soir, 15 jours par mois. Le traitement de la cause sera réservé au médecin homéopathe ou au chirurgien.

Hémorroïdes

Associer les remèdes suivants : Lachesis 5 CH, Muriaticum acidum 5 CH, Arnica 5 CH et Aesculus hippocastanum 5 CH, 1 granule matin et soir et tous les ¼ d'heure au moment des crises.

Saignement de nez (épistaxis)

Millefolium 5 CH, Arnica 5 CH et China 5 CH, 1 granule de chaque toutes les 10 minutes au moment de l'écoulement et, matin et soir, 15 jours par mois, comme remèdes de terrain.

Les précautions à prendre

Ne pas hésiter à faire toutes les explorations nécessaires pour déterminer la cause d'un saignement surtout s'il se répète.

Hémorragies utérines

Voir « Règles (troubles des) ».

Hémorroïdes

Voir « Hémorragies et saignements ».

Hépatite

Le premier symptôme d'une hépatite est un ictère appelé plus communément jaunisse. À lui seul, ce symptôme impose rapidement une consultation médicale et un bilan complet à la recherche du diagnostic exact de la cause qui peut être :

- Un virus ; il s'agit donc d'une hépatite virale.
- Un parasite ; il s'agit donc d'une hépatite parasitaire.
- Une intoxication alimentaire (champignon) ou médicamenteuse ; il s'agit donc d'une hépatite toxique.
- Un obstacle sur les voies biliaires (calcul) ; il s'agit alors d'une lithiase.

Dans les trois premiers cas, un remède a fait la preuve de son intérêt : Phosphorus 15 CH, 1 granule 6 fois par jour pendant au moins 1 mois. Les autres remèdes seront prescrits en fonction des symptômes et de l'évolution de la maladie.

Hernie hiatale

Voir « Digestifs (troubles) ».

Hernie inguinale

On parle de hernie inguinale lorsqu'une anse intestinale descend à travers l'orifice

inguinal, passage naturel à travers la paroi abdominale du cordon spermatique.
Aucun remède ne peut améliorer cette hernie qui doit être opérée. Pour la préparation à l'intervention, voir « Traumatismes et brûlures ».

Herpès

Les symptômes

Poussée de vésicules douloureuses apparaissant, de façon répétitive, au pourtour des lèvres, près des narines, ou dans la région génitale, avec fébricule.

Le premier conseil

La crise d'herpès répond bien à l'homéopathie à condition de commencer le traitement dès les premiers symptômes, avant l'apparition des petites vésicules, lorsque la peau démange ou pique.

Les règles de posologie

Vaccinotoxinum 15 CH, 1 dose suivie de Apis mellifica 15 CH, 1 granule tous les ¼ d'heure pendant 2 heures. Si les vésicules apparaissent : Rhus toxicodendron 7 CH, 1 granule 6 fois par jour.
Si l'herpès est génital, ajouter Croton tiglium 7 CH, au moment de la prise de Rhus toxicodendron 7 CH.
Pour espacer la survenue des crises, prendre : Vaccinotoxinum 30 CH, 10 granules tous les 15 jours pendant plusieurs mois.

Les précautions à prendre

Les vésicules d'herpès sont très contagieuses !

Hoquet

Contraction spasmodique du diaphragme, le hoquet répond bien aux remèdes homéopathiques, que ce soit chez l'adulte ou chez le nourrisson qui tète : Cuprum 7 CH, Ignatia 9 CH et Hyoscyamus 5 CH, 1 granule de chaque au moment des tétées ou toutes les 2 heures chez l'adulte.

Hydarthrose

Voir « Arthrose ».

Hygroma

Inflammation des sacs synoviaux situés à l'intérieur du coude et du genou, les hygromas forment des petites tuméfactions élastiques plus ou moins volumineuses palpables au niveau de ces articulations.
Prendre trois remèdes : Apis mellifica 15 CH, Bryonia 9 CH et Thuya 9 CH, 1 granule de chaque 3 fois par jour pendant plusieurs semaines.
Ce traitement sera potentialisé par les remèdes de terrain prescrits par un homéopathe et par des séances d'acupuncture.

Hyperfolliculinie

Voir « Syndrome prémenstruel ».

Hyperglycémie

Voir « Diabète ».

Hyperkératose

Petit symptôme, parfois très gênant, l'hyperkératose consiste en un épaississement de la peau qui devient cornée et dure au niveau des talons ou des gros orteils notamment. Les remèdes homéopathiques donnent de bons résultats : Lycopodium 9 CH, Antimonium crudum 7 CH et Thuya 9 CH, 1 granule de chaque 2 fois par jour pendant des semaines.

Hypertension artérielle

Élévation anormale, intermittente ou permanente de la pression artérielle, sa découverte nécessite la consultation d'un médecin homéopathe qui prescrira souvent un bilan approfondi. Les remèdes homéopathiques contribuent efficacement à faire baisser une hypertension et peuvent être utilisés seuls ou en synergie avec les médicaments allopathiques. Dans tous les cas, un contrôle hebdomadaire au début, puis mensuel par la suite, permet de sélectionner le traitement efficace.

En plus des remèdes de terrain, toujours donner : Oligocean, 2 comprimés le matin par cure de 1 mois, 6 à 8 fois par an et Oligoforme 9, 1 comprimé le soir avant le repas, 20 jours par mois par cure 1 mois sur 2.

Hyperuricémie

Voir « Goutte ».

Hypotension artérielle

Une baisse de la pression artérielle peut résulter de nombreuses causes et nécessite donc un diagnostic du ressort du médecin homéopathe. Elle survient souvent chez un sujet asthénique (voir « Fatigue ») que l'on peut traiter en attendant de consulter.

I-J

Ictère

Voir « Hépatite ».

Impétigo

Les symptômes

Infection de la peau due aux microbes « streptocoques » ou « staphylocoques », se manifeste par des lésions croûteuses et suintantes qui ont tendance à l'extension et se voient chez des enfants fatigués.

Le premier conseil

Commencer les soins le plus vite possible car l'impétigo est très envahissant !

Les règles de posologie

En attendant la consultation : Pyrogenium 9 CH, 1 granule matin et soir, Mezereum 7 CH, Graphites 7 CH et Calcarea carbonica 9 CH, 1 granule de chaque 6 fois par jour. Ajouter en oligothérapie : Oligocean, 2 comprimés le matin par cure de 1 mois et Oligoforme 6, 1 comprimé le soir, 20 jours par mois.

Les précautions à prendre

Désinfecter localement avec une solution de 15 gouttes de teinture-mère de Calendula dans ½ verre d'eau. Consulter le médecin homéopathe pour entreprendre un traitement de terrain.

Impuissance

Voir « Sexualité (trouble de la) ».

Incontinence d'urine

Voir « Énurésie de l'enfant ».

Indigestion

Voir « Digestifs (troubles) ».

Infection urinaire

Voir « Cystite ».

Insectes (piqûres)

Voir « Traumatismes et brûlures ».

Insolation

Voir « Coup de soleil » dans « Chaleur ».

Insomnie

Voir « Sommeil et vigilance ».

Instabilité

Voir « Vertiges ».

Intertrigo

Voir « Mycose ».

Intervention chirurgicale

Voir « Traumatismes et brûlures ».

Intolérance alimentaire

Voir « Allergies ».

Ivresse

Voir « Alcoolisme ».

Jambes (mal aux)

Prendre 1 granule de chaque remède choisi, matin et soir.

- Jambes lourdes par troubles de la circulation veineuse : Aesculus 5 CH, Arnica 5 CH, Hamamelis 5 CH, Fluoricum acidum 5 CH.
- Impatiences dans les jambes : Zincum 15 CH et Cuprum 7 CH.
- Douleurs musculaires et articulaires : Arnica 5 CH, Rhus toxicodendron 7 CH, Causticum 7 CH.

Jaunisse

Voir « Hépatite ».

Jeûne

Peu pratiqué en France, le jeûne est pourtant probablement un des meilleurs moyens de se maintenir en bonne santé. Sans doute ne faut-il pas pratiquer des jeûnes trop longs sans une assistance médicale sérieuse, mais quelques jours sans manger ne peuvent qu'aider nos organismes saturés à reprendre de la vigueur en éliminant de nombreux produits accumulés par la pléthore alimentaire.

Pour aider ce travail de « remise en ordre », il est bon d'utiliser des remèdes dits « draineurs » qui accélèrent le fonctionnement de nos organes émonctoires (rein, foie, poumon, peau, intestins). On prendra : Berberis 5 CH, Solidago 5 CH, Chelidonium 5 CH, 1 granule de chaque, 2 fois par jour pendant le jeûne et les 8 jours suivants.

K-L

Kératite

Voir « Œil ».

Kératose

Voir « Hyperkératose ».

Kyste

Le kyste est une tumeur bénigne souvent élastique ou molle à la palpation, que l'on peut découvrir dans n'importe quel endroit du corps. Dans tous les cas, il importe de consulter pour confirmer le diagnostic et recevoir les remèdes de terrain susceptibles de la faire disparaître ou d'en faire cesser la progression.

Langue chargée

Voir « Bouche ».

Larmoiement

Voir « Œil ».

Laryngite

Les symptômes

Inflammation du larynx, le plus souvent d'origine virale avec fièvre, voix rauque et parfois aphonie. Elle est fréquente chez le jeune enfant.

Le premier conseil

Chez l'enfant, la symptomatologie peut paraître inquiétante avec difficultés respiratoires dues au gonflement de la paroi du larynx. Essayer cependant toujours les remèdes homéopathiques avant de se précipiter sur les corticoïdes.

Les règles de posologie

Associer Aconit 7 CH, Spongia tosta 5 CH, Sambucus nigra 5 CH, 1 granule de chaque tous les ¼ d'heure, à espacer en fonction de l'amélioration.

Les précautions à prendre

Consulter rapidement si les symptômes ne diminuent pas en quelques heures.

Lésions de la peau

Voir « Peau, cheveux, ongles ».

Leucorrhées (pertes blanches)

Voir « Organes génitaux féminins ».

Lèvres

- Lèvres sèches fendues au milieu dans le sens vertical, aggravé par temps froid : Natrum muriaticum 9 CH, 1 granule 3 fois par jour, 1 mois.
- Lèvres sèches, fendues avec crevasses à fond jaunâtre au coin de la bouche : Graphites 7 CH, 1 granule 3 fois par jour, 1 mois.

- Lèvres sèches, fendues avec crevasses à fond rougeâtre au coin de la bouche : Nitricum acidum, 1 granule 3 fois par jour, 1 mois.

Lichen

Le lichen plan est une maladie de la peau faite de papules rouges qui provoquent des démangeaisons très intenses. Ces lésions siègent le plus souvent sur les bras et les poignets mais peuvent s'étendre à tout le corps. Un traitement de terrain prescrit par un médecin homéopathe s'impose. En attendant, prendre : Arsenicum iodatum 7 CH, Anacardium orientale 7 CH et Rhus toxicodendron 7 CH, 1 granule de chaque, matin et soir, 2 mois.

Ligaments

Les ligaments sont des bandes de tissu conjonctif servant à relier deux os entre eux ou à fixer un organe. On observe des traumatismes des ligaments au cours des foulures, des entorses ou des luxations ; elles imposent une consultation et la mise au repos du ou des membres concernés. Deux remèdes sont efficaces : Ruta 7 CH et Rhus toxicodendron 7 CH, 1 granule 6 fois par jour pendant 8 à 15 jours.

Lipothymie

Les symptômes

Malaise lié au système nerveux sympathique donnant au sujet l'impression qu'il va s'évanouir sans qu'il perde réellement connaissance.

Le premier conseil

Garder son calme et allonger la personne pour qu'elle ne se blesse pas en tombant.

Les règles de posologie

Au moment du malaise, prendre 1 granule tous les ¼ d'heure du remède choisi :

- Malaise sans raison à la moindre occasion : Moschus 15 CH.
- Suite à une colère ou à une émotion violente : Gelsemium 9 CH.
- Suite à une contrariété : Ignatia 15 CH.
- Pendant les règles : Sepia 15 CH.
- Pendant une hémorragie : China 9 CH.
- Après un repas trop arrosé : Nux vomica 7 CH.
- À cause de la chaleur d'une pièce : Pulsatilla 9 CH.
- Suite d'une exposition au soleil : Glonoinum 7 CH et Apis mellifica 15 CH.

Les précautions à prendre

Toujours consulter un médecin homéopathe qui saura choisir les remèdes de terrain capables d'améliorer cette personnalité névrotique.

Lithiase biliaire

Voir « Coliques et diarrhées ».

Lithiase urinaire

Voir « Coliques et diarrhées ».

Lucite

Cette inflammation de la peau qui survient après une exposition très courte au moindre rayon de soleil est une sorte d'« allergie » au soleil qui survient chez des sujets prédisposés et nécessite un traitement de terrain. Prendre chaque semaine, pendant le mois qui précède et pendant la période d'exposition, 10 granules de Sulfur 15 CH. Dès le début de l'exposition, prendre Apis mellifica 15 CH, 1 granule 6 fois par jour.

Lumbago

Voir « Douleurs périarticulaires ».

Lune

Les différentes phases de la lune influencent nos comportements. On observe ainsi des modalités d'aggravation des symptômes et des maladies variables avec les remèdes.

Ainsi :

- Aggravés durant la pleine lune : Sulfur, Phosphorus, Natrum muriaticum, Calcarea carbonica, Cina, Sepia, Silicea.
- Aggravés durant la nouvelle lune : Kalium bromatum, Staphysagria, Causticum.
- Aggravés durant la lune décroissante : Thuya, Dulcamara, Iodum.
- Aggravés durant la lune croissante : Thuya, Staphysagria, Alumina, Arsenicum album, Clematis erecta.
- Aggravés par exposition au clair de lune : Antimonium crudum, Argentum nitricum, Thuya.

Lymphangite

Il s'agit d'une inflammation des vaisseaux lymphatiques suite à une infection ou à un traumatisme. Le plus souvent on peut palper, en amont, un ganglion également inflammatoire et sensible. Prendre aussitôt : Arnica 7 CH, Rana Bufo 7 CH et Pyrogenium 9 CH, 1 granule de chaque, 6 fois par jour. Appliquer sur tout le trajet rouge et douloureux une compresse imprégnée d'un mélange à parts égales de Calendula T.M. et Phytolacca T.M. Consulter un médecin si les choses ne sont pas rentrées dans l'ordre en 48 heures.

M

Maladies éruptives infantiles

Les symptômes

Scarlatine, rougeole, rubéole et varicelle se manifestent par de la fièvre et des éruptions cutanées d'intensité variable. Seule la première peut être grave par atteinte du rein. Les oreillons sont une infection (toujours bénigne chez l'enfant) avec gonflement douloureux de la glande parotide située sous l'oreille.

Le premier conseil

Appeler son médecin homéopathe pour faire le diagnostic précis. En attendant, commencer le traitement homéopathique.

Les règles de posologie

Scarlatine

Maladie devenue assez rare, la scarlatine est provoquée par une bactérie, le streptocoque, dont les effets sur le rein peuvent être graves. Elle ne peut donc pas être soignée en automédication. Son traitement réclamera, le plus souvent, une antibiothérapie.
À titre préventif, il est très utile de faire prendre à l'entourage du malade 1 granule matin et soir de Belladona 15 CH pendant 15 jours.

Oreillons

Infection virale des glandes salivaires parotides situées derrière l'oreille, elle est toujours bénigne chez l'enfant.
Au début, trois remèdes sont indiqués : Aconit 5 CH, Belladona 5 CH et Ferrum phosphoricum 5 CH, 1 granule de chaque, 6 fois par jour. Lorsque les parotides gonflent, remplacer Aconit 5 CH par Mercurius solubilis 5 CH. À la fin de la maladie prendre Pulsatilla 5 CH et Sulfur iodatum 5 CH, 1 granule matin et soir pendant 8 jours.

Rougeole

Au début, donner : Aconit 9 CH, Belladona 5 CH et Ferrum phosphoricum 5 CH, 1 granule de chaque, 6 fois par jour à espacer selon amélioration. Selon les circonstances ajouter :

- Apparition d'une toux sèche et quinteuse : Bryonia 7 CH.
- Tremblements chez un enfant sans réaction ni soif : Gelsemium 7 CH.
- Écoulement nasal et larmoiement : Allium cepa 7 CH et Euphrasia 7 CH.
- Gorge très rouge avec des points blancs et langue chargée : Mercurius solubilis 5 CH.
- L'éruption apparaît : Pulsatilla 5 CH.

À la fin de la maladie, prendre uniquement : Pulsatilla 5 CH et Sulfur iodatum 5 CH, 1 granule matin et soir pendant 8 jours.

Rubéole

Au début, trois remèdes sont indiqués : Aconit 9 CH, Belladona 5 CH et Ferrum phosphoricum 5 CH, 1 granule de chaque, 6 fois par jour, à espacer selon amélioration. Au stade de l'éruption (souvent discrète ou absente), donner : Pulsatilla 5 CH.

À la fin de la maladie prendre : Pulsatilla 5 CH et Sulfur iodatum 5 CH, 3 granules matin et soir pendant 8 jours.

Varicelle

Au début, trois remèdes sont indiqués : Aconit 9 CH, Belladona 5 CH et Ferrum phosphoricum 5 CH, 1 granule de chaque, 6 fois par jour, à espacer selon amélioration.

Au stade de l'éruption constituée de petites vésicules entourées d'un halo rouge et contenant un liquide clair, donner : Rhus toxicodendron 7 CH, 1 granule 6 fois par jour. Lorsque les vésicules se troublent et qu'apparaissent les croûtes, remplacer Rhus toxicodendron par Mezereum 7 CH et Mercurius solubilis 5 CH, 1 granule de chaque 6 fois par jour.

À la fin de la maladie prendre : Pulsatilla 5 CH et Sulfur iodatum 5 CH, 1 granule de chaque matin et soir pendant 8 jours.

Les précautions à prendre

La rubéole, bénigne chez l'enfant, peut provoquer de graves malformations du fœtus chez la femme enceinte. La varicelle peut ressurgir, des années plus tard sous la forme d'un zona, notamment à l'occasion d'une baisse des défenses immunitaires.

Malaise

Voir « Lipothymie ».

Mal de ventre

Voir « Coliques et diarrhées ».

Mal des montagnes

Voir « Altitude ».

Mal des transports

Quel que soit le moyen de locomotion utilisé, prendre 1 granule de chaque remède toutes les heures pendant la durée du voyage : Cocculus 5 CH, Tabacum 5 CH, Gelsemium 5 CH et Petroleum 5 CH.

Mastoïdite

Inflammation de la mastoïde, saillie osseuse située derrière le pavillon de l'oreille. On peut suspecter cette affection lorsque la pression de cet os est douloureuse au cours d'une otite. Il faut alors toujours consulter. En attendant prendre : Capsicum 7 CH et Silicea 9 CH, 1 granule de chaque 6 fois par jour.

Maux de gorge

Voir « Angine ».

Maux de tête et migraines

Les symptômes

Douleurs d'intensité et de rythme variables localisées au niveau de la boîte crânienne ou d'une partie de celle-ci.

Le premier conseil

Dès le début de la crise, se mettre au repos, au calme, loin de toutes stimulations sensorielles (bruit, lumière).

Les règles de posologie

Les maux de tête surviennent généralement de façon épisodique et imposent un traitement de terrain. Cependant, on peut essayer, en fonction des circonstances, de les enrayer en prenant tous les ¼ d'heure 1 granule d'un ou deux remèdes :

- Après un coup de froid : Aconit 9 CH et Belladona 9 CH.
- Suite de constipation : Bryonia 9 CH.
- Après une contrariété : Ignatia 9 CH et Natrum muriaticum 15 CH.
- Suite de coup de soleil : Glonoinum 7 CH et Apis mellifica 15 CH.
- Après un repas trop copieux et bien arrosé : Nux vomica 5 CH.
- Après un gros effort musculaire : Arnica 7 CH et Rhus toxicodendron 5 CH.
- Après un effort intellectuel : Calcarea phosphorica 9 CH et Kalium phosphoricum 9 CH.
- Déclenché par un temps froid et humide : Dulcamara 7 CH.
- Suite à un traumatisme crânien : Natrum muriaticum 15 CH et Natrum sulfuricum 15 CH.
- Suite à une fatigue oculaire : Ruta 5 CH et Onosmodium 7 CH.
- Pendant les règles : Actea racemosa 7 CH.
- Déclenché par l'altitude : Coca 9 CH.
- Avec sensation de battements aggravés par le bruit et la lumière : Belladona 9 CH.
- Aggravé par le moindre mouvement ou en toussant : Bryonia 9 CH.
- Par le mal de voiture : Cocculus 5 CH.
- Aggravé par le café : Nux vomica 5 CH.
- Aggravé par le thé : Thuya 5 CH.
- Aggravé par le vin : Nux vomica 5 CH et Zincum 9 CH.
- Aggravé ou déclenché par l'orage : Phosphorus 15 CH et Rhododendron 5 CH.
- Localisé à droite : Sanguinaria 5 CH.
- Localisé à gauche : Spigelia 5 CH.
- Avec vomissements et troubles oculaires : Iris versicolor 15 CH.
- Avec diarrhées abondantes et sueurs froides : Veratrum album 9 CH.

Les précautions à prendre

Attention : des maux de tête d'apparition récente et qui durent doivent faire l'objet d'une recherche diagnostique approfondie.

Mémoire (troubles de la)

La mémoire diminue avec l'âge mais on peut l'entraîner pour rendre cette perte moins sensible et moins rapide. Durant toute sa vie, chaque être humain devrait s'efforcer de mémoriser chaque jour quelque chose de nouveau. De plus, les remèdes homéopathiques de fond qui correspondent à notre typologie seront prescrits par le médecin pour maintenir les fonctions intellectuelles et, singulièrement la mémoire, à son meilleur niveau.

Selon les circonstances, on ajoutera à raison de 1 granule matin et soir :

- Baisse par surmenage intellectuel : Anacardium orientale 9 CH et Kalium phosphoricum 15 CH.
- Baisse due au vieillissement : Baryta carbonica 7 CH et Thuya 9 CH.

Dans tous les cas, ajouter des oligo-éléments sous forme d'Oligoforme mémoire, 2 comprimés par jour, 15 jours par mois.

Méningite

Il s'agit d'une infection des méninges qui se manifeste par une fièvre d'intensité variable, souvent forte, avec douleurs et raideurs de la nuque accompagnées parfois de vomissements violents. C'est une urgence médicale qui nécessite un diagnostic microbiologique et un traitement en milieu hospitalier.

- S'il s'agit d'une méningite bactérienne (méningocoque, pneumocoque) l'antibiothérapie est obligatoire.
- S'il s'agit d'une méningite virale, il n'existe pas de traitement spécifique mais l'évolution est généralement favorable. Un traitement homéopathique peut alors être institué par un médecin.

Ménopause

Les symptômes

La ménopause correspond chez la femme à l'arrêt d'émission d'ovules par l'ovaire. Elle s'accompagne souvent, à intervalles de temps variables, de bouffées de chaleur manifestées par l'apparition brusque d'une sensation de chaleur avec ou sans sueurs au niveau du visage ou, parfois, de tout le corps.

Le premier conseil

Avant de se précipiter sur les hormones de substitution, il est intéressant d'essayer les remèdes homéopathiques qui donnent des résultats étonnants.

Les règles de posologie

Dès les premiers retards de règles prendre : Folliculinum 15 CH, 10 granules par semaine, Lachesis 15 CH, 10 granules par semaine et Lachesis 9 CH, 1 granule le soir avant le repas, pendant des mois. Ce traitement, très adapté à la ménopause, donne d'excellents résultats chez presque toutes les femmes. Pour l'améliorer, consulter son médecin homéopathe qui ajoutera les remèdes de votre typologie. Concernant les symptômes attribués à la ménopause :

Bouffées de chaleur

Dans tous les cas, prendre : Ethyniloestradiol 5 CH et Propionate de testosterone 5 CH, 1 granule matin et soir. Ajouter selon les modalités :

- Localisées au visage avec sueurs abondantes et sensation de battements : Belladona 5 CH, 1 granule matin et soir.
- Sensation de battements au niveau du cou et des extrémités : Glonoinum 5 CH, 1 granule matin et soir.
- Déclenchées par une émotion avec sensation de boule à la gorge : Ignatia 9 CH, 1 granule matin et soir.
- Avec migraine au-dessus de l'œil droit et brûlure des joues : Sanguinaria 5 CH, 1 granule matin et soir.
- Avec sensation d'anxiété et palpitations : Amyl nitrosum 5 CH, 1 granule matin et soir.

Dépression

Sepia 9 CH, Staphysagria 15 CH, Thuya 9 CH, 1 granule de chaque, matin et soir pendant la période difficile.

Ostéoporose

Calcarea phosphorica 7 CH, Sympytum 7 CH, 1 granule de chaque, matin et soir, 1 mois sur 2 pendant la période de la ménopause. Prendre aussi le complément alimentaire Oligocean Xtra, 3 comprimés par jour, 2 mois sur 3. En même temps, manger régulièrement du fromage cuit (type gruyère), qui contient beaucoup de calcium assimilable. L'exercice physique (la marche notamment) apparaît comme également efficace.

Les précautions à prendre

La ménopause n'est pas une maladie. Elle doit être vécue comme un épisode normal de la vie de la femme qui doit s'efforcer d'avoir une activité physique soutenue (marche, sport) pour combattre la tendance à l'ostéoporose.

Ménorragie

Voir « Règles (troubles des) ».
Il s'agit d'une augmentation du débit et de la durée des règles. Le plus souvent il faudra recourir au médecin homéopathe pour réguler le terrain.

Menstruation

Voir « Règles (troubles des) ».

Mer

La mer influe sur notre comportement physique et psychique, donc sur nos modalités réactionnelles. Cela permet de sélectionner certains remèdes. Ainsi :

- Sont aggravés par le bord de mer : Natrum muriaticum, Luesinum, Arsenicum album, Kalium iodatum, Magnesia muriatica, Natrum sulfuricum, Sepia.
- Sont aggravés par les bains de mer : Arsenicum album, Rhus toxicodendron, Sepia, Magnesia muriatica.
- Sont améliorés par le bord de mer : Medorrhinum et Bromum.

Métrorragie

Il s'agit d'un écoulement de sang en dehors de la période des règles. Une consultation s'impose à la recherche d'une cause.

Si cette métrorragie survient après la pose d'un stérilet, prendre : Arnica 7 CH, 1 granule 6 fois par jour, en attendant l'avis du praticien.

Migraines

Voir « Maux de tête et migraines ».

Molluscum contagiosum

Verrues multiples, molles, presque sphériques, contagieuses car dues à un virus, extensives, fréquentes chez l'enfant. Elles siègent le plus souvent à la face, sur le tronc et sur les régions ano-génitales.

Prendre : Thuya 15 CH, 10 granules 1 fois par semaine et Dulcamara 7 CH avec Nitricum acidum 7 CH, 1 granule 3 fois par jour, 2 à 3 mois.

On peut les faire détruire chez un dermatologue mais il est conseillé de prendre le traitement homéopathique pour éviter les récidives.

Mononucléose infectieuse

Maladie virale fréquente chez l'adolescent, caractérisée par une angine très douloureuse avec ulcérations et parfois fausses membranes, de nombreux ganglions dans le cou, une fièvre élevée et une fatigue très intense. Le diagnostic nécessite une prise de sang, donc une prescription.

En attendant la consultation prendre : Mercurius corrosivus 9 CH, Phytolacca 9 CH, Pyrogenium 9 CH, 1 granule de chaque 6 fois par jour.

Durant la convalescence qui dure souvent trois mois, prendre : Oligocean, 2 comprimés par jour, 2 mois, et Kalium phosphoricum 7 CH, 1 granule matin et soir, 2 mois.

Montagnes (mal des)

Voir « Altitude ».

Morsures

Voir « Traumatismes et brûlures ».

Mort (angoisse de la)

L'angoisse de la mort peut survenir au cours d'une maladie aiguë ou, par épisode, chez des patients atteints d'affections chroniques.

Ce trouble appelle certains remèdes qui apaiseront souvent le patient.

- Peur panique d'une mort imminente : Aconit 30 CH, 1 granule toutes les 10 minutes jusqu'à retour à la normale.
- Angoisse de la mort dans les affections chroniques : Aurum, Arsenicum album, Agnus cactus, Psorinum, Phosphorus, Medorrhinum. On choisira le remède en fonction de la personnalité du malade.

Mouvement

Cette modalité intervient sur beaucoup de symptômes mais elle est particulièrement importante concernant les douleurs rhumatismales. On retiendra et on utilisera :

- Douleurs rhumatismales améliorées par le mouvement après une petite phase de « dérouillage » : Rhus toxicodendron 7 CH, 1 granule 6 fois par jour pendant des semaines.
- Douleurs rhumatismales aggravées par le moindre mouvement : Bryonia 7 CH, 1 granule 6 fois par jour pendant des semaines.

Muguet

Voir « Bouche ».

Musique

Certains remèdes présentent, comme modalité, d'être améliorés par la musique. Il s'agit de : Tarentula hispanica, Ignatia, Pulsatilla (musique douce), Natrum muriaticum, Aurum, Thuya, Phosphorus, Graphites, Lycopodium, Causticum, Tuberculinum residuum, Bufo rana.

Mycose

Infections dues à des champignons, les mycoses sont particulièrement tenaces. Pour les localisations sur la peau et les ongles, on utilise des pommades et des crèmes locales contenant des produits anti-mycosiques.

Lorsque l'infection dure, les remèdes homéopathiques de terrain, prescrits par le médecin, sont d'un grand secours. En attendant, on peut prendre :

- Mycose buccale de l'enfant (muguet) : Borax 7 CH, Mercurius solubilis 7 CH, Candida Alba 7 CH, 1 granule de chaque, 3 fois par jour, plusieurs semaines.
- Mycose des ongles qui sont épaissis : Antimonium crudum 7 CH, Graphites 7 CH, 1 granule de chaque, 3 fois par jour, plusieurs semaines.
- Mycose cutanée et intertrigo : Arsenicum iodatum 7 CH, Graphites 7 CH, 1 granule de chaque, 3 fois par jour, plusieurs semaines.
- Mycose des pieds (pieds d'athlète) : Graphites 15 CH, Nitricum acidum 9 CH, 1 granule de chaque, 3 fois par

jour, plusieurs semaines.

- Mycose vaginale : Helonias 9 CH, Candida alba 9 CH, 1 granule de chaque, 3 fois par jour, plusieurs semaines.
- Comme remède du terrain mycosique : Psorinum 15 CH et Tricophyton rubrum 15 CH, 10 granules de chaque, en alternance, chaque semaine.

N-O

Nervosité

La nervosité n'est qu'un symptôme aux multiples facettes et le recours au médecin homéopathe est souvent nécessaire pour faire un diagnostic plus large et prescrire les remèdes les mieux adaptés. En attendant cette consultation, il faut prendre l'association de remèdes qui donne, à l'expérience, les meilleurs résultats. Posologie : 1 granule de chaque, matin et soir, pendant plusieurs semaines.

- Chez l'enfant : Lachesis 7 CH, Chamomilla 15 CH, Stramonium 9 CH.
- Chez l'homme : Nux Vomica 9 CH, Colocynthis 7 CH.
- Chez la femme : Ignatia 15 CH, Actea racemosa 7 CH.

Névralgies

Douleurs aiguës, évoluant par poussées brèves, répétitives, localisées sur le trajet d'un nerf ; elles sont particulièrement pénibles et réagissent souvent très bien aux remèdes homéopathiques.

En fonction des circonstances, on prendra 1 granule matin et soir des remèdes choisis et également 1 granule tous les ¼ d'heure au moment des crises :

- Localisation faciale. Dans tous les cas : Aconit 9 CH et Belladona 15 CH. Si localisation droite, ajouter Magnesia phosphorica 15 CH. Si localisation gauche, ajouter Cedron 7 CH et Spigelia 9 CH.
- Localisation intercostale. Dans tous les cas : Hypericum 15 CH. Ajouter : si la douleur est aggravée par le mouvement, Bryonia 9 CH ; si la douleur est améliorée par le mouvement : Rhus toxicodendron 9 CH et Rhododendron 9 CH.
- Modalités particulières :

– déclenchées par l'humidité : Dulcamara 5 CH ;
– déclenchées par le froid vif et sec : Aconit 9 CH ;
– très violentes, en éclair : Kalmia latifolia 7 CH et Magnesia phophorica 5 CH.

Nez bouché

Cette sensation désagréable accompagne souvent un rhume de cerveau, une sinusite ou une rhino-pharyngite. Prendre 1 granule toutes les 2 heures de chacun des remèdes choisis selon les circonstances :

- Nez bouché sec : Sticta pulmonaria 5 CH, Sambucus nigra 5 CH.
- Nez bouché la nuit avec écoulement le jour : Nux Vomica 5 CH.
- Nez bouché avec écoulement nasal irritant et larmoiement non irritant : Allium cepa 7 CH.
- Nez bouché avec écoulement nasal non irritant et larmoiement irritant : Euphrasia 7 CH.

Obésité

Le traitement de l'obésité ne peut pas se faire en automédication. Il réclame toujours un changement des habitudes de vie, un rééquilibrage des prises alimentaires, une augmentation de l'exercice physique et un programme adapté à chacun pour maintenir la perte de poids. Les remèdes homéopathiques agissent comme des régulateurs du métabolisme et sont donc très utiles. Votre médecin homéopathe choisira vos remèdes de fond et sera peut-être amené à les changer au fur et à mesure de votre évolution. Dans tous les cas, il vous faudra être patient : on ne perd pas en 3 mois les 20 kilos accumulés en 10 ans ! Attention : des pseudo-traitements homéopathiques dans lesquels sont dissimulés des remèdes allopathiques non dénués d'effets secondaires (extraits thyroïdiens, diurétiques et anorexigènes) sont encore parfois proposés par de faux médecins homéopathes. On ne saurait dénoncer avec trop de vigueur de telles pratiques !
Voir aussi : « Appétit (troubles de l') ».

Œdème

L'œdème est un gonflement de certains tissus par infiltration d'eau. Il peut se voir en différents lieux du corps mais s'observe facilement sous la peau, notamment au niveau des parties basses : pieds, chevilles, jambes. Souvent provoqué par des problèmes circulatoires, tout œdème implique un diagnostic médical et ne peut être traité en automédication que pour des épisodes aigus très localisés. Voir « Urticaire » dans « Peau » et « Piqûres » dans « Traumatismes et brûlures ».

Œil

Les symptômes

L'œil peut être la cible de nombreuses maladies. Il se rappelle sans cesse à nous car il est aussi le reflet de notre état général.

Le premier conseil

Toute affection sérieuse de l'œil est du ressort du médecin ophtalmologiste qu'il faut consulter au moindre doute.

Les règles de posologie

Prendre le ou les remèdes indiqués :

- Blépharite (inflammation du bord des paupières) : Pulsatilla 5 CH, Graphites 7 CH et Staphysagria 5 CH, 1 granule 6 fois par jour, 10 jours.
- Cataracte (pour ralentir le processus en attendant l'opération) : Cristallin 15 CH, 10 granules tous les 15 jours.
- Chalazion (petite tumeur de la paupière) : Staphysagria 5 CH, 1 granule matin et soir, 2 mois.
- Conjonctivite :. Apis mellifica 9 CH, Belladona 5 CH, Eupharasia 5 CH, 1 granule 6 fois par jour, 10 jours.
- Décollement de rétine : urgence ophtalmologique qui nécessite une intervention chirurgicale ou par le laser.
- Kératite (inflammation de la cornée) avec douleurs : Argentum nitricum 5 CH et Mercurius corrosivus 5 CH, 1 granule 6 fois par jour, 10 jours.
- Kératite sans douleur : Kalium bichromicum 7 CH, 1 granule 6 fois par jour, 10 jours.
- Larmoiement : Euphrasia 5 CH, Allium cepa 5 CH, Pulsatilla 5 CH, 1 granule 6 fois par jour, 10 jours.
- Orgelet (petit furoncle du bord de la paupière) : Pulsatilla 5 CH et Hepar Sulfur 15 CH, 1 granule 6 fois par jour, 10 jours.
- Paupières collées le matin : Pulsatilla 5 CH, Mercurius solubilis 7 CH, Graphites 7 CH, 1 granule 6 fois par jour, 10 jours.
- Traumatisme (balle de tennis !) : Ledum Palustre 7 CH, 1 granule matin et soir, 1 mois.

Les précautions à prendre

Corriger les troubles de la vision, éviter le soleil et, dans le cas de port de lentilles, adopter une hygiène très rigoureuse.

Ongles

Voir « Peau, cheveux, ongles ».

Opération chirurgicale

Voir « Traumatismes et brûlures ».

Oreillons

Voir « Maladies éruptives infantiles ».

Organes génitaux féminins

Les symptômes

Douleurs et gonflement des seins, douleurs ovariennes et pertes vaginales sont les symptômes habituels qui peuvent accompagner le cycle menstruel de la femme.

Le premier conseil

La plupart de ces troubles de la sphère génitale chez la femme sont bénins et la mise en œuvre d'un traitement homéopathique en vient souvent à bout.

Les règles de posologie

Douleurs de l'ovaire

Les douleurs de la région ovarienne évoquent de nombreuses causes et, si elles persistent ou s'aggravent, devront donc amener à consulter. On peut cependant utiliser utilement l'homéopathie en automédication. Prendre 1 granule matin et soir, 15 jours par mois.

- Douleurs à droite : Palladium 5 CH et Murex 5 CH.
- Douleurs à gauche : Lachesis 9 CH.
- Douleurs des deux côtés : Platina 5 CH et Actea racemosa 5 CH.

Fibrome utérin

Fréquent chez la femme de 40 à 50 ans, le fibrome répond souvent remarquablement bien aux remèdes homéopathiques, mais ce traitement ne peut être institué que par un médecin homéopathe.

Pertes blanches (leucorrhées)

Les leucorrhées sont normales si elles sont claires et peu abondantes. Dans les autres cas, elles peuvent avoir des causes très variées et nécessitent la consultation d'un médecin homéopathe. En attendant, prendre 1 granule matin et soir de :

- Pertes très aqueuses avec démangeaisons : Alumina 5 CH.
- Pertes filantes comme du blanc d'œuf : Borax 5 CH.
- Pertes comme du lait caillé avec démangeaisons : Helonias 5 CH.
- Pertes jaunes, non irritantes : Pulsatilla 5 CH
- Pertes jaunes, irritantes, de mauvaise odeur : Kreosotum 5 CH.
- Pertes verdâtres, irritantes, plus fortes la nuit : Mercurius solubilis 7 CH.
- Pertes brunes ou sanguinolentes : Nitricum acidum 7 CH.

Seins

Les douleurs des seins sont généralement liées au dérèglement du cycle menstruel et seront traitées avec celui-ci (voir « Règles (troubles des) »). Lorsqu'elles deviennent chroniques et qu'elles s'accompagnent de la présence de nodules dans les seins, consulte. En attendant, prendre 1 granule matin et soir de Phytolacca 9 CH. Nota : le gonflement des seins chez le garçon au moment de la puberté n'est en rien alarmant. Il faut rassurer l'enfant car le symptôme disparaîtra spontanément en quelques mois.

Les précautions à prendre

Attention : la maladie la plus grave, le cancer, n'est, malheureusement, jamais douloureuse. La perception d'une grosseur isolée dans le sein, d'apparition récente, doit aussitôt amener à consulter son médecin homéopathe.

Orgelet

Voir « Œil ».

Ostéoporose

Voir « Ménopause ».

Otites

Les symptômes

Inflammations de l'oreille souvent dues à une infection, elles sont fréquemment traitées par les antibiotiques alors qu'on peut toujours essayer les remèdes homéopathiques en première intention.

Le premier conseil

Ne rien mettre dans l'oreille sans l'avis d'un médecin. L'instillation de gouttes peut être dangereuse en cas de perforation du tympan.

Les règles de posologie

- Prise au début : Aconit 7 CH, Ferrum phophoricum 7 CH, Belladona 7 CH, 1 granule de chaque 6 fois par jour.
- Après 24 à 48 heures d'évolution : arrêter Aconit 7 CH et ajouter Capsicum 7 CH et Arsenicum album 7 CH, 1 granule de chaque 6 fois par jour.

Les précautions à prendre

En cas de douleurs très violentes lors d'une otite suppurée, une paracentèse peut être nécessaire. Elle sera pratiquée par un spécialiste O.R.L. qui prescrira éventuellement des antibiotiques. Les otites récidivantes peuvent mettre en danger l'acuité de l'audition. Elles doivent être traitées par un médecin homéopathe à l'aide des remèdes de terrain.

Oxyurose

Fréquents chez les jeunes enfants, les petits vers appelés « oxyures » peuvent se voir à la marge de l'anus, le soir, au coucher.
Avant d'utiliser un vermifuge allopathique, essayer : Cina 5 CH et Teucrium marum 5 CH, 1 granule de chaque, matin et soir, 1 ou 2 mois.

P

Palpitations

Les symptômes

Sensations désagréables d'un trouble du rythme cardiaque, les palpitations sont le plus souvent d'origine nerveuse et répondent bien à l'homéopathie.

Le premier conseil

Ne pas s'affoler et prendre rendez-vous chez votre homéopathe qui jugera si vous devez consulter un cardiologue. Commencer dès que possible la prise des remèdes indiqués ci-dessous.

Les règles de posologie

Selon les circonstances, prendre 1 granule matin et soir pendant les périodes de palpitations et 1 granule tous les ¼ d'heure au moment des troubles :

- Suite de frayeur : Gelsemium 7 CH.
- Suite d'émotions : Ignatia 9 CH, Moschus 7 CH, Ambra grisea 7 CH.
- Suite d'abus de tabac et de café : Nux vomica 7 CH et Ignatia 9 CH.
- Pendant la digestion : Lycopodium 7 CH et Nux vomica 7 CH
- À la ménopause : Lachesis 9 CH.
- Avec anxiété et agitation : Aconit 9 CH.
- Douloureuses avec maux de tête : Spigelia 7 CH.

Les précautions à prendre

Faire un bilan cardiovasculaire son homéopathe le conseille. Dans tous les cas, essayer de diminuer les facteurs de stress dans sa vie.

Panaris

Voir « Abcès, boutons, furoncles ».
Infection du bout d'un doigt ou d'un orteil, proche de l'ongle, le panaris doit être traité comme un abcès. On peut cependant ajouter deux petits remèdes qui en raccourcissent l'évolution : Myristica 5 CH et Echinacea 5 CH, 1 granule de chaque 6 fois par jour.

Parasitoses

L'homéopathie n'a jamais été utilisée pour traiter de façon contrôlée les grandes maladies provoquées par des parasites comme le paludisme, la bilharziose ou l'amibiase et il est certain que nos remèdes ne peuvent pas agir en détruisant les parasites à l'instar des médicaments allopathiques. Cependant, des essais sont en cours pour essayer de protéger des groupes d'enfants en utilisant des isothérapiques et il est possible que l'homéopathie n'ait pas dit son dernier mot dans ce domaine.

Parotide

Voir « Oreillons ».

Paupières (inflammation, tumeur)

Voir « Œil ».

Peau, cheveux, ongles

Les symptômes

La peau et les phanères sont le siège d'une multitude de symptômes qui traduisent souvent un trouble plus profond qui ne peut être soigné que par voie générale. Les remèdes homéopathiques sont donc particulièrement indiqués.

Le premier conseil

Éviter les pommades surtout à base de dérivés de la cortisone, qui améliorent les symptômes mais ne guérissent pas la maladie.

Les règles de posologie

Callosités

Épaississements de la peau qui surviennent fréquemment aux lieux de frottement et notamment aux pieds. Antimonium crudum 7 CH et Lycopodium 9 CH, 1 granule de chaque, deux fois par jour pendant plusieurs semaines.

Chute des cheveux (alopécie)

La chute naturelle des cheveux est très difficile à enrayer car elle dépend, en partie, de facteurs génétiques et chacun connaît des familles de chauves. Cependant, un traitement de terrain prescrit par un médecin homéopathe permet souvent de ralentir la survenue de la calvitie.

Pour les pelades qui sont des chutes de cheveux brutales, en plaques, dues à des infections par des champignons, il faut toujours consulter. En attendant, prendre tous les 15 jours, en alternance, 10 granules de Psorinum 15 CH et 10 granules de Tricophyton rubrum 15 CH.

- Les grands remèdes de terrain : Graphites, Sepia, Thuya, Sulfur, Natrum muriaticum, Silicea.
- Les remèdes complémentaires : Thallium, Selenium, Zincum, Phosphoricum acidum, Plumbum.

Couperose

Congestion et dilatation des petits capillaires sanguins du visage, elle ne régresse pas sous traitement homéopathique mais on peut en arrêter l'évolution : Carbo animalis 5 CH, Sanguinaria 5 CH et Arnica 7 CH, 1 granule de chaque, matin et soir pendant plusieurs semaines.

Crevasses

Fissures de la peau qui apparaissent sur une engelure provoquée par un coup de froid ou sur une lésion d'eczéma : Agaricus muscarius 5 CH et Petroleum 7 CH, 1 granule matin et soir pendant 1 ou 2 mois. Si la crevasse saigne, ajouter Nitricum acidum 7 CH, même posologie.

Eczéma

Lésion de la peau caractérisée par l'apparition de vésicules sur une peau rouge, inflammatoire avec évolution vers l'apparition de croûtes qui s'éliminent progressivement, l'eczéma est très souvent une maladie chronique qui évolue par poussées et répond à un grand nombre de remèdes selon les cas.

Dans tous les cas, on peut prendre comme traitement général : Poumon-Histamine 9 CH, 10 granules par semaine, Histaminum 5 CH, 1 granule matin et soir. Microlev (levure de bière microdosée), 2 comprimés le soir et Oligoforme 8 (complément alimentaire) 1 comprimé le matin 20 jours par mois.

Ajouter, selon les circonstances, 1 granule matin et soir de :

- Eczéma sec : Arsenicum album 7 CH et Arsenicum iodatum 7 CH.
- Eczéma avec vésicules : Rhus toxicodendron 7 CH et Cantharis 7 CH
- Eczéma croûteux et suintant : Graphites 9 CH et Mezereum 7 CH.
- Eczéma avec fissures qui saignent : Nitricum acidum 7 CH et Petroleum 7 CH.
- Eczéma très corné et fissuré mais sans saignement : Lycopodium 9 CH et Antimonium crudum 7 CH.
- Eczéma aggravé par l'eau ou la chaleur, amélioré par le froid : Sulfur 9 CH.
- Eczéma aggravé au soleil et au bord de mer : Natrum muriaticum 9 CH.
- Eczéma aggravé l'hiver : Petroleum 7 CH.
- Eczéma après une vaccination : Thuya 15 CH et Mezereum 7 CH.

Attention : en cas de surinfection de l'eczéma, désinfecter à l'aide d'une solution de 15 gouttes de teinture-mère de Calendula dans ½ verre d'eau.

Lésions de la peau

Une éruption ou une lésion sur la peau est toujours un signal d'alarme qui doit faire rechercher d'autres troubles. Le recours au médecin homéopathe est donc indispensable. En attendant, prendre 1 granule matin et soir des remèdes suivants, selon les cas :

- Érythèmes ou plaques rouges : Apis mellifica 15 CH et Belladona 9 CH.
- Vésicule : Rhus toxicodendron 7 CH et Cantharis 7 CH.
- Lésions suintantes : Graphites 9 CH et Mezereum 7 CH.
- Lésions avec squames (petites lamelles de peau qui se détachent) : Arsenicum album 7 CH et Arsenicum iodatum 7 CH.
- Lésions fissurées : Nitricum acidum 7 CH et Petroleum 7 CH.

Ongles

L'aspect des ongles est souvent lié à celui des cheveux et des poils en général. Ces parties « mortes » de notre corps appelées « phanères » (elles ne comportent pas de cellules) sont en effet de fidèles témoins de notre santé générale. Les troubles de leur croissance ou de leur aspect n'échappent pas à l'observation des patients qui en font fréquemment la remarque à leur médecin homéopathe. Celui-ci utilisera ces signes pour déterminer les remèdes de terrain appropriés.

En automédication, il est souvent possible de commencer à améliorer la situation. Prendre 1 granule matin et soir des remèdes choisis selon l'état des ongles :

- Ongles épais, cassants, ne poussant pratiquement plus : Antimonium crudum 7 CH et Graphites 7 CH. Ajouter 10 granules de Psorinum 15 CH et Trycophiton rubrum 15 CH à prendre en alternance, une semaine l'une, une semaine l'autre. Le traitement local par un des nouveaux antifongiques capables de pénétrer profondément l'ongle pathologique (comme le Locéryl) est également très utile.
- Ongles mous et cassants striés verticalement : Thuya 15 CH.
- Ongles cassants avec taches blanches : Silicea 9 CH.

Psoriasis

Maladie chronique de la peau dont l'origine reste inconnue. Aucun traitement ne permet d'en obtenir la guérison définitive. Mais on peut observer des améliorations grâce aux remèdes de fond prescrits par un médecin homéopathe. Essayer l'association : Arsenicum album 7 CH, Arsenicum iodatum 7 CH, Sepia 7 CH, 1 granule de chaque matin et soir pendant 3 mois. Selon les symptômes ajouter :

- Si la peau est très épaisse : Graphites 9 CH. Aggravation l'hiver : Petroleum 7 CH.
- Localisation au cuir chevelu : Calcarea carbonica 15 CH.

Dans tous les cas, prendre la préparation alimentaire : Oligoforme 8, 1 comprimé chaque soir, 20 jours par mois.

Séborrhée

Augmentation de la sécrétion des glandes sébacées de la peau, la séborrhée s'observe surtout au visage et sur le cuir chevelu. Prendre, selon les circonstances, 1 granule matin et soir 15 jours par mois du remède choisi :

- Sécrétion grasse, abondante, avec de l'acné sur la face et tendance à l'eczéma au niveau des plis et au bord du cuir chevelu : Natrum muriaticum 15 CH.
- Sécrétion grasse avec sueurs du cuir chevelu et chute des cheveux : Selenium 9 CH.
- Sécrétion grasse, flatulence intestinale : Raphanus 7 CH.
- Sécrétion grasse chez une personne en excès pondéral et présentant des verrues : Thuya 15 CH.
- Sécrétion grasse chez une personne constipée : Bryonia 15 CH.

Urticaire

Éruption de plaques rouges qui démangent beaucoup, d'origine allergique le plus souvent, la crise d'urticaire peut être améliorée par l'homéopathie. Prendre : Histaminum 5 CH, Urtica urens 5 CH, Poumon-Histamine 9 CH, 1 granule de chaque tous les ¼ d'heure. Selon les circonstances ajouter :

- Urticaire provoqué par l'eau : Dulcamara 7 CH.
- Douleurs brûlantes améliorées par applications chaudes : Arsenicum album 7 CH.

Verrues

Petites tumeurs de la peau dues à un virus, les verrues sont contagieuses. En modifiant le terrain, l'homéopathie permet souvent de s'en débarrasser. Dans tous les cas prendre : Thuya 15 CH, 1 dose par semaine. Ajouter selon les circonstances, 1 granule matin et soir du remède choisi :

- Verrues cornées, dures et douloureuses quelle que soit la localisation : Antimonium crudum 7 CH.
- Verrues larges, lisses, souvent sur le dos de la main ou sur la figure : Dulcamara 7 CH.
- Verrues larges, plates, fissurées, saignant facilement, souvent sur le dos de la main, douloureuses : Nitricum acidum 7 CH.
- Verrues larges, crénelées et rattachées à la peau par un petit pied, saignant facilement, parfois au bord des ongles : Causticum 7 CH.
- Verrues des régions anales et génitales qui démangent et brûlent : Sabina 7 CH.

Application locale : mettre 1 goutte de Kerafilm (acide salicylique) sur la verrue, chaque jour, après avoir gratté la partie qui se détache.

Zona

Maladie virale caractérisée par une éruption de vésicules le long du trajet d'un nerf.

Dès les premiers symptômes, prendre le plus tôt possible : Staphylococcinum 15 CH, 10 granules, et 6 heures plus tard, Sulfur 9 CH, 10 granules. Puis, aussitôt après : Rhus toxicodendron 7 CH, Cantharis 7 CH, Arsenicum album 7 CH, 1 granule de chaque toutes les 2 heures à espacer selon l'amélioration.

Si les vésicules deviennent bleutées ou violacées ou si elles contiennent un liquide épais, jaunâtre, prendre de préférence : Mezereum 7 CH et Ranunculus bulbosus 7 CH, 1 granule de chaque toutes les 2 heures, à espacer selon l'amélioration.

Les douleurs qui surviennent plusieurs mois après que le zona soit guéri répondent bien aux remèdes homéopathiques : Hypericum 30 CH, Magnesia phosphorica 15 CH, Causticum 15 CH, 1 granule de chaque, matin et soir pendant des semaines. En cas d'insuccès, consulter son médecin homéopathe qui prescrira un traitement de terrain.

Les précautions à prendre

Éviter une trop forte exposition au soleil lorsqu'il existe une lésion de la peau.

Périphlébite

Voir « Varices ».

Perte de poids

L'homéopathie n'est pas la solution miracle pour perdre du poids. La plupart des préparations dites « homéopathiques » prescrites à cet effet contiennent des coupe-faim et des extraits thyroïdiens.
En revanche, votre médecin homéopathe est compétent pour vous aider à maigrir si vous présentez une surcharge pondérale. Il vous conseillera alors sur le plan psychologique et diététique, et vous prescrira vos remèdes de terrain. En aucun cas cette pratique ne rentre dans le cadre de l'automédication.

Pertes blanches

Voir « Leucorrhées ». dans « Organes génitaux féminins ».

Peurs

Voir « Trac, peurs et angoisses ».

Pharyngites

Voir « Rhino-pharyngites ».

Phlegmon

Inflammation d'origine infectieuse de certains tissus conjonctifs qui entourent les organes. Localisé à la gorge, il représente une urgence médicale qui ne peut pas être traitée en automédication.

Pied d'athlète

Voir « Mycose ».
Infection du pied due à un champignon.

Piqûres d'insectes

Voir « Traumatismes et brûlures ».

Pityriasis versicolor

Maladie de la peau due à un champignon. Prendre : Arsenicum album 5 CH, Arsenicum iodatum 5 CH et Sepia 7 CH, 1 granule de chaque matin et soir pendant 1 mois.

Pneumonie

Voir « Toux et bronchites ».
Atteinte infectieuse du tissu pulmonaire qui nécessite l'intervention d'un médecin.

Poussée dentaire chez le nourrisson

Voir « Dents ».

Prolapsus

Il s'agit de la chute ou de l'abaissement d'un organe du fait du relâchement des

tissus ou des ligaments qui le soutiennent. Cela se produit fréquemment pour l'utérus ou la vessie pour la femme.
Le plus souvent une intervention chirurgicale sera nécessaire pour remettre les choses en place et un bilan médical est donc nécessaire.
L'homéopathie peut toutefois intervenir pour renforcer les tissus de soutien. Prendre : Sepia 9 CH et Calcarea fluorica 9 CH, 1 granule de chaque 2 fois par jour pendant plusieurs mois.

Prostate (adénome)

Augmentation bénigne du volume de la prostate, l'adénome est gênant par les troubles urinaires qu'il engendre. L'homéopathie contribue à retarder l'échéance de l'opération. Prendre : Thuya 9 CH, 10 granules par semaine avec Sabal serrulata 5 CH et Conium maculatum 9 CH, 1 granule de chaque, matin et soir.

Prurit

Voir « Démangeaisons ».

Psoriasis

Voir « Peau, cheveux, ongles ».

Puberté et acné juvénile

Les symptômes

La puberté est une période normale de développement des organes génitaux et d'apparition des caractères sexuels secondaires (pilosité, barbe, sein, mue de la voix). Son âge de survenue varie selon les individus. L'acné accompagne souvent la puberté. Elle est due à l'infection secondaire des glandes sébacées de la peau (glandes qui sécrètent en permanence un sébum protecteur), suite à leur augmentation de volume sous l'action des produits hormonaux qui assurent la puberté. On observe alors la formation de petits kystes fermés ou ouverts à la peau. On parle alors de comédons (ou points noirs).

Le premier conseil

Chaque enfant fait sa puberté à son heure et il est recommandé de ne pas intervenir par des médicaments agressifs durant cette période.
Tous les traitements hormonaux qui pourraient perturber son bon déroulement sont donc déconseillés sauf indication particulière précise posée par un spécialiste compétent.

Les règles de posologie

Puberté

Les remèdes homéopathiques peuvent être utilisés pour donner un « coup de pouce » au processus naturel. Dans tous les cas donner : Pulsatilla 15 CH, 1 granule matin et soir, pendant 3 à 6 mois. Ajouter selon les circonstances :

- Adolescent craintif et intériorisé, souvent grand et longiligne : Natrum muriaticum 15 CH, 10 granules par semaine, 3 à 6 mois.
- Adolescent fatigué par des poussées de croissance rapides : Calcarea phosphorica 7 CH et Symphytum 9 CH, 1 granule matin et soir.
- Adolescent râleur, intelligent mais qui manque de confiance en lui : Lycopodium 15 CH, 10 granules par semaine, 3 à 6 mois.
- Adolescent instable, agité avec des tics : Agaricus 15 CH, 10 granules par semaine, 3 à 6 mois.

Acné

- Au début, au stade des petits points noirs sur une peau grasse, Selenium 7 CH, 1 granule 2 fois par jour.
- Par la suite, si le comédon s'indure, s'infecte (petit point blanc de pus) et devient douloureux, ajouter Eugenia jambosa 7 CH, 1 granule 2 fois par jour.
- Si les lésions sont brûlantes, piquantes et localisées surtout à la face, à la poitrine et aux épaules, ajouter Kalium bromatum 7 CH, 1 granule 2 fois par jour.
- Si les lésions sont également localisées dans les endroits où la peau est presque directement en contact avec l'os : régions du front, du conduit de l'oreille, du nez, du coccyx, prendre simultanément deux autres remèdes : Ledum palustre 7 CH et Calcarea picrata 7 CH.
- Pour les cicatrices de l'acné, deux remèdes : Antimonium tartaricum 9 CH, 1 granule 2 fois par jour, pour les cicatrices bien limitées, de petite taille, ayant l'aspect d'un cratère rouge violacé ; Graphites 15 CH, 1 granule 2 fois par jour, pour les cicatrices dites « chéloïdes » c'est-à-dire très boursouflées et disgracieuses.
- Dans tous les cas, pour la désinfection locale, utiliser Calendula, teinture-mère, 15 gouttes dans ¼ de verre d'eau.

Ce traitement sera potentialisé par les remèdes de terrain adaptés à chaque type humain.

Les précautions à prendre

Concernant l'acné, la lésion élémentaire (le comédon) peut se développer et se compliquer et la consultation de son médecin homéopathe s'impose alors. Parfois, le recours temporaire aux antibiotiques est justifié.

Q-R

Quincke (œdème de)

Réaction allergique déclenchée par une piqûre d'insecte au niveau du visage, dans la région du cou ou dans la bouche (on avale une guêpe en mangeant), c'est une urgence médicale parce qu'il peut, par l'intensité du gonflement provoqué, entraîner la mort par asphyxie. Il faut donc toujours appeler les services de réanimation. En attendant, donner : Apis mellifica 15 CH, 1 granule toutes les 10 minutes jusqu'à l'arrivée des secours.

Quinte de toux

Voir « Toux et bronchites » et « Coqueluche ».

Rachialgies (douleurs de la colonne vertébrale)

Voir « Arthrose ».

Raideur articulaire

Prendre dans tous les cas le complément alimentaire : Oligoforme 7, 1 comprimé par jour, 20 jours par mois, 6 à 8 mois par an. (Pour les localisations, voir « Arthrose »).

Raynaud (syndrome de)

Il s'agit d'un trouble de la circulation dans les petites artères des doigts. Sous l'action d'un spasme des vaisseaux, ceux-ci deviennent d'abord blancs et engourdis puis, par la suite, rouge violacé et très douloureux. L'apparition des troubles est favorisée par le froid et plus fréquent chez la femme.

Cette maladie dont on connaît mal les causes n'est pas facile à soigner. Un traitement de terrain s'impose. En attendant, prendre : Secale cornutum 9 CH, Tabacum 7 CH et Nux vomica 7 CH, 1 granule 3 fois par jour pendant des semaines.

Rectite

Inflammation du rectum, la rectite doit amener à consulter pour un diagnostic précis. En attendant prendre 1 granule matin et soir de : Capsicum annuum 7 CH et Mercurius solubilis 7 CH

Recto-colite hémorragique

Maladie grave, elle touche le côlon descendant et le rectum et se traduit par une envie d'aller à la selle plusieurs dizaines de fois par jour. Elle exige un bilan complet qui sera prescrit par un médecin homéopathe et une attention particulière portée au profil psychosomatique du patient. En attendant, prendre 1 granule par jour de chaque remède de l'association : Nitricum acidum 9 CH, Phosphorus 15 CH, Mercurius corrosivus 7 CH.

Refroidissement (coup de froid)

Dès les premières sensations de malaise après un coup de froid, prendre : 1 granule toutes les 2 heures de Aconit 9 CH, Ferrum phosphoricum 7 CH, Belladona 7 CH.

Régime

Voir aussi « Obésité ».

Les médecins homéopathes parlent beaucoup d'hygiène de vie notamment en matière alimentaire. Ils posent également de nombreuses questions sur les habitudes nutritionnelles non seulement pour des problèmes d'excès pondéral mais aussi comme aide au choix des remèdes de terrain. Il est donc très important d'apporter tous les renseignements concernant les réactions de désir ou d'intolérance vis-à-vis des différents aliments.

Régime crétois

Le régime « crétois » est celui pratiqué dans les pays du bassin méditerranéen. Pauvre en viandes rouges, il comporte peu de produits laitiers (surtout des fromages), pas de sucres « rapides » (sucre blanc, confitures, sodas, confiseries, gâteaux), beaucoup de légumes verts et de féculents, des céréales, du poisson et des fruits, de l'huile d'olive et un peu de vin. Ce régime permet d'observer un très faible taux de maladies cardiovasculaires dans les populations qui le pratiquent.

Règles (troubles des)

Les symptômes

Absence de règles ou douleurs variables rythmées par les règles, ces troubles qui reviennent avec une obsédante régularité peuvent être considérablement diminués par les remèdes homéopathiques.

Le premier conseil

Lorsque les douleurs apparaissent le soir ou le dimanche, en attendant de vous procurer les remèdes (*cf.* trousse indispensable), l'application d'une bouillotte d'eau chaude sur le ventre est souvent très apaisante.

Les règles de posologie

Dans tous les cas : Folliculinum 15 CH, 10 granules tous les 15 jours pendant plusieurs mois. Ajouter selon les circonstances 1 granule matin et soir de chacun des remèdes choisis.

Aménorrhée

Absence de règles ou règles très faibles, dont la première cause à évoquer chez une femme jeune est évidemment la grossesse. Une fois ce diagnostic éliminé, il faut consulter son médecin homéopathe. En attendant, selon les modalités :

- Suite au froid, à l'humidité ou à un bain froid : Dulcamara 7 CH, Antimonium crudum 7 CH.
- Chez une jeune femme timide avec troubles de la circulation veineuse :

Pulsatilla 9 CH.

- Suite à une grosse fatigue : Manganum 15 CH et Oligocean, 2 comprimés le matin, 1 mois par trimestre.
- Suite à une grosse frayeur : Gelsemium 5 CH et Arnica 9 CH.
- Après une colère explosive : Chamomilla 15 CH.

Troubles avant les règles

- Crampes violentes améliorées en chien de fusil : Magnesia phosphorica 7 CH.
- Céphalées et vertiges avant des règles irrégulières, abondantes, de sang noir : Cyclamen 7 CH.
- Nodules dans les seins : Phytolacca 7 CH.
- Tous les troubles soulagés par le début des règles : Lachesis mutus 9 CH.
- Gonflement douloureux des seins avant les règles et amélioré pendant les règles : Lac caninum 5 CH.

Troubles du premier jour des règles

Ces troubles, nets le premier jour, s'estompent dès que l'écoulement du sang devient normal.

- Crampes violentes améliorées en chien de fusil : Colocynthis 7 CH.
- Règles peu abondantes avec spasmes : Caulophyllum 5 CH.
- Crampes violentes améliorées très droite ou tendue en arrière : Dioscorea villosa 5 CH.

Douleur du dos et du bas-ventre

- Règles abondantes, très douloureuses, de sang rouge : Sabina 5 CH.
- Sang noirâtre : Secale cornutum 5 CH.
- Douleurs variables avec l'intensité de l'écoulement : Cimicifuga 9 CH.
- Fortes crampes avec sensation de froid glacé et sueurs froides : Veratrum album 9 CH.
- Crampes brusques pour des règles en retard et très courtes (quelques heures) : Viburnum opulus 5 CH.
- Règles abondantes, écoulement aggravé par le mouvement Trilium pendulum 5 CH.

Les précautions à prendre

Si les troubles durent après trois mois de traitement, il faut consulter son médecin homéopathe ou son gynécologue.

Rhino-pharyngites

Les symptômes

Inflammation du nez et de la gorge qui fait souvent suite à un banal rhume de cerveau.

Le premier conseil

Rester au chaud et n'utiliser comme traitement local, pour le nez, que du sérum physiologique.

Les règles de posologie

Au début

Dès les premiers symptômes prendre : Belladona 5 CH et Ferrum phosphoricum 5 CH, 1 granule toutes les heures avec Pyrogenium 9 CH, 1 granule 3 fois par jour. Espacer les prises dès l'amélioration

Par la suite

- Le nez laisse couler un liquide clair, les yeux pleurent, les éternuements sont fréquents. Ajouter : Allium cepa 5 CH.
- L'écoulement devient jaune, épais, non irritant. Conserver uniquement Pyrogenium et prendre Pulsatilla 5 CH et Sulfur iodatum 5 CH.
- La gorge devient très douloureuse en avalant, des points blancs apparaissent sur le fond rouge. La langue est chargée. Arrêter Ferrum phosphoricum, conserver Belladona et Pyrogenium, ajouter Mercurius solubilis 5 CH.
- Une douleur d'oreille apparaît. Continuer le traitement du début et ajouter : Capsicum 7 CH et Arsenicum album 7 CH.
- Chez un enfant qui présente une poussée dentaire : ajouter Chamomilla 15 CH.
- Une toux apparaît : voir la rubrique « Toux et bronchites ».
- Un saignement de nez apparaît : ajouter China 5 CH et Millefolium 5 CH.

Les précautions à prendre

Mêmes précautions que pour les rhumes.

Rhizarthrose

C'est l'arthrose de la racine du pouce. Voir « Arthrose ».

Rhumatisme articulaire aigu

Atteinte inflammatoire due à une infection bactérienne par le streptocoque, le rhumatisme articulaire aigu est devenu rare. Son traitement implique l'intervention obligatoire d'un médecin et, le plus souvent, l'utilisation d'un antibiotique (pénicilline) et d'anti-inflammatoires.

Rhumatismes

Voir « Arthrite » et « Arthrose ».

Rhume de cerveau

Les symptômes

C'est le rhume banal (ou coryza) avec écoulement par le nez et congestion de toute la face. Il est provoqué par une grande variété de virus appelés « rhinovirus ».

Le premier conseil

Rester au chaud et n'utiliser comme traitement local, pour le nez, que du sérum physiologique.

Les règles de posologie

Dès les premiers symptômes : 1 granule tous les ¼ d'heure, à espacer selon l'amélioration, de : Allium cepa 5 CH, Euphrasia 5 CH, Ferrum phosphoricum 7 CH. Selon les circonstances ajouter à la même posologie :

- Si la fièvre s'installe avec gorge rouge et sèche : Belladona 7 CH.
- Avec éternuements et sensation de froid intense : Camphora 5 CH.
- Sécrétions abondantes et douleurs à la racine du nez : Kalium iodatum 5 CH.
- Le nez coule le jour mais est bouché la nuit : Nux vomica 7 CH.
- Présence de croûtes jaune verdâtre qui bouchent le nez : Kalium bichromicum 7 CH.
- Nez totalement bouché avec sensations de pincement à la racine du nez : Sticta pulmonaria 5 CH.

Les précautions à prendre

Si les rhumes surviennent très fréquemment, penser à une cause allergique. En effet, en induisant une sécrétion permanente des muqueuses de la gorge, l'allergie favorise l'implantation des virus. Éviter d'utiliser les gouttes nasales vasoconstrictrices qui débouchent momentanément le nez et aggravent, par la suite, les symptômes.

Rhume des foins

Très fatigant par sa durée (2 à 3 mois) et sa répétitivité annuelle, il répond bien aux remèdes homéopathiques. Dès le début du mois de mars, commencer à prendre 1 granule matin et soir de chacun des remèdes suivants : Histaminum 7 CH, Poumon-Histamine 9 CH, Pollens 15 CH et 10 granules d'Acth 9 CH chaque semaine. Selon les symptômes, ajouter 1 granule plusieurs fois par jour du ou des remèdes choisis :

- Écoulement irritant par le nez et éternuements : Allium cepa 7 CH.
- Larmoiement très irritant, écoulement nasal non irritant : Euphrasia 7 CH.
- Écoulement très abondant, très irritant et très nombreux éternuements : Naphtalinum 7 CH.
- Très nombreux éternuements et démangeaisons du fond de la gorge : Sabadilla 7 CH.
- Éternuements déclenchés par les courants d'air : Nux vomica 9 CH.

Attention : les bons résultats de ce traitement seront encore potentialisés par la prescription, par votre homéopathe, de vos remèdes de terrain.

Rougeole

Voir « Maladies éruptives infantiles ».

Rubéole

Voir « Maladies éruptives infantiles ».

S

Saignement

Voir « Hémorragies et saignements ».

Saignement de nez (épistaxis)

Voir « Hémorragies et saignements ».

Salivation excessive

Voir « Bouche ».

Scarlatine

Voir « Maladies éruptives infantiles ».

Sciatique et lombosciatique

Voir « Douleurs périarticulaires ».

Séborrhée

Voir « Peau, cheveux, ongles ».

Sécheresse

La sécheresse de la peau et des muqueuses est un symptôme d'apparition fréquente qui témoigne le plus souvent d'une affection plus générale. En attendant de consulter votre médecin, prendre :

- Sécheresse de la peau : Alumina 7 CH, Arsenicum Album 7 CH et Petroleum 7 CH, 1 granule 3 fois par jour.
- Sécheresse des muqueuses sans soif : Alumina 7 CH, Nux moschata 7 CH, 1 granule 3 fois par jour.
- Sécheresse des muqueuses avec soif : Belladona 7 CH et Bryonia 7 CH, 1 granule 3 fois par jour.
- Sécheresse de la muqueuse vaginale : Alumina 7 CH, Belladona 7 CH, Natrum muriaticum 9 CH, 1 granule 3 fois par jour, et Folliculinum 15 CH, 10 granules par semaine.

Sein

Voir « Organes génitaux féminins ».

Sexualité (troubles de la)

Les symptômes

Baisse ou, à l'opposé, augmentation de l'activité sexuelle ne sont à prendre en considération que si le sujet se sent perturbé dans sa vie quotidienne. Dans tous les cas une place importante sera accordée à la psychothérapie.

Le premier conseil

Le repos et la diminution du stress ont toujours un effet bénéfique sur la sexualité.

Les règles de posologie

Chez l'homme

Baisse d'activité sexuelle et impuissance

Prendre 1 granule matin et soir, du ou des remèdes choisis :

- Érections difficiles : Conium 15 CH.
- Impuissance avec excitation sexuelle après excès antérieurs : Caladium 15 CH.
- Baisse de l'activité sexuelle sans désir : Graphites 9 CH.
- Érections lentes et faiblesse après les rapports : Selenium 9 CH.
- Faiblesse sexuelle due au trac : Gelsemium 9 CH et Argentum nitricum 9 CH.
- Faiblesse sexuelle par perte de confiance en soi : Lycopodium 15 CH.

Excitation sexuelle

- Érections violentes, prolongées et douloureuses : Picric acidum 9 CH et Cantharis 9 CH.
- Désirs très violents avec besoin de séduire : Phosphorus 15 CH.

Chez la femme

Excitation sexuelle

- Hypersensibilité des organes génitaux : Platina 15 CH.
- Très forte excitation sexuelle : Lilium tigrinum 9 CH et Murex 9 CH.
- Avec rêves érotiques : Origanum 9 CH.
- Après refoulement ou insatisfaction : Staphysagria 15 CH.

Frigidité

Dans tous les cas : Onosmodium 9 CH, Gelsemium 9 CH et Ignatia 15 CH, 1 granule de chaque matin et soir et avant les rapports. Ajouter 1 granule du remède choisi selon les circonstances :

- Douleurs au moment des rapports chez une femme déprimée : Sepia 15 CH.
- Absence totale de désir : Graphites 9 CH.

Sinusite

Les symptômes

Les sinus frontaux et maxillaires sont des cavités osseuses de la face, qui peuvent présenter une inflammation le plus souvent due à une infection. Les sinusites, qui deviennent vite chroniques, font fréquemment suite à une rhino-pharyngite qu'il faudra traiter.

Le premier conseil

Commencer très rapidement le traitement car la douleur peut être très vive suite à l'accumulation de sécrétions dans les sinus, sans possibilité d'élimination facile.

Les règles de posologie

Dès l'apparition des premières douleurs et d'un début d'écoulement, prendre 1 granule, 6 fois par jour, des remèdes choisis selon les circonstances :

- Pus jaune verdâtre, adhérent, visqueux, difficile à expulser avec obstruction du nez et éternuements au grand air : Kalium bichromicum 7 CH.

- Pus jaune, épais, visqueux avec obstruction du nez à la chaleur et écoulement important dans l'arrière-gorge : Hydrastis 7 CH.
- Pus jaune verdâtre, strié de sang avec écoulements plus importants la nuit : Mercurius solubilis 7 CH.
- Écoulement aqueux, abondant et irritant : Kalium iodatum 7 CH.
- Pus jaunâtre avec douleurs brûlantes au niveau des sinus : Mezereum 7 CH.

Dans tous les cas, prendre en même temps 10 granules d'Hepar sulfur 15 CH, 2 fois par semaine.

Les précautions à prendre

Si les poussées de sinusites se répètent, consulter son médecin homéopathe pour faire une évaluation radiologique de la situation et commencer un traitement de terrain.

Soif

Le comportement de chaque personne concernant la sensation de soif permet d'orienter le choix d'un remède.

- Sensation permanente de soif avec bouche sèche : Natrum muriaticum.
- Absence de soif malgré la présence de la fièvre : Gelsemium.
- Absence de soif malgré la sécheresse de la bouche : Alumina.
- Soif violente de grandes quantités d'eau avec grande sensation de sécheresse dans les affections aiguës : Bryonia.
- Soif de petites quantités d'eau froide, vomies par la suite : Phosphorus, Arsenicum album.

Soleil (coup de)

Voir « Chaleur ».

Sommeil et vigilance

Les symptômes

Troubles de la vigilance et troubles du sommeil sont des perturbations du système nerveux central.

Le premier conseil

Une bonne hygiène alimentaire, un bon niveau d'activité physique (la marche) et une réduction de la charge professionnelle sont souvent nécessaires pour retrouver une vigilance et un sommeil normaux.

Les règles de posologie

Somnolence

Les somnolences après les repas sont fréquentes après la quarantaine. Prendre 1 granule avant chaque repas, du ou des remèdes choisis :

- Somnolence après un repas, améliorée par un petit somme chez une personne très active et irritable : Nux vomica 7 CH.

- Somnolence après un repas, aggravée par un petit somme : Lycopodium 5 CH.
- Somnolence très fréquente dans la journée : Opium 9 CH.
- Somnolence avec ballonnements après le repas chez une personne déprimée : Nux moschata 7 CH.

Insomnie

Insomnie récente

Il ne s'agit que d'un symptôme souvent lié au surmenage, à la fatigue, aux soucis personnels ou professionnels. Il faut donc revoir l'hygiène de vie et consulter pour un traitement de terrain. Prendre : dans tous les cas 10 à 30 gouttes dans un peu d'eau du mélange à parts égales de : Chamomilla T.M. (teinture-mère) + Escholtzia T.M. + Passiflora T.M. + Tilia 1D (1re décimale), et 2 comprimés d'Oligoforme Nuit, avant le repas du soir. Ajouter selon les modalités 1 granule matin et soir du ou des remèdes choisis :

- Suite à une émotion ou une contrariété : Gelsemium 7 CH et Ignatia 9 CH.
- Suite à une activité professionnelle intense : Nux vomica 7 CH.
- Suite à surmenage intellectuel : Kalium phosphoricum 9 CH.
- Suite à surmenage physique : Arnica 9 CH et Rhus toxicodendron 7 CH.
- Suite à des soucis intériorisés : Staphysagria 15 CH et Ambra grisea 7 CH.
- Suite à des veilles prolongées (pour garder un malade ou préparer un examen) : Cocculus indicus 7 CH.
- Suite à une frayeur : Aconit 15 CH.
- Suite à des excès alimentaires et/ou d'alcools : Nux vomica 7 CH.
- Suite à des excès de café : Coffea 7 CH.
- Chez l'enfant agité : Chamomilla 15 CH.
- À cause de cauchemars en début de nuit : Belladona 5 CH et Hyoscyamus 9 CH.
- À cause de crampes : Cuprum 5 CH.
- Assailli par une foule de pensées et d'idées : Coffea 15 CH.
- Pendant les règles : Actea racemosa 7 CH.

Insomnie chronique

Les personnes qui souffrent d'insomnie chronique prennent généralement des somnifères. Il faut donc les sevrer progressivement en remplaçant ces médicaments par des remèdes homéopathiques de fond (choisis par le médecin) et l'oligothérapie. Pour celle-ci utiliser : Oligoforme Nuit, 2 comprimés le soir avant le repas pendant le temps du sevrage et Oligoforme 6, 1 comprimé le matin, 20 jours par mois.

Les précautions à prendre

Il faut absolument éviter de prendre des médicaments hypnotiques (somnifères) qui entraînent rapidement une accoutumance et induisent des troubles de la mémoire et de l'acuité intellectuelle.

Somnambulisme

Il s'agit d'un état d'automatisme ambulatoire qui se produit pendant le sommeil. Le sujet se lève, marche, déambule, accomplit parfois des prouesses au mépris du vertige et se recouche. Au réveil, il ne garde aucun souvenir de l'aventure nocturne.
On observe ce genre de comportement sur des sujets de type : Kalium bromatum, Stramonium.

Somnolence

Voir « Sommeil et vigilance ».

Spasme du sanglot

Blocage respiratoire avec perte de conscience transitoire chez un jeune enfant, suite à un accès violent de colère ou à des pleurs spasmodiques. Donner 1 granule matin et soir du remède choisi :

- Enfant très capricieux et coléreux : Chamomilla 15 CH.
- Enfant très émotif : Ignatia 9 CH.
- Enfant très agressif, aggravé par le bruit et amélioré par le calme, l'obscurité et la musique douce : Tarentula 15 CH.

Spasmophilie

État d'hyperexcitabilité nerveuse et musculaire caractérisé par une grande diversité de malaises (spasmes, lipothymie, contractions, palpitations, engourdissement musculaire, etc.), survenant par crises qui altèrent la qualité de la vie sans la mettre en danger. Parfois des crises de tétanie (contractures spectaculaires des mains et des membres) inquiètent le patient.
Lorsque ces crises sont fréquentes, il est souhaitable de consulter son médecin homéopathe qui prescrira les remèdes de fond les plus adaptés. En attendant, prendre ensemble les médicaments suivants : Gelsemium 15 CH, 10 granules par semaine un matin à jeun, Gelsemium 7 CH, 1 granule matin et soir avant les repas, Ignatia 9 CH, 1 granule le matin à jeun et Calcarea phosphorica 9 CH, 1 granule le soir avant le repas.

Stomatite

Voir « Aphtes ». dans « Bouche ».

Stress

Voir « Trac, peurs et angoisses ».

Sueurs

Voir « Transpiration ».

Surmenage

Voir « Fatigue ».

Syncope

Voir « Lipothymie ».

Syndrome prémenstruel

Ensemble de troubles qui précèdent fréquemment les règles. Seul un médecin est compétent pour traiter ce syndrome qui répond très bien aux remèdes homéopathiques.

En attendant de consulter, pour commencer la régulation hormonale nécessaire, prendre : Folliculinum 15 CH, 10 granules tous les 15 jours en commençant à la fin des règles.

Synovie

La synovie est le liquide contenu dans la synoviale, sorte de sac interposé entre les pièces osseuses, à l'intérieur d'une articulation. Lors de traumatismes articulaire ou d'inflammation, la quantité de synovie peut augmenter considérablement, entraînant un gonflement douloureux. On parle d'« épanchement de synovie » car c'est la synoviale irritée qui sécrète la synovie. Dans tous les cas, il faut consulter pour établir un bilan médical et radiologique.

En attendant, il faut prendre : Apis mellifica 15 CH et Bryonia 9 CH, 1 granule de chaque toutes les 30 minutes. Espacer les prises avec l'amélioration.

T

Tabac

Le tabac est une drogue responsable de nombreuses maladies qui surviennent plus ou moins rapidement après les premières cigarettes de l'adolescence. Le cancer du poumon, la bronchite chronique, les rhino-pharyngites chroniques, certaines allergies, certains asthmes, le cancer de la vessie, l'hypertension artérielle, l'artérite des membres inférieurs, les troubles cardiovasculaires en général, le diabète, sont autant de maladies liées au tabac.

Arrêter de fumer semble donc être un acte de bon sens d'autant plus que l'intoxication imposée au non-fumeur par les fumeurs ajoute encore au côté négatif de cette mauvaise habitude.

Cependant, le sevrage tabagique n'est pas facile pour la bonne raison que toute drogue crée une accoutumance dont la violence est proportionnelle à la durée de la prise. Le tabac n'échappe pas à cette règle. De plus, l'arrêt de consommation du tabac entraîne une augmentation de l'appétit (sans doute compensatoire) et une amélioration de l'assimilation des nutriments. Il en résulte presque toujours une prise de poids qui conduit à la reprise du tabagisme.

Il est donc nécessaire de se faire aider par un médecin qui vous donnera les remèdes de terrain correspondant à votre personnalité.

En attendant cette consultation, dès le début du sevrage, prendre : Nux vomica 7 CH, Argentum nitricum 7 CH, 1 granule matin et soir et au moment des fortes envies de tabac (jusqu'à 10 ou 15 fois dans la journée).

Noter que l'acupuncture est un bon adjuvant au traitement homéopathique ainsi que la nutrithérapie sous la forme de 1 comprimé par jour, 20 jours par mois d'Oligoforme 6.

Tachycardie

Voir « Palpitations ».

Talon (douleurs du)

Voir « Arthrose ».

Tendinites

Voir « Douleurs périarticulaires ».

Terreurs nocturnes (de l'enfant)

Voir « Comportement (troubles du) ».

Tétanie

Voir « Spasmophilie ».

Tête (mal de)

Voir « Maux de tête et migraines ».

Thermalisme

Les cures thermales existent depuis plus de deux mille ans puisque les Romains en avaient découvert les vertus et s'y soignaient déjà. Peu à peu, les progrès des sciences ont permis de mettre en évidence, dans les eaux proposées, de nombreux minéraux et oligo-éléments qui sont les principes actifs de ce traitement original qui rééquilibre le terrain.

Selon leur composition, elles seront indiquées pour les affections rhinopharyngées, les problèmes digestifs et intestinaux, les maladies de la peau ou les rhumatismes. Dans tous les cas, les cures thermales sont parfaitement complémentaires des traitements homéopathiques mais elles doivent être prescrites par votre médecin car elles provoquent parfois de fortes réactions des organismes.

Tiques

La morsure de tique n'est pas rare lorsqu'on se promène en forêt. Elle n'est pas dangereuse en elle-même mais il est de plus en plus fréquent que la tique véhicule des bactéries qu'elle transmet à l'homme, notamment l'agent de la maladie de Lyme.

- Après avoir retiré la tique avec une pince, désinfecter à l'aide d'un mélange à parts égales de T.M. de Phytolacca et de Calendula.
- Prendre ensuite Ledum palustre 7 CH et Tarentula cubensis 7 CH, 1 granule

de chaque pendant plusieurs semaines et consulter son médecin au moindre symptôme (fièvre, fatigue, aréole autour du point de morsure).

Torticolis

Voir « Douleurs périarticulaires ».

Toux et bronchites

Les symptômes

La toux est un acte réflexe de rejet de l'air contenu dans les poumons (par expiration forcée) suite à une irritation de la muqueuse respiratoire. La bronchite est une inflammation souvent infectieuse des bronches. Elle est toujours accompagnée de toux et fréquemment de fièvre.

Le premier conseil

Pour choisir le bon remède, il importe de bien repérer la nature de la toux et son origine. C'est très facile avec un minimum d'attention.

Les règles de posologie

La toux n'est qu'un symptôme qui doit obligatoirement amener à consulter son médecin homéopathe lorsqu'il persiste. Cependant, l'homéopathie est particulièrement efficace pour calmer une toux et parfois faire avorter la maladie sous-jacente.

Toux sèche (pas d'expectoration)

- Affections du nez, du pharynx, des sinus. Prendre 1 granule 6 fois par jour de l'association : Belladona 5 CH, Nux vomica 7 CH, Sanguinaria 7 CH.
- Laryngites. Prendre 1 granule 6 fois par jour de l'association : Aconit 7 CH, Spongia tosta 5 CH, Sambucus nigra 5 CH.
- Trachéites. Prendre 1 granule 6 fois par jour de l'association : Rumex crispus 5 CH, Sticta pulmonaria 5 CH.
- Trachéo-bronchites. Prendre Bryonia alba 7 CH, 1 granule 6 fois par jour et Hepar sulfur 15 CH, 10 granules tous les 3 jours.

Toux spasmodiques, quinteuses

Prendre 1 granule 6 fois par jour et au moment des quintes du ou des remèdes choisis :

- Avant l'apparition de l'expectoration : Drosera 9 CH.
- Avec expectoration abondante, visqueuse et claire : Coccus cacti 9 CH.
- Avec nausées et vomissements qui ne soulagent pas : Ipeca 9 CH.
- Quintes incessantes avec contractures, spasmes du larynx et bleuissement de la face : Cuprum 7 CH.

Toux grasses

Prendre dans tous les cas 1 granule 6 fois par jour de : Ferrum phosphoricum

7 CH et Hepar sulfur 15 CH. Ajouter selon les circonstances :

- Toux pénibles avec expectoration jaunâtre, visqueuse : Kalium bichromicum 7 CH.
- Toux avec expectoration verdâtre, mucopurulente : Mercurius solubilis 7 CH.
- Toux grasse le jour et sèche la nuit, avec expectoration jaune, épaisse : Pulsatilla 7 CH.
- Expectoration provoquée ou aggravée par le temps humide : Dulcamara 7 CH.
- Expectoration purulente chronique : Silicea 15 CH.
- Avec nausées et vomissements qui ne soulagent pas le malade : Ipeca 9 CH.
- Expectoration difficile à éliminer : Antimonium tartaricum 5 CH.

Bronchites

Elles imposent la prudence et le recours au médecin homéopathe si le traitement institué ne donne pas de résultats en 24 à 48 heures.

- Dans tous les cas, associer : Hepar sulfur 15 CH, 1 granule matin et soir et Antimonium tartaricum 5 CH, Ipeca 9 CH, Bryonia 7 CH, 1 granule de chaque, toutes les deux heures pendant plusieurs jours.
- Selon les circonstances, ajouter 1 granule matin et soir de : Mercurius solubilis 7 CH, s'il y a de gros crachats jaunes, et Kalium bichromicum 7 CH, s'il y a des crachats verdâtres et filants.

Les précautions à prendre

Il faut toujours faire le diagnostic d'une toux qui dure. Des examens complémentaires radiologiques et biologiques sont alors parfois nécessaires.

Trac, peurs et angoisses

Les symptômes

Trac, peurs et angoisses sont des manifestations d'inadaptation vis-à-vis de l'inconnu et de l'avenir. Il s'agit de symptômes psychiques qui retentissent toujours sur notre corps.

Le premier conseil

Dans toutes les situations qui déclenchent trac, peurs ou angoisse, il faut tenter de contrôler sa respiration, condition nécessaire pour garder son calme.

Les règles de posologie

Trac

- Le trac d'anticipation rend le sujet fébrile et le pousse à finir avant d'avoir commencé. Le remède en est Argentum nitricum 7 CH, 1 granule matin et soir et tous les ¼ d'heure au moment des poussées de trac.

- Le trac instantané inhibe et ralentit le fonctionnement psychique. Le remède en est Gelsemium 7 CH, 1 granule matin et soir et tous les ¼ d'heure au moment des poussées de trac.

Cas particulier des examens

Un mois avant la période des examens, prendre en début de chaque semaine : le lundi matin, 10 granules de Silicea 9 CH, le mardi matin, 10 granules de Silicea 12 CH, le mercredi matin, 10 granules de Silicea 15 CH ; chaque jour prendre 1 granule matin et soir d'Ignatia 9 CH, Gelsemium 7 CH et Kalium phosphoricum 7 CH. Avant et pendant les épreuves, si besoin, prendre : 1 granule de Gelsemium 7 CH et Argentum nitricum 7 CH, autant de fois que nécessaire pour apaiser le trac. Ajouter chaque jour des oligo-éléments : Oligoforme 6, 1 comprimé par jour, 20 jours par mois.

Peurs

Les peurs sont des réactions psychiques difficiles à contrôler. Selon les circonstances prendre 1 granule par jour (ou plusieurs fois avant l'événement) du ou des remèdes choisis :

- De la foule : Argentum nitricum 15 CH et Aconit 9 CH.
- Des maladies : Luesinum 15 CH et Phosphorus 15 CH.
- De la mort : Aconit 9 CH et Arsenicum album 15 CH.
- De l'orage : Phosphorus 15 CH et Rhododendron 9 CH.
- De l'obscurité : Stramonium 15 CH et Phosphorus 15 CH.
- Des animaux : Hyoscyamus 15 CH et Stramonium 15 CH.
- Des voleurs : Natrum muriaticum 15 CH et Arsenicum album 15 CH.
- D'être enfermé : Argentum nitricum 15 CH.

Angoisse

Il s'agit d'une inquiétude, d'une peur avec manifestations physiques (oppression, spasmes divers, palpitations, sensation de boule dans la gorge, etc.) parfois intolérables. Les circonstances de survenue et les modalités de l'angoisse sont multiples. Elles nécessitent le plus souvent un traitement de terrain. Les remèdes proposés ci-dessous sont les plus utiles pour les situations aiguës les plus fréquentes.

- Angoisse de ce qui va arriver avec tendance à la précipitation : Argentum nitricum 7 CH, 1 granule tous les ¼ d'heure dans les deux heures qui précèdent.
- Angoisse pendant une fièvre avec peur de mourir, au cours de palpitations ou après une grande frayeur : Aconit 9 CH, 1 granule toutes les heures, à espacer en fonction de l'amélioration.
- Angoisse due à la solitude, avec agitation alternant avec abattement, aggra-

vée la nuit : Arsenicum Album 15 CH, 1 granule toutes les heures, à espacer en fonction de l'amélioration.
- Angoisse suite à une contrariété, un chagrin, une blessure intériorisée avec sensation de poids sur la poitrine : associer Ignatia 9 CH et Staphysagria 15 CH, 1 granule de chaque toutes les heures, à espacer en fonction de l'amélioration.

Les précautions à prendre

Certains cas d'angoisse ou de peurs incontrôlables peuvent nécessiter une psychothérapie.

Transpiration

Les symptômes

La transpiration est une fonction naturelle et très utile de certaines glandes de la peau. Seuls son excès (ou son absence) et son odeur peuvent être gênants. Elle est l'expression de l'état de santé général de la personne. Son traitement est donc du ressort du médecin homéopathe qui prescrira les remèdes de terrain. Cependant on peut souvent améliorer les choses par l'automédication.

Le premier conseil

Il ne faut pas supprimer la transpiration mais la réguler. Les remèdes homéopathiques présentent l'avantage d'intervenir en profondeur sur les causes et donc de ramener la transpiration dans ses limites physiologiques.

Les règles de posologie

Prendre 1 granule matin et soir des remèdes choisis :

- Sueurs généralisées ou localisées chez un sujet actif et jovial : Sulfur 15 CH.
- Sueurs de la tête, d'odeurs acides, surtout la nuit, en particulier chez le nourrisson : Calcarea carbonica 9 CH.
- Sueurs du nourrisson pendant la tétée : Calcarea carbonica 9 CH.
- Sueurs généralisées chez le sujet obèse : Calcarea carbonica 9 CH.
- Sueurs généralisées de mauvaise odeur : Thuya 9 CH.
- Sueurs de la tête et des pieds (mauvaise odeur) : Silicea 9 CH.
- Sueurs généralisées ou localisées chez une personne émotive, sujette au trac : Gelsemium 9 CH.
- Sueurs au réveil : Sambucus nigra 9 CH.
- Sueurs après une maladie grave, pendant la convalescence : China 9 CH.
- Sueurs pendant les règles : Veratrum album 9 CH.

Les précautions à prendre

La plupart des produits d'utilisation locale sont déconseillés car ils perturbent le fonctionnement des glandes de la peau.

Transport

Voir « Mal des transports ».

Traumatismes et brûlures

Les symptômes

Tous les traumatismes se caractérisent par un délabrement d'une partie du corps. La peau, les muscles, les os et les articulations sont les plus directement exposés avec des pertes de substances, des saignements, des fractures, des hématomes et, pour finir, des cicatrices.

Le premier conseil

Il faut toujours faire immédiatement le bilan d'un traumatisme et avoir recours au médecin et au chirurgien dans les cas sérieux.

Les règles de posologie

Brûlures

- Premier degré, la peau est rosée, pique et brûle : Apis mellifica 7 CH, 1 granule tous les ¼ d'heure. Associer Arnica 9 CH, en cas d'aspect violacé avec sensation de meurtrissures, ou Belladona 5 CH, si la peau est très rouge et le sujet agité. Même posologie.
- Deuxième degré léger, une petite cloque apparaît : Rhus toxicodendron 7 CH, 1 granule tous les ¼ d'heure.
- Deuxième degré grave, une grosse cloque étendue apparaît : Cantharis 9 CH, 1 granule tous les ¼ d'heure.

Dès que les brûlures sont un peu étendues sur le corps, consulter son médecin homéopathe.

Cicatrices

Pour atténuer les cicatrices disgracieuses, épaisses, formant un bourrelet : Graphites 15 CH, 1 granule matin et soir pendant 6 mois. Si elles sont rouges et violacées, ajouter Lachesis 9 CH et Sulfuricum acidum 9 CH, à la même posologie. S'il s'agit de cicatrices de brûlures, ajouter Causticum 9 CH.

Les précautions à prendre

Penser toujours à bien nettoyer une plaie pour ne pas y laisser de corps étrangers. Ne pas hésiter à demander une radiographie pour ne pas ignorer une fracture.

Coupures

Désinfection avec une solution de 15 gouttes de teinture-mère de Calendula dans ½ verre d'eau et prise de Staphysagria 5 CH et Hypericum 15 CH, 1 granule matin et soir pendant 15 jours.

Morsures

Toute morsure doit être nettoyée d'abord à grande eau et au savon de Marseille, puis à l'aide d'une compresse imprégnée de teinture-mère de Calendula. L'animal mordeur, le plus souvent un chien, doit être surveillé pendant 6 semaines dans l'attente de l'apparition d'une éventuelle rage. En effet cette maladie, toujours mortelle une fois déclarée, est encore bien présente en Europe mais peut bénéficier d'une vaccination préventive pendant la phase d'incubation.

Pour la cicatrisation de la plaie, prendre 1 granule de chaque remède de l'association : Arnica 9 CH, Lachesis 7 CH, Ledum palustre 7 CH, pendant 15 jours.

Piqûres d'insectes

Toutes les piqûres d'insectes (abeilles, guêpes, moustiques, taons, etc.) sont améliorées par les remèdes homéopathiques : Apis mellifica 15 CH, Ledum palustre 7 CH, 1 granule de chaque tous les ¼ d'heure, à espacer en fonction de l'amélioration.

À titre préventif contre les piqûres de moustiques, prendre Ledum palustre 7 CH, 1 granule matin et soir pendant la période d'exposition.

Traumatismes en général

Le traitement homéopathique des traumatismes est le plus bel exemple pour convaincre de l'efficacité de nos remèdes. L'un d'entre eux sort du lot dans tous les cas : Arnica 9 CH.

Après un traumatisme, prendre 1 granule chaque heure d'Arnica 9 CH associé aux remèdes choisis pour leur spécificité et espacer en fonction de l'amélioration.

- Ecchymoses : Hamamelis 5 CH.
- Claquage musculaire : China 5 CH.
- Entorses : Ruta 7 CH et Rhus toxicodendron 7 CH.
- Fractures : Symphytum 9 CH et Calcarea phosphorica 5 CH.
- De l'œil : Hamamelis 5 CH et Ledum palustre 7 CH.
- Des nerfs : Hypericum 15 CH.
- Des seins : Bellis perrenis 5 CH.
- Crâniens : Natrum sulfuricum 15 CH.

Tremblements

Le diagnostic d'un tremblement permanent exige de consulter un médecin homéopathe et parfois un neurologue.

- Pour les tremblements émotionnels prendre : Gelsemium 7 CH, Argentum nitricum 7 CH et Ignatia 9 CH, 1 granule matin et soir de chaque remède et également au moment des fortes émotions.

U-V-Z

Ulcère variqueux

La constitution d'une plaie cutanée en regard d'un trajet veineux variqueux constitue un ulcère variqueux. Il s'agit d'une affection invalidante qui nécessite beaucoup de soins et d'attention. Le recours aux prescriptions d'un médecin homéopathe est nécessaire. Les soins locaux seront assurés à l'aide d'un demi-verre d'eau bouillie additionnée de 20 gouttes d'un mélange à parts égales de T.M. de Phytolacca et de Calendula. En attendant le traitement de terrain, prendre :

- Si l'ulcère est indolore ou peu douloureux : Aesculus 7 CH, Fluoricum acidum 7 CH, Kalium bichromicum 7 CH, 1 granule de chaque, 3 fois par jour pendant plusieurs semaines.
- Si l'ulcère est très douloureux : Hepar sulfur 15 CH, Lachesis 9 CH, Arsenicum album 7 CH, 1 granule de chaque, 3 fois par jour pendant plusieurs semaines.

Vaccin (prévention des effets secondaires)

Les vaccins perturbent l'équilibre du corps. Pour lutter contre ces effets secondaires, prendre : Thuya 15 CH, 10 granules la veille et le lendemain de la vaccination, 10 granules par semaine pendant le mois suivant, et Oligoforme 6, 1 comprimé par jour, 20 jours par mois pendant les 2 mois qui suivent la vaccination.

Vaginisme

Spasme douloureux de la vulve qui empêche les rapports sexuels, le vaginisme a, le plus souvent, des causes psychologiques et, de ce fait, répond bien à une psychothérapie. Les remèdes homéopathiques sont alors d'excellents adjuvants. Prendre 3 granules matin et soir du remède choisi selon les circonstances :

- Femme hypersensible et émotive : Ignatia 15 CH.
- Vaginisme apparu suite au premier rapport sexuel : Staphysagria 15 CH.
- Hypersensibilité vaginale : Berberis 15 CH.

Voir « Maladies éruptives infantiles ».

Varices

Les symptômes

Les varices sont des dilatations permanentes des veines ou des capillaires. Elles sont internes ou externes et contribuent à donner une sensation de « jambes lourdes ».

Le premier conseil

L'exercice physique et notamment la marche est un excellent moyen de lutter contre l'apparition des varices.

Les règles de posologie

Lorsqu'elles sont constituées, seule l'intervention chirurgicale peut faire disparaître les varices. Les remèdes homéopathiques peuvent contribuer à ralentir leur évolution et à diminuer les risques de complications comme les phlébites ou les ulcères variqueux.

Dans tous les cas prendre : Aesculus 5 CH, Arnica 5 CH, Hamamelis 5 CH, 1 granule de chaque remède matin et soir avant les repas et Fluoricum acidum 9 CH, 1 granule par jour, le tout deux mois sur trois.

- En cas de menace de phlébite, prendre : Lachesis 7 CH et Vipera 7 CH, 1 granule tous les ¼ d'heure à espacer en fonction de l'amélioration.

Les précautions à prendre

Il faut éviter tous chocs ou traumatismes sur une varice au risque de voir se constituer un ulcère variqueux.

Varicosités

Petits capillaires sanguins dilatés qui se voient surtout sur le membre inférieur ou au niveau du visage. Il faut leur appliquer le même traitement que celui des varices (voir ce mot).

Veine

Les veines sont les vaisseaux qui assurent le retour du sang vers le cœur. Contrairement aux artères qui possèdent un système musculaire, les veines sont des « tuyaux » élastiques qui se distendent en cas de surcharge. Lorsque la distension devient irréversible, des varices se constituent. Il est donc recommandé de les aider dès qu'un trouble du fonctionnement se fait sentir.

- Lourdeur et douleur le long de trajets veineux : Æsculus 5 CH, Arnica 5 CH, Hamamelis 5 CH, 1 granule de chaque matin et soir, pendant 15 jours.

Verrues

Voir « Peau, cheveux, ongles ».

Vertiges

Le diagnostic de la cause d'un vertige est du ressort du médecin homéopathe. En attendant, prendre 3 granules matin et soir de Conium 15 CH et Phosphorus 15 CH.

Vomissements

Voir « Digestifs (troubles) ».

Zona

Voir « Peau, cheveux, ongles ».

3

Les remèdes

A

Abies nigra

Origine du remède

La résine d'Abies nigra, le sapin noir.

Actions dominantes et utilisation

Spasmes de l'œsophage, du cardia et de l'estomac. Sensation de masse, de nœud, de compression au niveau de l'estomac. Aggravation par le café et le thé.

Domaine d'action

Appareil digestif.

Synergie possible

Ignatia, Thuya, Nux vomica.

Abrotanum

Origine du remède

Artemisia abrotanum ou aurone mâle dont on utilise les parties aériennes fleuries.

Actions dominantes

Dénutrition, maigreur, diarrhées avec perte importante de liquide.

Signes secondaires

Rhumatismes suite à une diarrhée. Alternance diarrhée-rhumatisme. Aggravation par la suppression de la diarrhée, par le froid.

Modalités d'utilisation

1. Les dénutritions avec émaciation.
2. La goutte et les rhumatismes.
3. Les engelures et la maladie de Raynaud.

Domaine d'action

Métabolisme général, articulation et petits vaisseaux.

Synergie possible

Natrum muriaticum, Veratrum album, China, Arsenicum album, Secale cornutum.

Aconitum napellus

En bref

- Remède d'urgence.
- Début de toutes les affections inflammatoires fébriles (rhume, angine, laryngite, bronchite, pleurésie).
- Système cardiovasculaire.
- Irritation du système nerveux.

Origine du remède

La plante entière, Aconitum napellus.

Actions dominantes

Excitation, angoisse, peur de la mort, névralgies. Accélération des battements de cœur, pouls rapide et dur, congestion, hypertension, hémorragies.

Signes secondaires

Aggravation la nuit (avant minuit), par un coup de froid brutal et couché sur le côté douloureux. Amélioration après transpiration.

Modalités d'utilisation

1. Tous les états fébriles aigus, à leur début, quelle que soit la cause : coryza, angine, laryngite, bronchite, pleurésie, pneumonie, rhumatisme (surtout suite à un coup de froid intense). L'indication d'Aconitum cesse dès que le malade transpire.
2. La crise d'hypertension aiguë des anxieux.
3. Les névralgies très aiguës.

4. Les états agités anxieux très aigus.
5. L'arrêt des règles après un coup de froid.

Domaine d'action

- Défenses immunitaires.
- Système nerveux central.
- Système cardiovasculaire.

Synergie possible

Belladona, Ferrum phosphoricum.

Type sensible

Le remède donne de meilleurs résultats chez les sujets jeunes et dynamiques.

Actaea racemosa

Voir Cimicifuga, autre nom du remède.

Actaea spicata

Origine du remède

Les racines de la plante.

Actions dominantes et utilisation

Rhumatismes avec déformation, nodosités et douleurs des doigts, des mains, des poignets. Aggravation par le mouvement, l'humidité froide, le toucher. Œdème des extrémités avec douleurs.

Domaine d'action

Le système articulaire (petites articulations).

Synergie possible

Ruta, Natrum carbonicum, Sepia, Sulfur iodatum, Caulophyllum, Lycopodium.

Acth

Origine du remède

Adénocorticotrophine, hormone hypophysaire d'origine animale.

Modalités d'utilisation

Utilisée en moyenne et haute dilution dans le traitement de fond du terrain allergique et notamment de la rhinite allergique saisonnière.

Domaine d'action

Le système immunitaire.

Synergie possible

Histaminum, Pollens, Poumon-Histamine.

Aesculus hippocastanum

En bref

Grand remède des congestions veineuses notamment hémorroïdaires.

Origine du remède

Le marronnier d'Inde dont on utilise la graine.

Actions dominantes

Encombrement veineux général centré sur le foie et la veine porte avec hémorroïdes et congestion de tous les organes du petit bassin. Douleurs lombaires et surtout sacro-illiaques.

Signes secondaires

Sensations de pesanteur, de plénitude dans le petit bassin. Sensations d'aiguilles dans le rectum. Aggravation par le sommeil, par la chaleur, au réveil. Amélioration par le froid ou par l'exercice modéré.

Modalités d'utilisation

1. Hémorroïdes qui saignent peu chez une personne congestive veineuse.
2. Congestion prostatique.
3. Varices et ulcères variqueux.
4. Céphalées congestives.
5. Congestion conjonctivale.

Domaine d'action
Système veineux.

Synergie possible
Arnica, Hamamelis, Sepia.

Type sensible
Sujet lent et passif.

Aethusa cynapium

Origine du remède
La petite ciguë dont on utilise la plante entière fleurie.

Actions dominantes
Gastro-entérite et convulsions. Intolérance au lait. Déshydratation. Prostration. Aggravation par le lait, par temps chaud, pendant la dentition.

Modalités d'utilisation
1. Gastro-entérite aiguë du nourrisson avec vomissements précoces, refus de boire, prostration.
2. Choléra de l'adulte.
3. Diminution de l'attention scolaire des enfants.

Domaine d'action
Appareil digestif et système nerveux central.

Synergie possible
Chamomilla, Ipeca, Veratrum album, Abrotanum.

Agaricus muscarius

En bref
- Spasmes musculaires, tics et tremblements.
- Engelures.
- Intoxication alcoolique.

Origine du remède
L'amanite muscarine.

Actions dominantes
Diarrhées intenses. Excitation cérébrale proche de l'ivresse alcoolique, délire, hallucinations, spasmes, tremblements, convulsions et contractions musculaires involontaires. Apparition d'éruptions rouges sur la peau avec démangeaisons, sensations de gelures et de piqûres.

Signes secondaires
Aggravation par le coït, par le surmenage intellectuel et par le froid. Amélioration par le sommeil, par le mouvement lent.

Modalités d'utilisation
1. Les tics et spasmes musculaires de l'enfant, surtout lorsqu'il est fatigué.
2. Les tremblements et notamment les tremblements séniles.
3. Les engelures pruriantes et brûlantes.
4. L'intoxication alcoolique.
5. Les troubles oculaires spasmodiques.
6. La faiblesse intellectuelle.

Domaine d'action
- Système musculaire.
- Système nerveux central.

Agnus castus

En bref
Action sur la libido

Origine du remède
Le fruit d'un petit arbre, le gatillier commun.

Actions dominantes
Dépression des fonctions sexuelles avec perte du désir. Forte dépression psychique avec perte importante du tonus.

Signes secondaires

Action sur la lactation.

Modalités d'utilisation

1. Impuissance et frigidité sans désirs sexuels.
2. Absence de montée de lait chez une accouchée récente.

Domaine d'action

Le système sexuel.

Synergie possible

Selenium.

Agraphis nutans

Origine du remède

La jacinthe des bois (plante entière).

Actions dominantes et utilisation

Amygdalites. Inflammation des végétations. Rhino-pharyngites avec amygdalite. Aggravation par le froid.

Domaine d'action

Le système immunitaire.

Synergie possible

Baryta carbonica et Calcarea carbonica.

Ailanthus glandulosa

Origine du remède

L'ailante dont on utilise les feuilles et les jeunes rameaux fleuris.

Actions dominantes et utilisation

Angines et infections graves. Pharyngites et amygdalites ulcéreuses. Infections malignes. Scarlatine maligne. Remède utilisé en collaboration avec l'antibiothérapie.

Domaine d'action

Le système immunitaire.

Synergie possible

Lachesis, Mercurius cyanatus, Pyrogenium.

Aletris farinosa

Origine du remède

L'aletris dont on utilise le rhizome desséché.

Actions dominantes et utilisation

Grande fatigue après les règles, pertes blanches, saignements en dehors des règles. Constipation sans envie avec grands efforts d'expulsion. Aggravation après les règles.

Domaine d'action

La sphère gynécologique et les intestins.

Synergie possible

Alumina, Lycopodium, Silicea.

Alfalfa

Origine du remède

La luzerne (plante entière fleurie).

Actions dominantes et utilisation

Asthénie physique et psychique avec tristesse et nervosité. Insomnie suite à fatigue cérébrale.

Domaine d'action

Le métabolisme général.

Synergie possible

Avena sativa.

Allium cepa

En bref

Affections aiguës nez-gorge-oreilles.

Origine du remède

L'oignon, plante potagère bien connue.

Actions dominantes

Irritation de tout l'appareil respiratoire. Coliques intestinales avec gaz. Inflammation douloureuse des nerfs sensitifs. Irritation de la conjonctive.

Signes secondaires

Écoulement nasal très liquide, comme de l'eau, brûlant, irritant la lèvre supérieure et les narines. Écoulement des yeux non irritant. Nombreux éternuements. Toux rauque, spasmodique avec douleur déchirante dans le larynx.

Modalités d'utilisation

1. Rhumes et grippes.
2. Manifestations aiguës des rhumes des foins.

Domaine d'action

Appareil respiratoire supérieur.

Synergie possible

Euphrasia.

Allium sativum

Origine du remède

L'ail dont on utilise le bulbe.

Actions dominantes et utilisation

Pesanteur gastrique, distension abdominale douloureuse, gaz fétides et coliques chez les gros mangeurs, notamment les mangeurs de viande. Hypertension artérielle des sujets pléthoriques.

Domaine d'action

L'appareil digestif et le système cardiovasculaire.

Synergie possible

Sulfur, Nux vomica et Antimonium crudum.

Aloe

Origine du remède

L'aloès du Cap dont on utilise le suc épaissi des feuilles, employé sec.

Actions dominantes et utilisation

Irritation des muqueuses intestinales avec diarrhées brûlantes et hémorroïdes chez un gros mangeur. Incontinence des selles. Maux de tête. Paresse intellectuelle. Aggravation au réveil et après les repas, également par la chaleur ou par la bière. Amélioration par les bains froids pour les hémorroïdes.

Domaine d'action

L'appareil digestif.

Synergie possible

Sulfur, Nux vomica, Podophyllum, Aesculus.

Alumina

En bref

Remède des sujets vieillis prématurément avec déshydratation et ralentissement des métabolismes et du transit.

Origine du remède

L'alumine ou oxyde d'aluminium.

Actions dominantes

Fatigue psychique avec dépression. Sécheresse des muqueuses digestives et transit ralenti. Déshydratation générale avec flétrissure de la peau et vieillissement prématuré. Épuisement.

Signes secondaires
Paralysies, notamment des yeux, vertiges. Impulsions suicidaires. Aggravation par le temps froid et sec, le matin. Amélioration au grand air, par l'eau fraîche.

Modalités d'utilisation
1. Constipation avec transit très ralenti.
2. Sécheresse de la bouche et des muqueuses avec absence de soif. Déshydratation.

Domaine d'action
L'appareil intestinal et le système nerveux.

Synergie possible
Lycopodium, Silicea et Bryonia.

Ambra grisea

En bref
- Hypersensibilité.
- Trac et spasmes.
- Dépression.

Origine du remède
L'ambre gris, calculs biliaires et pancréatiques rejetés par le cachalot.

Actions dominantes
Hypersensibilité nerveuse, spasmodicité générale très marquée.

Signes secondaires
Insomnies, crampes musculaires, toux spasmodique, palpitations cardiaques, constipations et spasmes, prurit génital, écoulements de sang entre les règles. Aggravation par la musique, par la compagnie des autres. Amélioration par l'air froid et les boissons et aliments froids.

Modalités d'utilisation
1. Hypersensibilité nerveuse avec perte de connaissance.
2. Le trac.
3. Hémorragies entre les règles.
4. Spasmes de tous les organes.
5. Dépression, sénilité précoce.

Domaine d'action
Système nerveux central.

Synergie possible
Ignatia, Gelsemium, Pulsatilla.

Ammonium carbonicum

En bref
- Remède du nez bouché.
- Asthme avec crise au milieu de la nuit.

Origine du remède
Le carbonate d'ammonium.

Actions dominantes
Sécrétions épaisses et excoriantes des muqueuses respiratoires (expectoration difficile) et digestives. Hémorragies de sang noir par le nez, les intestins, l'utérus et évolution rénale vers l'urémie.

Signes secondaires
Rhume sec avec nez bouché et toux entre 2 et 3 h du matin. Gonflement des gencives. Aggravation vers 4 h du matin, après l'effort, dans une chambre chaude. Amélioration couché sur le ventre.

Modalités d'utilisation
1. Rhume, nez bouché et saignements de nez.
2. Asthme de 3 h du matin.
3. Emphysème et bronchites des gens âgés.

Domaine d'action
Muqueuses respiratoires : nez, bronches, alvéoles pulmonaires.

Synergie possible
Kalium carbonicum.

Ammonium muriaticum

En bref
- Remède contre les rhumes avec sécrétions abondantes et perte de l'odorat.
- Constipation.

Origine du remède
Le chlorure d'ammonium.

Actions dominantes
Le contraire d'Ammonium carbonicum : sécrétions augmentées mais claires et abondantes.

Signes secondaires
Rhume qui irrite les lèvres et éternuements. Perte de l'odorat, du goût. Impression de nez bouché. Constipation rebelle avec gaz. Selles dures, difficiles à émettre avec brûlures au niveau de l'anus et du rectum. Douleurs sciatiques. Aggravation par le froid et en position assise pour la sciatique. Amélioration en marchant et couché pour la sciatique.

Modalités d'utilisation
1. Le rhume avec sécrétions abondantes.
2. La constipation.
3. La sciatique et les rhumatismes.

Domaine d'action
- Muqueuses respiratoires : nez, gorge, bronches.
- Intestin.
- Système nerveux périphérique.

Synergie possible
Pulsatilla.

Amyl nitrosum

Amyl nitrosum en bref
Remède des troubles provoqués par la dilatation des vaisseaux sanguins.

Origine du remède
Le nitrite d'amyle.

Actions dominantes
Congestion cérébrale aiguë avec vasodilatation, sensations de rougeur et de chaleur intense au visage et sur tout le corps, et augmentation de la perception du bruit cardiaque sans augmentation du pouls.

Signes secondaires
Violents battements des artères carotides et du cœur. Maux de tête, tempes battantes.

Champ d'utilisation
Tous les troubles aigus par dilatation des vaisseaux sanguins : maux de tête, bouffées de chaleur, cœur tumultueux.

Anacardium orientale

En bref
- Fatigue intellectuelle.
- Maux de tête.

Origine du remède
Le fruit d'un arbre qui pousse en Inde.

Actions dominantes
Perte de la mémoire, dépression et dédoublement de la personnalité. Délire de persécution. Hallucinations surtout de l'odorat. Maux de tête. Douleurs de l'estomac et du duodénum améliorées en mangeant.

Signes secondaires

Colère, violence verbale. Impressions bizarres de pénétration du corps par des objets, de serrements. Aggravation par l'exercice physique et mental. Amélioration en mangeant et au repos.

Modalités d'utilisation

1. Fatigue intellectuelle chez un sujet au caractère difficile.
2. Maux de tête chez les étudiants.
3. Perte de la mémoire.
4. Boulimie de l'obèse.

Domaine d'action

Système nerveux central.

Synergie possible

Kalium phosphoricum.

Type sensible

Le type sensible est un intellectuel, étudiant ou adulte, fatigué sur le plan psychique avec impression étrange de dédoublement de personnalité.

Anagallis arvensis

Origine du remède

Le mouron rouge dont on utilise la plante entière.

Actions dominantes et utilisation

Apparition de vésicules en amas et qui démangent, surtout sur la paume des mains et la plante des pieds. C'est le tableau de la dishydrose palmo-plantaire.

Domaine d'action

- La peau.
- Le système immunitaire.

Angustura

Origine du remède

L'angusture dont on utilise l'écorce de tige sèche.

Actions dominantes et utilisation

Raideurs articulaires douloureuses et contractures surtout des genoux. Crampes. Tendinites.

Domaine d'action

Le système musculaire et articulaire.

Synergie possible

Rus toxicodendron, Ruta, Cimicifuga et Cuprum.

Antimonium crudum

En bref

- Les excès alimentaires chez les gloutons.
- Les éruptions de vésicules ou de pustules.
- Les verrues cornées.

Origine du remède

Le sulfure d'antimoine.

Actions dominantes

Irritation du tube digestif, surtout l'estomac. Éruptions et épaississement corné.

Signes secondaires

Désir de mets ou de boissons acides pourtant mal supportés. Aggravation par les bains froids, par la chaleur radiante. Amélioration par les bains chauds, le repos et le plein air.

Modalités d'utilisation

1. Excès alimentaire avec langue chargée d'un enduit blanchâtre et épais, renvois, nausées, vomissements qui ne soulagent pas, diar-

rhées.
2. Éruptions de vésicules ou de pustules avec tendance à l'impétigo.
3. Verrues cornées et dures.

Domaine d'action

- Système nerveux central (thermorégulation, centres de la faim).
- Appareil digestif.
- Peau.

Synergie possible

Nux vomica, Nitricum acidum (verrues).

Type sensible

Enfant ou adulte gras, glouton, sujet aux infections cutanées, irascible et grognon.

Antimonium tartaricum

En bref

- Affections broncho-pulmonaires avec sécrétions épaisses.
- Certaines acnés.

Origine du remède

L'antimoniotartrate acide de potassium.

Actions dominantes

Accumulation de sécrétions bronchiques abondantes et épaisses surtout au niveau de petites bronchioles. Abattement, pâleur, somnolence et faiblesse.

Signes secondaires

Désirs de mets acides (fruits) qui l'aggravent. Aversion pour le lait. Éruptions du type de la variole. Aggravation par le froid humide, la chaleur de la chambre et la position couchée. Amélioration par l'air frais, par l'expectoration et en position assise.

Modalités d'utilisation

1. Affections pulmonaires aiguës ou chroniques avec expectoration difficile et tendance à l'asphyxie ; bronchites, asthme, emphysème.
2. Acnés pustuleuses.
3. Nausées constantes avec anxiété importante.

Domaine d'action

- Appareil respiratoire.
- Système nerveux central.
- La peau.

Synergie possible

Ipeca.

Apis mellifica

En bref

- Remède d'urgence des œdèmes d'apparition brutale notamment après piqûre d'insectes.
- Remèdes des épanchements dans les séreuses (plèvre, péricarde, péritoine, synoviale, méninges).

Origine du remède

L'abeille entière.

Actions dominantes

Œdème d'apparition brutale avec douleurs à type de brûlures et de piqûres.

Signes secondaires

La peau est sèche ou transpire par moments ; possibilité d'épanchements de liquide dans un organe. Aggravation par la chaleur, le toucher, la pression. Amélioration par le froid, le grand air.

Modalités d'utilisation

1. Tout œdème d'apparition brutale quelle que soit sa localisation.
2. Les piqûres d'insectes.

3. Les coups de soleil.
4. L'urticaire.
5. Les épanchements dans la plèvre (pleurésie), le péricarde (péricardite), les méninges (méningites), une articulation (hydarthrose).
6. Furoncles et panaris au début.
7. Les néphrites.

Domaine d'action

- Les muqueuses et les séreuses.
- La peau.
- Les reins.

Synergie possible

Ledum palustre, Bryonia.

Aralia racemosa

En bref

Remède de la rhinite allergique non saisonnière et de l'asthme du début de la nuit.

Origine du remède

La racine de la plante nommée Aralia à grappes.

Actions dominantes

Rhinite avec écoulement aqueux et irritant, et éternuements.

Signes secondaires

Toux spasmodique. Aggravation du coucher jusqu'à 23 heures, par les courants d'air, par le froid.

Champ d'utilisation

1. La rhinite allergique, non saisonnière avec toux spasmodique survenant au coucher ou vers 23 heures.
2. L'asthme avec toux spasmodique.

Domaine d'action

Appareil respiratoire

Synergie possible

Lachesis, hyoscyamus.

Aranea diadema

Origine du remède

L'araignée diadème, utilisée entière vivante.

Actions dominantes et utilisation

Névralgies et douleurs osseuses qui surviennent à intervalles très réguliers. Névralgie faciale. Douleurs brachiales nocturnes. Troubles de la sensibilité. Aggravation par l'humidité.

Domaine d'action

Système nerveux central.

Synergie possible

Cedron, Arsenicum album et China.

Argentum metallicum

Origine du remède

L'argent métallique.

Actions dominantes et utilisation

Laryngite et pharyngite chronique douloureuses. Expectoration muqueuse grisâtre.

Domaine d'action

Le larynx.

Synergie possible

Argentum nitricum souvent utilisé à sa place.

Argentum nitricum

Argentum nitricum en bref

- Grand remède du trac.

- Laryngites très douloureuses.

Origine du remède
Le nitrate d'argent.

Actions dominantes
Précipitation, anxiété, trac par anticipation.

Signes secondaires
Fatigue par surmenage ; tremblements ; vertiges devant le vide. Inflammation des muqueuses digestives et des organes génitaux avec, parfois, ulcération et sensation d'écharde fichée dans cette muqueuse. Désir de sucreries. Nombreux renvois après les repas. Aggravation par la chaleur sous toutes ses formes, pendant les règles, par les sucreries. Amélioration par le temps frais ou froid, par la pression forte.

Modalités d'utilisation
1. Le trac par anticipation chez une personne agitée, anxieuse, surmenée.
2. Les maux de tête améliorés par la pression.
3. Conjonctivites, angines, laryngites, pharyngites avec impression d'écharde dans la gorge et raclement de gorge incessant.
4. Douleurs d'estomac avec aérophagie, ballonnements et renvois. Ulcères d'estomac.
5. Diarrhées émotionnelles.
6. Entérites, rectocolites.
7. Métrites (inflammation de la muqueuse de l'utérus).

Domaine d'action
- Système nerveux.
- Les muqueuses notamment digestives, respiratoires et génitales.

Synergie possible
Gelsemium.

Type sensible
Sujet maigre, abattu, vieilli avant l'âge, toujours agité, pressé, anxieux, sensible au trac. Il a peur du vide et tendance au vertige.

Aristolochia clematis

Origine du remède
L'aristoloche plante dont on utilise la partie aérienne fleurie.

Actions dominantes et utilisation
Règles de débit faible, retardées ou absentes. Nervosisme avant et après les règles. Extrémités froides. Mauvaise circulation veineuse. Veines distendues et varices. Aggravation avant et après les règles. Amélioration pendant les règles, par l'air frais et le mouvement.

Domaine d'action
Les sphères génitale et veineuse.

Synergie possible
Pulsatilla.

Arnica montana

Arnica en bref
- Remède d'urgence.
- Tous les traumatismes physiques.
- Le système cardiovasculaire.
- Les dépressions après choc psychologique.
- Les grandes fièvres graves avec agitation.

Origine du remède
La plante entière, fleurie, du même nom.

Actions dominantes
Endolorissement et courbatures des muscles. Altérations des vaisseaux capillaires avec ecchymoses. Tous les surmenages cardiovasculaires. État fébrile avec manque de dynamisme.

Signes secondaires

Chocs psychologiques, dépression, désespoir après une épreuve, un surmenage. Aggravation par le plus léger attouchement, par le mouvement, par le temps humide. Amélioration par le repos, couché tête basse.

Modalités d'utilisation

1. Tous les traumatismes généraux ou localisés : suites opératoires, suites de couches, pour la mère et pour l'enfant, petites hémorragies, tous les chocs, chutes et accidents, cœurs « forcés » des sportifs, enrouement des chanteurs ou des orateurs, suite de travaux pénibles, de longues marches.
2. Les fièvres d'un tableau infectieux grave quelle qu'en soit la cause. Le malade est agité, déteste être touché, a des frissons et une soif vive. Son faciès est rouge congestionné alors que le nez et le reste du corps sont froids. L'haleine est fétide. Des ecchymoses apparaissent.
3. Les dépressions anxieuses avec fatigue intense et peur de la mort.

Domaine d'action

- Le système cardiovasculaire.
- La sphère neuropsychique.

Type sensible

Le sujet Arnica est souvent un grand sportif, toujours un actif. Plutôt taciturne, il désire rester seul et n'aime pas le contact physique. Il est facilement irritable et triste. Il fait souvent des cauchemars.

Arsenicum album

En bref

- Remède majeur (polychreste).
- Atteinte des fonctions vitales.
- Infections aiguës.
- Caractère maniaque et obsessionnel.
- Allergies (asthme et eczéma).
- Maladies à retour périodique.

Origine du remède

L'anhydride arsénieux.

Actions dominantes

Ulcération et nécrose de toutes les muqueuses. Atteinte des tissus nobles : reins, foie, glandes surrénales. Système nerveux : paralysie, convulsions, coma.

Signes secondaires

Baisse progressive de toutes les fonctions vitales. Crampes et tremblements. Sécheresse de la peau, indurations, éruptions squameuses. Douleurs brûlantes améliorées par la chaleur. Sécrétions âcres, brûlantes, agressives, de mauvaise odeur. Soif fréquente de petite quantité d'eau froide. Association anxiété-agitation-faiblesse. Frilosité. Nausées à l'odeur ou à la vue des aliments. Aggravation entre 1 h et 3 h du matin, par le froid, par les boissons et aliments glacés, tête basse. Amélioration par la chaleur sous toutes ses formes (sauf les maux de tête), par les boissons et aliments chauds, par les changements de position.

Modalités d'utilisation

1. Indications aiguës : états infectieux graves septiques. Gastro-entérites aiguës, type choléra, intoxications alimentaires. Cystites aiguës. Métrites, vaginites. Douleurs névralgiques brûlantes aggravées par la chaleur. Asthme, coryzas aigus ou spasmodiques, alternant avec éruptions cutanées. Infections cutanées aiguës, brûlantes : furoncles, anthrax.
2. Indications chroniques : manifestations périodiques : Asthme, coryza spasmodique, maladies de la peau chroniques comme les eczémas

secs, états d'anxiété, d'asthénie, de dépression. Tendance particulière aux parasitoses. Longue convalescence après une maladie.

Domaine d'action

- Les défenses immunitaires.
- Tous les organes majeurs.
- La peau.
- Le psychisme.

Synergie possible

Psorinum, Tuberculinum K.

Type sensible

Sujet précis, économe, minutieux parfois jusqu'à la maniaquerie, il vit toute son existence sur le mode rituel et respecte des règles bien établies. Il est « tiré à quatre épingles » au moral comme au physique. Possédé par une anxiété permanente il manifeste fréquemment une peur irraisonnée de mourir. Souvent maigre et longiligne, son teint est pâle mais son regard perçant. Remarquable technicien ou gestionnaire avisé il est souvent l'un des piliers de son entreprise. C'est un allergique : l'asthme et l'eczéma lui sont familiers et la crise d'asthme est cause de bien des terreurs. Lorsqu'il tombe malade, un véritable état obsessionnel d'intolérance au désordre s'installe.

Arsenicum iodatum

Origine du remède

Le triodure d'arsenic.

Actions dominantes

Rhinites brûlantes avec tendance à devenir chroniques. Asthénie, agitation, amaigrissement. Insuffisance cardiaque avec troubles du rythme. Bronchite. Asthme.

Signes secondaires

Gonflement des ganglions avec hyperthyroïdie. Desquamation de la peau par larges plaques. Aggravation en mangeant. Amélioration par le froid et la chaleur.

Modalités d'utilisation

1. Rhinites allergiques chroniques.
2. Asthme.
3. Asthénie avec agitation et inquiétude.
4. Insuffisance cardiaque chez les gens âgés.
5. Certains eczémas.

Domaine d'action

- Le système immunitaire.
- L'appareil cardio-respiratoire.
- La peau.

Synergie possible

Kalium iodatum, Iodum, Natrum muriodatum, Tuberculimum.

Artemisia vulgaris

Origine du remède

L'Armoise dont on utilise la racine.

Actions dominantes et utilisation

Crise d'épilepsie notamment de la puberté. Cependant ce remède ne permet pas de remplacer les remèdes classiques allopathiques. Convulsions et tremblements chez les sujets jeunes.

Domaine d'action

Système nerveux central.

Arum triphyllum

Origine du remède

L'arum à trois feuilles dont on utilise le rhizome desséché.

Actions dominantes

Inflammation des muqueuses rhino-pharyngée et laryngée qui sont rouge vif. Irritation des narines et de la lèvre supérieure jusqu'aux saignements.

Modalités d'utilisation

1. Rhino-pharyngites aiguës avec saignements.
2. Laryngites avec aphonie très douloureuse notamment chez les chanteurs.
3. Laryngites allergiques saisonnières.

Domaine d'action

- Le rhinopharynx et le larynx.
- Les défenses immunitaires.

Synergie possible

Belladona.

Asa foetida

Origine du remède

L'asc fétide dont on utilise la résine obtenue par incision de la racine.

Actions dominantes et utilisation

Gaz dans l'estomac avec spasmes et convulsions. Spasmes de tous les organes. Hypersensibilité musculaire, réflexes augmentés, troubles de la sensibilité. Aggravation par le moindre toucher et la nuit. Amélioration au grand air et par le mouvement lent.

Spasmophilie. Aérophagie et spasme de l'œsophage qui empêche la déglutition.

Domaine d'action

Le système nerveux.

Synergie possible

Ignatia, Gelsemium, Argentum nitricum.

Asarum

Origine du remède

L'asaret dont on utilise les racines.

Actions dominantes et utilisation

Hypersensibilité auditive intolérable. Intolérance au bruit surtout chez un sujet alcoolique.

Domaine d'action

Système nerveux central.

Synergie possible

Lachesis, Aurum, Theridion.

Asclepias tuberosa

Origine du remède

L'asclépiade tubéreuse dont on utilise les racines.

Actions dominantes et utilisation

Douleurs intercostales gauches provoquées par une pleurite ou des problèmes vertébraux.

Domaine d'action

Le système nerveux périphérique.

Synergie possible

Natrum sulfuricum, Kalium carbonicum, Dulcamara.

Asterias rubens

Origine du remède

L'étoile de mer que l'on utilise en entier.

Actions dominantes et utilisation

Tumeurs bénignes douloureuses du sein surtout à gauche (mastose). Cancer du sein uniquement en complément d'un traitement classique.

Domaine d'action

- La glande mammaire.
- Les défenses immunitaires.

Synergie possible

Bryonia, Conium, Phytolacca et Thuya.

Aurum metallicum

Aurum metallicum en bref

- Remède majeur (polychreste).
- Hypertension.
- Dépression suicidaire.
- Rhumatismes et ostéites.

Origine du remède

L'or métallique.

Actions dominantes

Dépression, dégoût de la vie. Tendance à l'hypertension, à la congestion, à l'accélération du rythme cardiaque. Tendance à l'hypertrophie et à l'induration des tissus glandulaires et lymphatiques. Caries dentaires. Frilosité.

Signes secondaires

Tendance suicidaire. Induration testiculaire. Douleurs osseuses et ostéo-articulaires. Rhumatisme inflammatoire avec douleurs profondes, nocturnes, ressenties jusque dans les os.
Aggravation la nuit par le froid, par le bruit, par l'alcool, par le surmenage intellectuel. Amélioration l'été, par le chaud, par la musique.

Modalités d'utilisation

1. L'hypertension artérielle avec excès pondéral. L'angine de poitrine avec extrasystoles.
2. Les infections et suppurations nez-gorge-oreilles.
3. Les ostéites dentaires avec adénopathies.
4. Les rhumatismes inflammatoires.
5. Les dépressions des obèses hypertendus.

Domaine d'action

- Le système artériel.
- Le psychisme avec tendance dépressive.
- Le système ostéo-articulaire.

Synergie possible

Arsenicum album, Nux vomica.

Type sensible

Comme l'or qui lui sert de médicament de terrain, il est brillant, expansif, chaleureux, bourreau de travail, dominateur et parfois violent jusqu'à la tyrannie. C'est un hypersensible qui doute, sans cesse de lui-même et du sens de ses entreprises. Son grand pouvoir d'adaptation lui permet de s'intégrer facilement dans des situations nouvelles.
Meneur d'hommes, bâtisseur, avide de connaissances et d'action, ambitieux, il est ingénieur de réalisation de grands projets dans le bâtiment ou responsable de région, de villes ou de communes, en charge de vastes programmes de recherche.
Il s'agit le plus souvent d'un sujet musclé, pléthorique et sanguin. Vif, remuant, voire agité, il a besoin de se dépenser physiquement.

Aurum muriaticum natronatum/kalinatum

Origine des remèdes

Chlorure double d'or et de sodium et chlorure double d'or et de potassium.

Modalités d'utilisation

Action sur les fibromes utérins. Aurum muriaticum natronatum sera choisi si le fibrome n'a pas de tendance hémorragique alors qu'Aurum muriaticum kalinatum sera choisi si le fibrome a une tendance hémorragique.

Domaine d'action

L'utérus.

Synergie possible

Thuya, Conium, Lapis albus.

Aviaire

En bref

Remède des infections chroniques.

Origine du remède

Biothérapique fabriqué à partir de la tuberculine.

Action dominante

Proche de Tuberculinum K mais avec une action plus douce.

Modalités d'utilisation

1. Les otites aiguës.
2. Les bronchites récidivantes avec toux incessante.
3. Les crises d'asthme après maladies infectieuse (rougeole, grippe...).

Domaine d'action

Système immunitaire.

Synergie possible

Hepar sulfur et Silicea.

Avena sativa

En bref

Remède fortifiant

Origine du remède

La partie aérienne fleurie de l'avoine fourragère.

Modalités d'utilisation

Très bon petit remède, tonifiant et fortifiant, à utiliser en 3 D ou 4 D dans toutes les fatigues avec perte de l'appétit, dans les suites de maladies infectieuses et dans les difficultés scolaires avec baisse de l'attention.

Domaine d'action

- Métabolisme général.
- Défenses immunitaires.

Synergie possible

Silicea, Kalium carbonicum.

B

Badiaga

Origine du remède

L'éponge que l'on utilise desséchée.

Actions dominantes et utilisation

Grossissement des ganglions lymphatiques (adénopathies) qui deviennent inflammatoires et douloureux. Goitre exophtalmique (saillie des yeux hors des orbites). Laryngites allergiques avec toux quinteuse. Coqueluche. Aggravation par le froid et le temps orageux.

Domaine d'action

- Le système immunitaire.
- La glande thyroïde.

Synergie possible

Iodum, Sambucus.

Baptisia tinctoria

Origine du remède

L'indigo sauvage dont on utilise les racines.

Actions dominantes et utilisation

Pharyngite, diarrhées et fièvre avec délire. Infections graves en appoint avec un traitement classique, notamment antibiotique.

Domaine d'action

Le système immunitaire.

Synergie possible

Arsenicum album, Arnica et Lachesis.

Baryta carbonica

Baryta carbonica en bref

Remède du retard intellectuel et de la sclérose glandulaire.

Origine du remède

Le carbonate de baryum.

Actions dominantes

Retards physique et psychique. Lenteur intellectuelle. Sclérose artérielle et hypertension. Hypertrophie des amygdales et sclérose prostatique. Grande frilosité.

Signes secondaires

Aggravation par le moindre froid.

Modalités d'utilisation

1. Les retards scolaires.
2. Les retards de développement physique et surtout intellectuel.
3. L'hypertrophie des amygdales.
4. L'hypertension artérielle par artériosclérose.
5. Les adénomes prostatiques.

Domaine d'action

- Système nerveux central.
- Système lymphatique.
- Glandes endocrines.

Type sensible

Enfant en retard pour tout, facilement effrayé par les étrangers.

Belladona

En bref

- Remède d'urgence.
- Congestion.
- Inflammation.
- Hypersensibilité.
- Agitation.

Origine du remède

La plante entière fleurie, Atropa belladona.

Actions dominantes

Fièvre élevée avec chute du pouls. Sécheresse des muqueuses. Abattement. Délire violent. Paralysie. Coma et mort.

Signes secondaires

Violence et brutalité d'apparition des symptômes. Congestion vasculaire intense et hypersensibilité locales et générales : rougeur, chaleur, douleur. Battements artériels. Spasmes. Aggravation par le moindre agent extérieur : bruit, lumière vive, froid, courant d'air, toucher, ébranlement. Amélioration par le repos et la chaleur.

Modalités d'utilisation

1. Toutes les affections à début brutal et violent.
2. Toutes les congestions intenses générales ou locales.
3. Toutes les maladies infectieuses de l'adulte ou de l'enfant avec : visage rouge congestionné, température à 39°/40°C en clochers, sueurs chaudes, maux de tête battants, parfois abattement et délire.
4. Toutes maladies locales avec : rougeur brillante, tumeur d'apparition brutale, douleur pulsatile, chaleur rayonnante comme un abcès au début.
5. Angines. Toux sèches.

Domaine d'action

- Défenses immunitaires au cours de maladies infectieuses.
- Toutes les inflammations.

Synergie possible

Aconit, Apis mellifica, Ferrum phosphoricum, Gelsemium, Stramonium.

Type sensible

Proche de celui de Sulfur : sujet charmant et très convivial quand il est en bonne santé, il devient irritable et agressif quand il est malade. Le remède développe également bien ses effet sur les sujets Calcarea carbonica.

Bellis perennis

En bref

Remède de tous les traumatismes.

Origine du remède

La plante entière fleurie nommée pâquerette.

Action dominante

Proche de celle d'Arnica.

Modalités d'utilisation

En association avec Arnica, dans les cas de traumatismes du sein et du petit bassin.

Domaine d'action

- Système vasculaire.
- Le sein.

Synergie possible

Arnica.

Benzoïcum acidum

En bref
Remède de la goutte et des calculs rénaux.

Origine du remède
L'acide benzoïque.

Actions dominantes
Irritation de la vessie. Douleurs articulaires qui se déplacent. Palpitations par période.

Signes secondaires
Urines foncées, peu abondantes, à odeur forte. Calculs de l'arbre urinaire. Aggravation vers 2 heures du matin. Amélioration par l'augmentation de l'émission urinaire.

Champ d'utilisation
1. Crises de goutte.
2. Calculs rénaux.
3. Inflammations de la prostate.
4. Palpitations la nuit.

Domaine d'action
- L'arbre urinaire.
- Les articulations.

Synergie possible
Berberis.

Type sensible
Sujet rhumatisant avec tendance aux crises de goutte et aux calculs. Les manifestations articulaires sont plus fortes lorsque l'émission d'urine est plus faible.

Berberis vulgaris

En bref
- Remède d'urgence et de terrain.
- Draineur du rein et du foie.
- Lithiase avec colique hépatique et néphrétique.
- Goutte et rhumatismes.

Origine du remède
L'épine vinette, arbrisseau dont on utilise l'écorce de racine sèche.

Action dominante
Diminution de l'élimination urinaire, engorgement, sable rouge dans les urines. Douleurs de la région lombaire irradiant en descendant, surtout à gauche. Lithiase urinaire. Colique hépatique. Crise de goutte.

Signes secondaires
Irritations rouges et démangeaisons sur la peau. Douleurs piquantes, brûlantes, changeant constamment de place et irradiant à distance. Sensation de « bouillonnement ». Aggravation au mouvement et aux secousses. Amélioration au repos et après une élimination urinaire importante.

Modalités d'utilisation
1. Engorgement du rein et du foie chez les gros mangeurs, avec colique hépatique, douleur de la région de la vésicule, constipation ou diarrhées, hémorroïdes, fissures anales.
2. Lithiase de l'uretère avec colique néphrétique surtout gauche et variabilité des urines.
3. Crises de goutte ou de rhumatismes.
4. Éruptions brûlantes qui démangent à la face dorsale des mains et à l'anus.

Domaine d'action
- Les organes de l'élimination : rein et foie.
- Les articulations.
- La peau.

Synergie possible

BenzoIcum acidum.

Type sensible

Individu bien en chair, de bonne santé apparente, mais souffrant de façon périodique d'états rhumatismaux ou goutteux avec troubles de l'élimination hépatique et rénale.

Blatta orientalis

En bref

Remède de l'asthme grave et des allergies.

Origine du remède

La blatte entière, insecte à la vie nocturne.

Modalités d'utilisation

L'asthme avec hypersécrétion, accumulation de mucosités et expectoration très difficile. Bronchites chroniques asthmatiformes. L'allergie.

Domaine d'action

- L'arbre respiratoire.
- Le système immunitaire

Synergie possible

Ipeca.

Borax

En bref

Remède des aphtes et des éruptions cutanées.

Origine du remède

Le borate de sodium.

Actions dominantes

Irritation des muqueuses avec tendance à provoquer des ulcérations à type d'aphtes très douloureuses au contact, sur la langue, la face interne des joues. Éruptions cutanées : vésicules qui suppurent facilement. Hypersensibilité et irritabilité. Crainte de tout mouvement d'inclinaison en avant ou de descente (escalier, ascenseur).

Modalités d'utilisation

1. Aphtose buccale, notamment chez le nourrisson.
2. Herpès génital.

Domaine d'action

La peau et les muqueuses.

Synergie possible

Mercurius corrosivus.

Bothrops

Origine du remède

Le venin du serpent du même nom.

Action dominante

Hypercoagulabilité du sang avec apparition de thromboses (obstruction).

Champ d'utilisation

Tous les risques de thromboses des vaisseaux : phlébites, coronarites, infarctus.

Domaine d'action

- Le sang.
- Le système vasculaire.

Synergie possible

Vipera, Lachesis, Naja.

Bovista

Origine du remède

Le champignon appelé « vesse-de-loup géante » que l'on utilise en entier, à l'état frais.

Actions dominantes

Sensations de gonflement avec œdèmes de la tête, des membres, surtout au réveil. Règles hémorragiques.

Signes secondaires

Œdèmes avec eczéma et urticaire. Aggravation tôt le matin et durant la nuit.

Modalités d'utilisation

1. Règles très abondantes à prédominance nocturne.
2. Syndrome prémenstruel (œdème et prise de poids dans la semaine qui précède les règles
3. Maux de tête avec sensation d'augmentation de volume du crâne.
4. Bégaiement des enfants.

Domaine d'action

- La sphère gynécologique.
- Le système nerveux central.

Synergie possible

Thuya, Apis melifica, Ammonium carbonicum.

Bromum

Origine du remède

Le brome.

Actions dominantes et utilisation

Troubles respiratoires violents de type allergique avec laryngite. Laryngites infectieuses. Induration et hypertrophie des ganglions. Asthme. Acné. Aggravation par temps chaud et nuits fraîches. Amélioration en mer et au bord de la mer.

Domaine d'action

- Appareil respiratoire.
- Système lymphatique et immunitaire.

Synergie possible

Kalium bromatum, Corralium rubrum, Badiaga, Spongia, Hepar sulfur, Medorrhinum.

Bryonia alba

En bref

- Remède majeur (polychreste).
- Sécheresse des muqueuses.
- Exsudation dans les séreuses.
- Infections des séreuses.
- Grippe.
- Constipation.

Origine du remède

La racine de la bryone blanche.

Actions dominantes

Sécheresse des muqueuses surtout respiratoires et digestives. Tarissement des sécrétions à ce niveau, qui rend compte de la grande soif. Exsudation (apparition de liquide) dans les séreuses (tissu recouvrant les organes) : plèvre, péricarde, péritoine, synoviales, avec éventuellement atteinte des organes correspondants.

Signes secondaires

Douleurs aiguës, piquantes, déchirantes avec hypersensibilité au toucher. Aggravation par le moindre mouvement, par la chaleur sous toutes ses formes, par le toucher, après les repas, au réveil, vers 21 h, par la colère. Amélioration par le repos, l'immobilité, les boissons froides, couché sur le côté douloureux.

Modalités d'utilisation

1. Inflammations aiguës ou chroniques, fébriles ou non, survenant sur froid humide et tou-

chant surtout les séreuses : pleurésies, pleuro-pneumonies, arthrites aiguës, trachéites et bronchites avec toux sèche, mastites aiguës.
2. Fièvre à début progressif chez un malade abattu, immobile, avec soif intense, transpiration aigre qui soulage, maux de tête aggravés par le mouvement.
3. Embarras gastriques, cholécystites aiguës, constipation chronique.

Domaine d'action

- État général au cours d'infections (grippe).
- Les séreuses (plèvre, synoviale, péritoine, péricarde).
- Les articulations.
- Le transit intestinal.

Synergie possible

Rhus toxicodendron, Apis.

Type sensible

Il s'agit souvent d'un sujet brun, robuste, musclé, gros mangeur, craignant la chaleur et facilement colérique.

C

Cactus grandiflorus

En bref

Remède des artères coronaires.

Origine du remède

Les jeunes tiges d'un petit arbre du Mexique.

Action dominante

Sensation de serrement, d'étau autour du cœur.

Domaine d'utilisation

1. Les douleurs d'angine de poitrine.
2. Les sportifs surentraînés au cœur fatigué.
3. Les fumeurs.

Domaine d'action

Système cardiovasculaire.

Synergie possible

Cuprum.

Cadmium sulfuricum

Origine du remède

Le sulfate de cadmium.

Actions dominantes

Ulcères et cancers de l'estomac avec baisse de l'état général. Dégradation de l'état général avec baisse de la résistance à la fatigue et épuisement.

Modalités d'utilisation

1. À titre de protection chez les personnes irradiées.
2. Chez les alcooliques épuisés.

3. Gastro-entérite avec saignements.
4. Paralysie faciale après un coup de froid.

Domaine d'action

Le métabolisme général et l'appareil digestif.

Synergie possible

Rayons X, Radium bromatum, Arsenicum album, Phosphorus, Aconit.

Cajuputum

Origine du remède

L'huile de cajeput.

Actions dominantes et utilisation

Spasmes laryngés et digestifs. Reflux acide d'origine stomacale avec irritation laryngée et toux.

Domaine d'action

- Le larynx.
- L'estomac.

Synergie possible

Nux vomica, Robinia.

Caladium

Caladium en bref

Remède de l'impuissance.

Origine du remède

La plante entière, Dieffenbachia seguine.

Actions dominantes

Impuissance avec désir accru. Asthénie nerveuse. Dépression.

Signes secondaires

Tabagisme malgré une intolérance au tabac. Perte de mémoire.

Champ d'utilisation

Impuissance avec excitation sexuelle.

Domaine d'action

Sphère sexuelle masculine.

Synergie possible

Agnus castus.

Calcarea carbonica

Calcarea carbonica en bref

- Remède majeur (polychreste).
- Infections O.R.L. à répétition (enfant et adulte).
- Croissance de l'enfant.
- Eczéma de l'enfant.
- Trouble de l'obésité chez l'adulte.
- Dépression de l'adulte.

Origine du remède

Le carbonate de chaux.

Actions dominantes

Déformations et proliférations osseuses. Hypertrophie des ganglions du cou. Tendance à la congestion. Hypertension. Production de polypes dans le nez, le vagin, la vessie. Sensation générale de froid.

Signes secondaires

Excrétions d'odeurs aigres et acides. Désirs d'aliments indigestes. Désirs d'œufs, de glaces, de sucreries. Aversion pour la viande. Désir intense ou aversion pour le lait qui est mal supporté.
Aggravation par le froid sous toutes ses formes, par l'effort musculaire et intellectuel, à la pleine lune, par l'humidité. Amélioration par le temps sec et en période de constipation.

Domaine d'utilisation

1. Chez l'enfant : Rhino-pharyngites, angines, otites, bronchites à répétition. Eczéma du nourrisson. Trouble de la croissance (retard de la marche). Troubles digestifs.
2. Chez l'adulte : Obésité, goutte, prédiabète. Lithiase urinaire ou hépatique. Certaines formes d'hypertension. Eczémas, migraines, arthrose. Les polypes.

Domaine d'action

- Métabolisme général chez un obèse.
- Croissance de l'enfant.
- Psychisme chez les sujets anxieux du type sensible.
- Défenses immunitaires.

Synergie possible

Sulfur.

Type sensible

Plutôt petit, trapu, bréviligne, doté d'une ossature solide et d'une musculature puissante, souvent un peu pléthorique, ce sujet dégage une impression de force physique placide.

Personnalité stable, réaliste, très respectueuse de la loi, lent, mais précis et méthodique, patient et persévérant, il est prudent dans ses jugements, très accroché au rationalisme, sociable et conservateur. Organisé, parfois jusqu'à l'obsession, il sera à son aise dans toutes les structures où il ne lui sera pas demandé trop d'initiatives personnelles. Il est alors un excellent fonctionnaire ou un excellent militaire, et applique avec rigueur tous les règlements. Il sera donc surtout un bon exécutant. Son émotivité faible et son affectivité introvertie en font un sujet paisible.

Il déteste l'imprévu et s'organise donc tout un système de prévoyance. Il se méfie et se protège de tout ce qui est abstrait, science-fiction, surréalisme, ésotérisme.

Calcarea fluorica

En bref

- Troubles de la croissance.
- Hyperlaxité ligamentaire.
- Varices et eczémas variqueux.

Origine du remède

Le fluorure de calcium.

Actions dominantes

Troubles de la nutrition osseuse, indurations ganglionnaires et glandulaires. Relâchement des tissus de soutien : hyperlaxité, descente d'organes, varices, hernies. Indurations nodulaires de la peau avec gerçures, excroissances et tendance aux suppurations jaunâtres.

Signes secondaires

Aggravation par le mouvement, par le temps froid et humide. Amélioration par la chaleur, par l'excès de mouvement.

Domaine d'utilisation

1. Troubles de la croissance (scoliose). Instabilité et retard scolaire.
2. Entorses à répétition. Descentes d'organes.
3. Varices et eczémas variqueux.
4. Adénopathies indurées. Indurations bénignes du sein, des ovaires ou de l'utérus.

Domaine d'action

- Défenses immunitaires.
- Système ostéo-articulaire.
- Système veineux.

Synergie possible

Silicea.

Type sensible

Individus moyens ou petits, présentant souvent des os déformés, une hyperlaxité des ligaments, des dents implantées irrégulièrement, enclins aux entorses et aux descentes d'organes.

Calcarea phosphorica

En bref

- Trouble de la croissance osseuse.
- Consolidation des fractures.

Origine du remède

Le phosphate tricalcique.

Actions dominantes

Amaigrissement, trouble de la croissance du tissu osseux (dentition, retard de consolidation des fractures), rachitisme, fatigue. Anémie et engorgement du système lymphatique.

Signes secondaires

Douleurs des extrémités des os. Pertes vaginales. Désir vif de jambon, de viandes salées, de lard. Aggravation par l'humidité froide, par la consolation, en pensant à ses maux. Amélioration : en été par temps chaud et sec.

Modalités d'utilisation

1. Enfant : rachitisme, amaigrissement, troubles de la dentition, tendance aux rhino-pharyngites chroniques avec ganglions.
2. Épiphysites de l'adolescence (inflammation des extrémités des os), acné, maux de tête.
3. Adulte : Consolidation des fractures. Démangeaisons séniles.

Domaine d'action

- Tissus osseux et articulaires.
- Métabolisme général.

Synergie possible

Kalium phosphoricum, Calcarea carbonica, Calcarea fluorica.

Type sensible

Individus grands et maigres, aux os allongés mais droits. Sujets vite fatigués par le travail intellectuel mais intelligents et souvent enthousiastes. Nerveux et agités, ils ont peu de goût pour un travail suivi.

Calcarea picrata

Origine du remède

Le picrate de calcium.

Modalités d'utilisation

Petit remède de l'eczéma du conduit auditif.
Calcarea sulfurica

Origine du remède

Sulfate de calcium.

Actions dominantes et utilisation

Suppurations chroniques indolores notamment de lésions cutanées : impétigo, acné. Suppurations pulmonaires chroniques avec expectorations abondantes, sans fièvre.

Domaine d'action

Le système immunitaire.

Synergie possible

Pulsatilla, Kalium sulfuricum, Silicea.

Calendula officinalis

Origine du remède

La haute partie aérienne du souci des jardins.

Modalités d'utilisation

Ce remède est surtout utilisé en teinture-mère pure ou légèrement diluée, ou sous forme de pommade en usage externe : c'est l'antiseptique et le cicatrisant des homéopathes.

En usage interne, à basses dilutions (4 ou 5 CH), il a une action antalgique et antiseptique sur les plaies lacérées et infectées.

Camphora

Origine du remède

Le camphre naturel.

Actions dominantes et utilisation

Rhume banal d'apparition très brutale. Sensation soudaine de froid intense. Évanouissement avec défaillance cardiovasculaire. Chute tensionnelle avec perte de connaissance. Aggravation par le froid.

Domaine d'action

Le système immunitaire.

Cantharis

Cantharis en bref

- Cystites aiguës.
- Épanchement dans les séreuses.
- Brûlures de la peau.

Origine du remède

La mouche cantharide utilisée en entier.

Actions dominantes

État inflammatoire aigu avec brûlure intense de l'arbre génito-urinaire. Douleurs avant, pendant et après la miction Exsudation (apparition d'un liquide) des séreuses (sacs enfermant les organes : plèvre, péritoine, méninges, séreuses articulaires). Vésicules très brûlantes sur la peau.

Signes secondaires

Douleurs très violentes, cuisantes, brûlantes de la région rénale, irradiant vers la vessie. D'une façon générale, sensation de cuisson, de brûlures intenses. Aggravation en urinant. Par le contact avec les parties atteintes, quelle que soit la nature de ce contact. Amélioration par la chaleur et les applications chaudes.

Modalités d'utilisation

1. Les cystites aiguës. Les nephrites. Les rétentions d'urine.
2. Les brûlures de la peau au deuxième degré. Toutes les éruptions brûlantes.
3. Tous les épanchements importants des séreuses avec douleurs améliorées par la chaleur.
4. Certains eczémas.

Domaine d'action

- Vessie et arbre urinaire.
- Peau.
- Les séreuses.

Synergie possible

Bryonia, Borax, Staphysagria, Apis.

Capsicum annuum

Capsicum annuum en bref

Remèdes des otites et mastoïdites.

Origine du remède

Le fruit sec du piment des jardins.

Actions dominantes

Irritation et inflammation avec brûlures intenses (comme par du piment) des muqueuses digestive, respiratoire et urinaire. Inflammations douloureuses de l'oreille et de la mastoïde.

Signes secondaires

Grande frilosité. Soif d'eau froide. Aggravation par le froid et le contact. Amélioration par la chaleur.

Domaine d'utilisation

1. Les otites et mastoïdites surtout au début.

2. Les affections du rhinopharynx avec sensation de brûlure des muqueuses comme par du poivre.

Domaine d'action

Muqueuses nez-gorge-oreilles.

Synergie possible

Ferrum phosphoricum, Apis.

Carbo animalis

Origine du remède

Charbon animal lavé à l'acide chlorhydrique et à l'eau.

Actions dominantes

Vasoconstriction des vaisseaux des mains, des pieds et de la face avec cyanose. Varices et ulcères variqueux. Cancer. Ganglions indurés et inflammatoires. Ulcères. Aggravation par le froid.

Modalités d'utilisation

1. Troubles de la circulation de la face et des extrémités.
2. Varices et ulcères variqueux.
3. Acné rosacée.
4. Toutes les maladies chroniques avec très mauvais état général.

Domaine d'action

- Le système veineux.
- Le métabolisme général.
- Le système immunitaire.

Synergie possible

Calcarea fluorica, Lachesis, Luesinum.

Carbolicum acidum

Origine du remède

Le phénol.

Actions dominantes et utilisation

Apparition sur la peau et les muqueuses de vésicules et d'ulcérations qui s'infectent facilement. Eczéma des mains avec démangeaisons. Eczémas généralisés avec atteinte de l'état général. État infectieux grave avec prostration (en association avec des traitements antibiotiques).

Domaine d'action

- Le système immunitaire.
- La peau.

Synergie possible

Cantharis, Pyrogenium et Arsenicum album.

Carboneum sulfuratum

Origine du remède

Le sulfure de carbone.

Actions dominantes et utilisation

Baisse de la sensibilité, baisse de l'audition, baisse de l'acuité visuelle, trouble de l'équilibre, défaillance de la mémoire. Polynévrite. Tous les déficits neurologiques et les polynévrites alcooliques. Anémie avec pâleur et frilosité.

Domaine d'action

- Le métabolisme général.
- Le système immunitaire.

Synergie possible

Ethylicum, Sulfuric acidum, Argentum nitricum.

Carbo vegetabilis

Carbo vegetabilis en bref

- Remède de la défaillance du vieillard.
- Flatulence gastrique.

Origine du remède
Le charbon de bois.

Actions dominantes
Flatulence de l'appareil digestif. Ralentissement progressif de la circulation avec congestion du système veineux et hémorragies des muqueuses. Perte progressive des forces avec faiblesse générale, prostration et tendance à l'accident cardiaque. Oppression constante.

Signes secondaires
Sensation de brûlure interne et de froid externe. Tout le corps est froid. Écoulements irritants et fétides. Aversion pour les aliments gras, la viande, le lait. Aggravation par les aliments gras et les laitages, le soir, l'hiver, par la chaleur humide, par le vin. Amélioration par le froid, en étant éventé.

Modalités d'utilisation
1. Les états graves des personnes âgées : asthénie chronique et cachexie chez le vieillard ; asthme, défaillance cardiaque chez le vieillard.
2. La coqueluche à son début, chez un enfant fatigué.
3. Les flatulences gastriques et l'aérophagie.
4. Certains ulcères variqueux.

Domaine d'action
- Métabolisme général.
- Défenses immunitaires.

Synergie possible
China, Thuya, Antimonium tartaricum.

Type sensible
Sujet fatigué, faible, âgé, qui digère mal et qui présente un ballonnement au-dessus du nombril. Il ne supporte pas l'alcool, est frileux et a besoin d'air.

Carduus marianus

En bref
Draineur du foie.

Origine du remède
Le fruit sec du chardon Marie.

Actions dominantes
Congestion et hypertrophie du foie avec encombrement de la circulation veineuse vers le foie (veine porte).

Champ d'utilisation
Remède de « drainage » qui améliore le fonctionnement du foie lorsque celui-ci est en difficultés. On l'utilisera en complément des grands remèdes de terrain.

Domaine d'action
Le foie et la vésicule biliaire.

Synergie possible
Berberis, Lycopodium.

Castor equi

Origine du remède
La châtaigne de cheval.

Modalités d'utilisation
Ce remède est utilisé en pommade à titre préventif contre les crevasses des mamelons au cours de l'allaitement : une application après chaque tétée.

Castoreum

Origine du remède
Produit contenu dans les glandes voisines de l'appareil génital mâle du Castor.

Actions dominantes et utilisation

Hyperexcitabilité sexuelle chez la femme. Hystérie. Spasmes respiratoires et digestifs. Colites spasmodiques.

Domaine d'action

- La sphère génitale féminine.
- Le système nerveux central et périphérique

Synergie possible

Moschus, Ambra grisea, Ignatia.

Caulophyllum

En bref

- Grand remède de préparation de l'accouchement.
- Troubles des règles.

Origine du remède

Les racines sèches de la plante.

Actions dominantes

Douleurs spasmodiques des ovaires et de l'utérus et troubles des règles. Douleurs intermittentes des petites articulations.

Modalités d'utilisation

1. Préparation de l'accouchement.
2. Troubles des règles avec douleurs surtout le premier jour et règles peu abondantes.
3. Douleurs des petites articulations, lorsque ces douleurs changent de place souvent.

Domaine d'action

- Sphère génitale de la femme.
- Les petites articulations.

Synergie possible

Actea racemosa, Colocynthis.

Causticum

En bref

- Constipation.
- Rétention d'urine.
- Enrouements, toux sèche.
- Verrues sous-unguéales.
- Cicatrices de brûlures.

Origine du remède

Distillation d'un mélange de chaux fraîchement éteinte et de bisulfate de potassium.

Actions dominantes

Grande faiblesse générale, dépression et hypersensibilité. Paralysies de la face, du larynx et des sphincters (muscles des orifices), parfois plus étendues mais d'apparition lente et progressive. Fabrication de tissus fibreux : sclérose, raideur, rétraction et apparition de verrues.

Signes secondaires

Constipation avec besoins inefficaces. Rétention urinaire avec désirs inefficaces d'uriner. Émissions involontaires d'urines. Toux sèche avec sensation de plaie le long de la trachée. Verrues sous les ongles. Sensations de brûlures, de douleurs déchirantes. Désirs de mets fumés ou relevés. Aversion pour les sucreries. Latéralité droite. Aggravation par le temps froid et sec et en pensant à ses maux. Amélioration par le temps humide et chaud. En buvant une gorgée d'eau froide.

Modalités d'utilisation

1. Constipation avec besoins inefficaces.
2. Paralysie de la vessie avec rétention urinaire et désirs inefficaces. Émissions involontaires d'urine en toussant, en éternuant, en riant, dans le sommeil.
3. Enrouement décrit ci-dessus.
4. Toux sèche décrite ci-dessus.

5. Verrues sous les ongles.
6. Plaies anciennes suite à des brûlures. Cicatrices vicieuses par brûlures.

Domaine d'action

- Appareil intestinal et vessie.
- Appareil respiratoire.
- Peau.

Synergie possible

Aconit, Sepia, Graphites, Arnica, Cuprum.

Type sensible

Individu maigre, âgé, triste, mélancolique, souvent querelleur, pleurant pour un rien.

Ceanothus americanus

Origine du remède

Les feuilles de la plante.

Actions dominantes et utilisation

Douleurs du côté gauche qui auraient pour origine la rate (remède très peu utilisé) notamment dans le paludisme.

Cedron

Origine du remède

Petit arbre d'Amérique dont on utilise la semence sèche.

Actions dominantes

Maux de tête, névralgie ou accès fébrile avec périodicité horaire rigoureuse. Aggravation en climat chaud et humide, rigoureusement à la même heure.

Modalités d'utilisation

1. Névralgie, céphalées ou migraines revenant précisément à la même heure.
2. Accès de paludisme.
3. Épilepsie revenant à chaque période menstruelle.

Domaine d'action

Système nerveux central.

Synergie possible

Aranea diadema, Arsenicum album, Natrum muriaticum, China.

Chamomilla

En bref

- Dentition de l'enfant.
- Enfant caractériel.
- Adulte caractériel.

Origine du remède

La plante entière fleurie nommée matricaire.

Actions dominantes

Hypersensibilité à la douleur. Troubles digestifs. Irritation caractérielle : le sujet devient méchant, hargneux, capricieux, toujours insatisfait.

Signes secondaires

Somnolence le jour, insomnie la nuit. Douleurs intolérables avec engourdissement. Agitation. Aggravation par la colère, par la chaleur pour les douleurs dentaires et de 21 h à minuit, par la réprimande, pendant les percées dentaires, par le café. Amélioration porté dans les bras (pour l'enfant) ou roulé en voiture.

Modalités d'utilisation

1. Les troubles de la dentition chez un nourrisson sage qui devient coléreux et insupportable avec, parfois, fièvre, diarrhée et petite bronchite.
2. Troubles du caractère et du comportement chez les hypersensibles, coléreux et insatisfaits.

3. Les douleurs intolérables, quelle que soit la cause de la douleur si les caractéristiques et les modalités du médicament sont présentes.

Domaine d'action

- Système nerveux : la douleur
- Psychisme : comportement caractériel.

Synergie possible

Nux vomica.

Type sensible

Ce type de remède que l'on croit trop souvent réservé à l'enfant convient parfaitement à ces personnages insupportables, exigeants, hargneux et rancuniers, dépendants, hypersensibles, qui accusent sans relâche autrui d'être méchant vis-à-vis d'eux et rentrent dans des colères d'une extrême violence. Grands immatures, ces sujets ne peuvent occuper que des postes sans responsabilités. Très impressionnable, exaspéré par la plus petite douleur, c'est le type même du sujet caractériel.

Ses colères peuvent être génératrices de nombreux troubles digestifs (crampes d'estomac, ballonnements abdominaux, crises de diarrhées), cardio-vasculaires (palpitations, sensations de poids dans la poitrine) ou de dérèglement menstruel chez la femme.

Il n'y a pas de morphotype particulier et la seule caractéristique physique est celle d'un ventre fréquemment proéminent du fait de la présence de gaz due à une colite chronique.

Cheiranthus

Origine du remède

La giroflée des murailles dont on utilise la graine (clou de girofle)

Modalités d'utilisation

Traditionnellement utilisé pour les inflammations des gencives, des dents de sagesse. En fait ce remède ne semble pas avoir d'efficacité réelle.

Chelidonium majus

Chelidonium majus en bref

- Remède d'action limité.
- Draineur du foie.
- Draineur des fonctions digestives.

Origine du remède

La plante entière fleurie nommée grande chélidoine.

Action dominante

Gonflement douloureux du foie. Irradiation de la douleur jusqu'à l'omoplate droite. Odeur fétide de l'haleine. Somnolence après le repas.

Signes secondaires

Latéralité droite. Selles jaune d'or comme les urines, la langue, les pertes vaginales. Aversion pour le fromage. Aggravation par le mouvement, à 4 h du matin et à 16 h. Amélioration par le repos, en mangeant ou en buvant chaud.

Modalités d'utilisation

Les troubles hépato-digestifs.

Domaine d'action

Le foie.

Synergie possible

Berberis, Carduus marianus, Lycopodium.

Type sensible

Il n'y a pas de type sensible particulier pour ce remède qui agit particulièrement bien sur les sujets de type Lycopodium.

Chenopodium

Origine du remède

La plante entière fleurie.

Actions dominantes et utilisation

Douleurs hépatiques avec jaunisse. Surdité progressive. Bruits anormaux dans l'oreille. Vertiges type Ménière.

Domaine d'action

- Le foie.
- L'oreille.

Synergie possible

China, Phosphorus, Lycopodium.

Chimaphila

Origine du remède

L'« herbe à pisser » dont on utilise la totalité de la plante.

Actions dominantes et utilisation

Difficultés pour uriner. Infection urinaire avec pus dans les urines. Augmentation du volume de la prostate.

Domaine d'action

La sphère génito-urinaire chez l'homme de préférence.

Synergie possible

Sabal serulata, Conium, Thuya.

China

En bref

- Remède d'action générale.
- Fièvre prolongée.
- Fièvre intermittentes.
- Suite de maladie avec perte de liquide du corps.

Origine du remède

Le quinquina, écorce d'un arbre des Andes. C'est le premier remède qu'Hahnemann eut l'idée d'expérimenter sur lui-même pour jeter les bases de la technique homéopathique.

Actions dominantes

Décroissance des forces psychiques et physiques analogue à celle rencontrée dans les fièvres prolongées ou les suites de pertes de liquides du corps (hémorragies, sueurs, diarrhées, vomissements, suppurations, lactation prolongée). Hypotension avec vertiges, maux de tête, affaiblissement cardiaque.

Signes secondaires

Hypersensibilité au toucher. Maux de tête pulsatiles. Bourdonnements d'oreille. Les troubles surviennent un jour sur deux. Aggravation selon des rythmes périodiques, au moindre contact, par perte de liquide du corps (hémorragies, sudation, diarrhées), par les courants d'air. Amélioration par la chaleur, par la pression forte.

Modalités d'utilisation

1. Hémorragies et diarrhées.
2. Convalescences après états fébriles et après hémorragies.

Domaine d'action

- État général.
- Système vasculaire.
- Équilibre hydrique.

Synergie possible

Belladona, Millefolium, Kalium phosphoricum,

Type sensible

Tous les sujets débilités et affaiblis. Il est rare que les sujets dynamiques et nerveux aient besoin de China.

Chininum sulfuricum

Origine du remède

Le sulfate de quinine.

Actions dominantes et utilisation

Vertiges, bruits anormaux dans l'oreille (acouphènes), surdité (mais le remède n'a qu'une efficacité très réduite). Douleurs à la pression des vertèbres cervicales et dorsales. Maux de tête et névralgies.

Domaine d'action

L'oreille et la colonne vertébrale.

Synergie possible

China, Cimicifuga.

Chionanthus virginica

Origine du remède

La plante dont on utilise l'écorce de la racine.

Actions dominantes et utilisation

Augmentation du volume du foie avec jaunisse (ictère), nausées et selles décolorées. Lithiase biliaire. Douleurs vésiculaires à type de spasmes. Céphalées et migraines avec troubles du foie.

Domaine d'action

La sphère hépato-vésiculaire.

Synergie possible

Carduus marianus, Bryonia, Chelidonium, Chenopodium, Berberis, Hydrastis.

Cholesterinum

Origine du remède

Le cholestérol cristallisé.

Actions dominantes

Augmentation du cholestérol circulant. Digestion lente. Ictère. Constipation. Gerontoxon (cercle blanchâtre autour de l'iris). Hypertension. Lithiase (calculs) biliaire.

Modalités d'utilisation

1. Le remède ne fait pas baisser le taux de cholestérol du sang.
2. Calculs de la vésicule s'ils sont constitués de cholestérol.
3. Gerontoxon.
4. Dépôts jaunâtres de cholestérol sous-cutanés (notamment au niveau de paupières).

Domaine d'action

Une partie du métabolisme des corps gras.

Synergie possible

Lycopodium, Phosphorus.

Cicuta virosa

Origine du remède

La ciguë d'eau ou persil des fous dont on utilise la racine.

Actions dominantes

Spasmes, convulsions, pustules. Épilepsie généralisée et petit mal. Tétanie. Éruption sur la peau de vésicules et de pustules. Aggravation par le toucher, la lumière, le bruit, le froid.

Modalités d'utilisation

1. Tous les spasmes généralisés ou localisés.
2. Épilepsie en synergie avec les traitements classiques.

Domaine d'action

Le système nerveux central.

Synergie possible

Sulfur, Arsenicum album, Psorinum.

Cimex

Origine du remède

La punaise.

Actions dominanteset utilisation

Raideurs et contractures des tendons et des muscles des jambes après l'effort. Inflammation des muqueuses nasales. Rhume avec douleurs des sinus frontaux.

Domaine d'action

- Le système nerveux périphérique.
- La sphère O.R.L.

Synergie possible

Arnica, Cuprum.

Cimicifuga

En bref

- Troubles des règles, de la grossesse et de l'accouchement.
- Troubles articulaires.

Origine du remède

Les racines de la plante qui s'appelle également Actaea racemosa.

Actions dominantes

Excitation du système neuromusculaire, surtout chez la femme, avec spasmes et douleurs de l'utérus et des ovaires. Excitation du système nerveux central.

Signes secondaires

Troubles des règles avec douleurs proportionnelles à l'intensité du flux de sang. Cycles irréguliers. Douleurs à type de crampes, fulgurantes avec tressaillements musculaires. Douleurs du tendon d'Achille. Aggravation par le froid humide, pendant les règles et en fonction de leur abondance. Amélioration par le grand air, et par la chaleur.

Modalités d'utilisation

1. Tous les troubles des règles si le trouble est proportionnel à l'écoulement.
2. Les troubles psychiques de la grossesse.
3. Les douleurs rhumatismales à type de crampes et les tendinites.
4. La régulation du travail pendant l'accouchement.

Domaine d'action

- Appareil génital féminin.
- Appareil articulaire.

Type sensible

Femme d'une loquacité incessante et incohérente, triste et découragée en dehors des périodes d'excitation. Les troubles psychiques alternent souvent avec les troubles physiques (rhumatismes).

Cina

En bref

Remède de l'irritabilité nerveuse de l'enfant.

Origine du remède

Les capitules non épanouies de la plante nommée Semen contra.

Actions dominantes

Convulsions de la moitié du corps avec difficultés respiratoires, incontinence d'urine, coma et mort par arrêt respiratoire. Trouble de la vision des couleurs. Troubles abdominaux analogues à ceux des infections par parasites. Apparition d'un strabisme.

Signes secondaires

Démangeaisons anales et nasales. Faim constante insatiable. Douleurs autour du nombril, pinçantes, tiraillantes. Sommeil agité avec terreurs nocturnes. Aggravation à la nouvelle lune, par le toucher. Amélioration couché sur le ventre.

Modalités d'utilisation

1. Irritabilité nerveuse de l'enfant souvent en rapport avec des parasites (ascaris ou oxyures par exemple). Instabilité. Troubles caractériels.
2. Énurésie.
3. Douleurs abdominales périodiques à type de crampes.
4. Toux spasmodique périodique.

Domaine d'action

Système nerveux central.

Synergie possible

Stramonium, Hyoscyamus.

Type sensible

Enfant grognon, désagréable, têtu, exigeant et jamais satisfait. Il déteste être touché ou regardé. Cet enfant a souvent des cernes bleuâtres autour des yeux. Il bâille fréquemment, grince des dents la nuit et dort d'un sommeil agité.

Cinnabaris

Origine du remède

Le sulfure de mercure ou cinabre.

Actions dominantes

Éruptions rouge vif de la face et des organes génitaux. Sinusites frontales avec douleurs brûlantes. Rhinite avec écoulement dans l'arrière-gorge. Verrues qui saignent facilement.

Domaine d'action

- La peau.
- Les muqueuses O.R.L.
- La sphère génitale.

Synergie possible

Luesinum, Aurum, Capsicum, Kali bichromicum, Nitricum acidum, Thuya.

Cistus canadensis

Origine du remède

La Cyste du Canada dont on utilise la plante entière.

Actions dominantes et utilisation

Augmentation et induration chroniques des ganglions lymphatiques. Frilosité extrême. Toutes les intolérances très importantes au froid avec sensation de froid localisé. Aggravation au froid. Amélioration après avoir mangé.

Domaine d'action

Le système immunitaire.

Synergie possible

Silicea, Calcarea carbonica.

Clematis erecta

Origine du remède

La clématite dressée dont on utilise les jeunes tiges feuillées en début de floraison.

Actions dominantes et utilisation

Inflammation et infections de l'urètre (urétrite) et des testicules (orchite). Pertes vaginales purulentes. Le remède s'utilise en complémentarité avec un traitement antibiotique. Eczéma avec vésicules au pourtour du cuir chevelu.

Domaine d'action

- La sphère urogénitale.
- La peau.

Synergie possible

Thuya, Medorrhinum, Cantharis, Mercurius solubilis.

Coca

Origine du remède

La coca, arbuste des Incas dont on utilise la feuille qui contient de la cocaïne.

Actions dominantes et utilisation

Insomnie en altitude avec maux de tête, anxiété et troubles respiratoires. Le mal des montagnes. Aggravation avec l'altitude.

Domaine d'action

- Système nerveux central.
- Le système cardiovasculaire.

Synergie possible

Arsenicum album.

Cocculine

Spécialité homéopathique composée de plusieurs remèdes (notamment cocculus), efficace dans le mal des transports.

Présentation

Dose et comprimés.

Cocculus indicus

Cocculus indicus en bref

Remède du mal des transports.

Origine du remède

Le fruit sec de l'arbre Anamirta cocculus.

Actions dominantes

Nausées, vomissements et vertige violent. Faiblesse paralytique (genoux qui lâchent). Troubles des règles chez la femme avec grande faiblesse, nausées et vertiges.

Signes secondaires

Vertiges nauséeux avec grande lassitude, surtout en voiture, bateau ou chemin de fer. Aversion pour tout aliment. Désir de boissons froides. Aggravation par les veilles et l'insomnie, par les mouvements passifs (voiture, train, bateau), par la fumée de tabac. Amélioration par la chaleur.

Champ d'utilisation

1. Le mal des transports.
2. L'insomnie après surmenage.
3. Les vomissements de la grossesse.
4. Les troubles des règles avec grande faiblesse, nausées et vertiges.
5. Les nausées et vertiges en général.

Domaine d'action

Système nerveux central.

Synergie possible

Tabacum.

Coccus cacti

Origine du remède

La cochenille dont on utilise la femelle récoltée après la fécondation, avant le développement des œufs, desséchée au soleil.

Actions dominantes et utilisation

Toux en quintes avec expectoration visqueuse. Rhinites avec écoulement filant, visqueux. La coqueluche. Hypersensibilité des muqueuses.

Règles abondantes de sang noir. Aggravation le matin, à la chaleur du lit. Amélioration en buvant froid.

Domaine d'action

- L'appareil respiratoire.
- Le sang.
- L'appareil génital féminin.

Synergie possible

Drosera, Hydrastis, Corallium rubrum.

Coffea cruda

Origine du remède

Le café dont on utilise la graine privée de tous ses téguments.

Actions dominantes et utilisation

Insomnie, sensation d'euphorie, hyperesthésie sensorielle. Excitation intellectuelle avec afflux de pensées, insomnie d'endormissement et euphorie. Hyperthyroïdie des buveurs de café. Aggravation par le café et tous les excitants, par le bruit, par les émotions joyeuses.

Domaine d'action

Le système nerveux central.

Synergie possible

China, Chamomilla, Lachesis, Ignatia.

Colchicum automnale

Colchicum automnale en bref

Remède de la goutte.

Origine du remède

Le bulbe récolté au début de l'été du colchique d'automne.

Actions dominantes

État de prostration. Diarrhée importante avec beaucoup de gaz. Douleurs des articulations avec passage de l'une à l'autre rapidement. Douleurs aiguës du gros orteil avec hypersensibilité au contact.

Modalités d'utilisation

Rhumatismes chez les goutteux.

Colibacillinum

Origine du remède

Il s'agit d'un biothérapique : lysat obtenu à partir de culture sans addition d'antiseptique du bacille Escherichia coli (colibacille).

Modalités d'utilisation

La colibacillose urinaire à répétition.

Domaine d'action

Le système immunitaire.

Synergie possible

Pyrogenium, Hepar sulfur et Silicea.

Collinsonia canadensis

Origine du remède

La plante dont on utilise le rhizome sec accompagné de racines.

Actions dominantes et utilisation

Hémorroïdes douloureuses de la grossesse. Constipation avec hémorroïdes saignant facilement. Varices vulvaires de la femme enceinte.

Domaine d'action

Le système veineux.

Synergie possible

Aesculus, Hamamelis, Arnica.

Colocynthis

Colocynthis en bref

- Spasmes biliaires et digestifs.
- Névralgies.

Origine du remède

La pulpe desséchée du fruit de la coloquinte.

Actions dominantes

Violente irritation des muqueuses surtout digestives. Violente irritation nerveuse avec spasmes gastriques, biliaires, intestinaux, urinaires. Névralgies très violentes au niveau de la face, des nerfs sciatique et crural.

Signes secondaires

Douleurs violentes, paroxystiques à type de crampes et discontinues. Aggravation par la colère et l'indignation. Amélioration plié en deux ou par la flexion, par la pression forte, par la chaleur, par le mouvement.

Modalités d'utilisation

1. Diarrhées douloureuses, coliques intestinales, coliques hépatiques.
2. Coliques néphrétiques (surtout gauche).
3. Troubles des règles.
4. Névralgies faciales (surtout gauche).
5. Névralgies sciatiques (surtout gauche).

Domaine d'action

- L'appareil digestif.
- Le foie et la vésicule biliaire.
- L'appareil urinaire.
- Le système nerveux.

Synergie possible

Magnesia phosphorica.

Type sensible

Sujet corpulent, irritable, affecté par la maladie.

Condurango

Origine du remède

Liane de la Cordillère des Andes dont on utilise l'écorce sèche.

Actions dominantes et utilisation

Fissures ulcérées des commissures labiales et anales.

Domaine d'action

La jonction peau-muqueuse.

Conium maculatum

En bref

- Vertiges.
- Paralysie.
- Induration des ganglions et des glandes.
- Impuissance.

Origine du remède

La partie aérienne en fin de floraison de la grande ciguë.

Actions dominantes

Troubles de la vue, vertiges, paralysie ascendante et mort par atteinte des muscles respiratoires (conscience conservée). Induration des ganglions et des tissus glandulaires, surtout génitaux : seins et testicules.

Signes secondaires

Impuissance avec désir sexuel intense. Sueurs abondantes dès le début du sommeil. Très grand désir de sel. Grande soif. Larmoiement intense avec crainte de la lumière. Aversion pour le lait et le pain. Aggravation par la continence sexuelle, le froid, la nuit, l'alcool, la lumière artificielle, couché (pour les vertiges). Amélioration par la chaleur.

Modalités d'utilisation

1. Les vertiges.
2. L'impuissance par abstinence.
3. L'asthénie nerveuse, suite de continence.

Domaine d'action

- Appareil de l'équilibre.
- Système nerveux.
- Système glandulaire.

Synergie possible

Argentum nitricum, Agnus castus, Phytolacca.

Type sensible

Il s'agit souvent d'un sujet âgé, fatigué, congestif et déprimé qui n'aime pas la contradiction. Mais le remède est souvent actif sur les vertiges quel que soit l'âge.

Corallium rubrum

Origine du remède

Le corail rouge. On utilise l'animal entier desséché.

Actions dominantes et utilisation

Toux quinteuse type coqueluche. Inflammations rhino-pharyngo-laryngées avec spasmes et expectorations visqueuses, filantes. Aggravation au contact de l'air froid.

Domaine d'action

Appareil respiratoire et système immunitaire.

Synergie possible

Coccus cacti, Drosera.

Crataegus

Origine du remède

L'aubépine dont on utilise les sommités fleuries et les fruits.

Actions dominantes et utilisation

Action tonique cardiovasculaire et hypotensive pour les hypertensions modérées.

Domaine d'action

Le système cardiovasculaire.

Synergie possible

Pulsatilla, Arsenicum iodatum, Aurum.

Crocus sativus

Origine du remède

Le safran dont on utilise les stigmates secs.

Actions dominantes et utilisation

Règles abondantes de sang noir. Instabilité de l'humeur avec fantasmes obsessionnels.

Domaine d'action

La sphère génitale féminine.

Synergie possible

Secale cornutum, Sabina.

Crotalus horridus

Origine du remède

Le serpent à sonnette dont on utilise le venin.

Actions dominanteset utilisation

Hémorragies de sang noir incoagulable.

Domaine d'action

Le sang.

Synergie possible

Phosphorus, Lachesis, Hamamelis.

Croton tiglium

En bref

Remède des eczémas et herpès génitaux.

Origine du remède
Les semences du pignon d'Inde.

Actions dominantes
Irritation cutanée avec vésicules qui démangent. Irritation intestinale avec diarrhées abondantes. Alternance des signes cutanés et digestifs.

Signes secondaires
Les vésicules deviennent purulentes ; évolution vers une croûte jaunâtre avec poussées dans une autre région. Démangeaison intense. Sensations de brûlures sur une peau très fragile. Diarrhée jaune, aqueuse, expulsée en jet, suite à l'ingestion d'une quantité très minime de nourriture ou de boisson. Aggravation par le toucher et la moindre ingestion d'aliments ou de boissons ; l'été.

Modalités d'utilisation
1. Les eczémas des organes génitaux.
2. L'herpès des organes génitaux et de la face.
3. Les inflammations oculaires.
4. Les diarrhées après usage d'antibiotiques.

Domaine d'action
- Organes génitaux et peau.
- Intestins.

Synergie possible
Rhus toxicodendron.

Cuprum metallicum

En bref
Remède des crampes et des spasmes.

Origine du remède
Le cuivre métallique.

Actions dominantes
Spasmes et crampes sur tous les muscles, d'intensités et localisations variables.

Signes secondaires
Périodicité des symptômes. Crampes violentes dans les mollets et les pieds. Convulsions violentes. Toux spasmodique, sèche, coqueluchoïde. Crampes d'estomac très violentes avec nausées et vomissements. Hoquet. Aggravation la nuit, par le toucher, par la pression et à la nouvelle lune. Amélioration en buvant de l'eau froide.

Modalités d'utilisation
1. Les crampes en général.
2. Les manifestations digestives et respiratoires spasmodiques.
3. Les convulsions, les spasmes laryngés.

Domaine d'action
Le système neuromusculaire.

Synergie possible
Zincum.

Type sensible
Les sujets très réceptifs présentent une personnalité très changeante et facilement coléreuse. Mais le remède est actif sur toutes les crampes et tous les spasmes quels que soient la personnalité et l'âge.

Cyclamen europaeum

Cyclamen europaeum en bref
Remède de la migraine ophtalmique.

Origine du remède
Le tubercule de la plante.

Actions dominantes
Maux de tête, vertiges et troubles de la vue : les objets paraissent se déplacer. Règles irrégulières noires avec nombreux caillots, d'abondance variable, précédées et accompagnées de douleurs.

Signes secondaires

Aversion très marquée pour le café, mais aussi pour les graisses, le beurre, la viande. Aggravation en plein air, par le café, par les graisses. Amélioration au chaud, par la venue des règles, par le mouvement.

Modalités d'utilisation

1. Migraines pendant les règles.
2. Migraine ophtalmique en général.
3. Les troubles des règles.

Domaine d'action

Système vasculaire et système nerveux central.

Synergie possible

Tuberculinum K.

D-E

Dioscorea villosa

Origine du remède

Liane des États-Unis dont on utilise le rhizome sec récolté en automne.

Actions dominantes et utilisation

Douleurs spasmodiques de l'estomac, de l'intestin, de l'utérus et névralgies améliorées en hyperextension. Colique du nourrisson. Douleurs sciatiques.

Domaine d'action

Le système nerveux périphérique.

Synergie possible

Helonias, Trilium pendulum, Bryonia.

Diphtericum

Origine du remède

Biothérapique fabriqué à partir de sérum antidiphtérique provenant d'animaux immunisés.

Modalités d'utilisation

Les angines à répétition, les laryngites avec suffocation

Domaine d'action

Le système immunitaire.

Synergie possible

Streptococcinum, Hepar sulfur et Silicea, Tuberculinum.

Dolichos pruriens

Origine du remède

La plante surnommée « poil à gratter » dont on utilise les poils secs de la gousse.

Actions dominantes et utilisation

Toutes les démangeaisons. Démangeaisons des personnes âgées et des sujets ictériques (dans les hépatites). Aggravation la nuit.

Domaine d'action

- La peau.
- Le foie.

Synergie possible

Psorinum, Sulfur, Urtica urens.

Drosera

Origine du remède

L'herbe à rosée dont on utilise la plante entière.

Actions dominantes et utilisation

Toux quinteuse de la coqueluche. Laryngite avec toux quinteuse, vomissements et expectoration filante. Inflammation et induration des ganglions. Mauvais état général. Aggravation après minuit, en se couchant et par la chaleur.

Domaine d'action

- L'appareil respiratoire.
- Le système immunitaire.

Synergie possible

Cuprum, Baryta iodata, Coccus cacti.

Dulcamara

En bref

Grand remède de toutes les affections aggravées par l'humidité.

Origine du remède

La tige jeune feuillée et fleurie de la douce-amère.

Actions dominantes

Hypersensibilisation à l'humidité froide avec atteinte inflammatoire des muqueuses digestives et respiratoires, poussée ganglionnaire aiguë, douleurs des muscles et des articulations, apparition de verrues sur la peau et d'éruptions humides qui démangent.

Signes secondaires

Frilosité générale. Sensation de meurtrissure. Alternance des éruptions avec rhumatismes et diarrhées. Aggravation par le froid humide, par le temps pluvieux, la nuit, au repos. Amélioration par la chaleur et le temps sec, par le mouvement.

Modalités d'utilisation

1. Toutes les manifestations respiratoires, digestives et articulaires en rapport avec une exposition au froid humide (diarrhées, toux sèche ou grasse, ganglions, rhumatismes).
2. Verrues planes du dos de la main.

Domaine d'action

- Appareil respiratoire.
- Système ostéo-articulaire.
- Appareil digestif.
- Peau.

Synergie possible

Rhus toxicodendron, Ruta, Thuya, Bryonia.

Type sensible

Individu gras et cellulitique, très sensible au froid humide.

Eberthinum

Origine du remède
Biothérapique fabriqué à partir de cultures du germe de la typhoïde (Salmonella typhi).

Actions dominantes et utilisation
Suite de typhoïde même lointaine notamment à type de diarrhées chroniques.

Domaine d'action
Le système immunitaire.

Echinacea

Origine du remède
L'echinacée dont on utilise la plante entière.

Actions dominantes et utilisation
Suppurations et abcès, phlegmons, lymphangites. Syndromes infectieux et septicémiques. Ce remède est le plus souvent utilisé en collaboration avec un traitement antibiotique.

Domaine d'action
Le système immunitaire.

Synergie possible
Pyrogenium, Hepar sulfur, Silicea.

Equisetum hiemale

Origine du remède
La partie aérienne, récoltée au printemps, de la prêle d'hiver.

Actions dominantes
Sur les muqueuses urinaires, principalement au niveau de la vessie.

Signes secondaires
L'enfant urine très abondamment dans son lit, la nuit. Infections urinaires avec douleurs de la vessie qui ne sont pas soulagées par la miction. Sensation de pesanteur. Douleur pendant et surtout après l'émission d'urines. Aggravation par le mouvement, par la pression.

Modalités d'utilisation
1. L'énurésie de l'enfant.
2. L'infection urinaire aiguë ou chronique

Erigeron canadensis

Origine du remède
La vergerette du Canada dont on utilise la plante entière fleurie.

Actions dominantes et utilisation
Hémorragies de sang rouge vif : saignements de nez, des voies respiratoires, dans les urines, règles abondantes, avec spasmes et douleurs. Aggravation par le moindre mouvement.

Domaine d'action
Le sang.

Synergie possible
China, Phosphorus, Chamomilla.

Eryngium aquaticum

Origine du remède
Le panicaut aquatique.

Actions dominantes
Irritation de la muqueuse de la vessie et de l'urètre. Irritation de la muqueuse du larynx avec sécrétion et toux continuelle. Faiblesse génitale masculine.

Modalités d'utilisation

1. Douleurs de l'urètre chez les prostatiques.
2. Laryngites avec sensation constante de brûlures.
3. Faiblesse sexuelle avec érections insuffisantes.

Domaine d'action

- La sphère génitale.
- Le larynx.

Synergie possible

Agnus castus, Kali phosphoricum, Mercurius sol.

Ethinyl-oestradiol/ Propionate de testostérone

Origine du remède

Hormones de synthèse.

Modalités d'utilisation

Ces deux remèdes sont très efficaces, utilisés ensemble en 5 CH, pour combattre les bouffées de chaleur de la ménopause.

Ethylicum

Origine du remède

L'alcool éthylique.

Actions dominantes et utilisation

Toutes les formes d'alcoolisme.

Domaine d'action

- Le foie.
- Le système nerveux central et périphérique.

Synergie possible

Lachesis, Nux vomica, Sulfur, Lycopodium, Aurum, Luesinum.

Ethylsulfur dichloratum

Origine du remède

Le gaz moutarde ou ypérite dont on utilise une solution à 1 % dans l'alcool à 96°.

Actions dominantes et utilisation

Insuffisance respiratoire aiguë. L'œdème aigu du poumon. La crise d'asthme grave. Le remède est utilisé comme remède d'appoint.

Domaine d'action

L'appareil respiratoire.

Synergie possible

Antimonium tartaricum, Ammonium carbonicum.

Eugenia jambosa

Origine du remède

Plante dont on utilise la semence desséchée.

Modalités d'utilisation

Remède d'appoint utile dans l'acné juvénile et l'acné rosacée notamment chez les éthyliques.

Eupatorium perfoliatum

Origine du remède

L'« herbe à la fièvre » (États-Unis) dont on utilise la partie aérienne fleurie.

Actions dominantes et utilisation

La grippe avec courbatures généralisées, douleurs articulaires, fièvre, globes oculaires douloureux. Toux avec douleurs dans la poitrine. La dengue (grippe de certains pays tropicaux).

Domaine d'action

Le système immunitaire.

Synergie possible
Gelsemium, Phytolacca, Arnica.

Euphorbia resinifera

Origine du remède
L'euphorbe à résines dont on utilise le latex qui est très irritant.

Actions dominantes et utilisation
Apparition de vésicules sur fond d'œdème cutané. Douleurs brûlantes. Eczéma, Zona et Pemphigus. Toutes les affections inflammatoires de la peau avec œdème et douleur.

Domaine d'action
- La peau.
- Le système immunitaire.

Synergie possible
Cantharis, Mezereum, Croton tiglium.

Euphrasia

Origine du remède
L'euphraise (plante entière fleurie).

Actions dominantes et utilisation
Larmoiement irritant la conjonctive et les paupières avec rhinite allergique dont l'écoulement n'est pas irritant. Tous les cas de troubles des sécrétions lacrymales. Aggravation au soleil, à l'air et au vent.

Domaine d'action
L'œil.

Synergie possible
Eupatorium, Pollens.

F

Fagopyrum

Origine du remède
Le sarrazin dont on utilise la plante entière.

Actions dominantes et utilisation
Toutes les démangeaisons, avec ou sans éruption sur la peau, notamment sénile. Aggravation par la chaleur et en fin d'après-midi.

Domaine d'action
La peau.

Synergie possible
Lycopodium, Dolichos.

Ferrum metallicum

Origine du remède
Le fer métallique.

Actions dominantes et utilisation
Fatigue générale et dépression dans les suites d'anémie traitée par apport en fer, pâleur de toutes les muqueuses, congestions temporaires localisées, hémorragies, maux de tête, intolérance au bruit. Diarrhée indolore mais épuisante. Vertiges et maux de tête congestifs. Règles avancées, abondantes, très fatigantes. Aggravation par le froid, la nuit (pour la diarrhée). Amélioration par le mouvement lent (pour les maux de tête).

Domaine d'action
Tous les métabolismes.

Synergie possible

China, Kalium carbonicum, Phosphorus.

Ferrum phosphoricum

En bref

- États inflammatoires avec fièvre peu élevée.
- Maladies éruptives de l'enfance.

Origine du remède

Le phosphate de fer.

Actions dominantes

États inflammatoires avec fièvre peu élevée. Congestion et hémorragies localisées.

Signes secondaires

Pouls rapide mais souple et mou. Saignement de nez. Peau moite. Toux sèche spasmodique, très douloureuse. Expectoration jaune. Aggravation par le toucher, par le mouvement, au petit matin. Amélioration par les applications froides.

Modalités d'utilisation

1. Remède d'indication très fréquente qui correspond aux premiers stades de l'inflammation (stade congestif) dans les affections fébriles.
2. Maladies éruptives, otites, trachéites et bronchites, rhino-pharyngites, grippe au début. Tendance aux saignements de nez.

Domaine d'action

- Les défenses immunitaires.
- Le système respiratoire.
- Le système vasculaire.

Synergie possible

Capsicum, Bryonia, Belladona, Phosphorus.

Type sensible

Le remède est actif sur tous les états infectieux au début, quels que soient la personnalité et l'âge.

Fluoric acidum

Origine du remède

Le gaz acide fluorhydrique en solution dans l'eau.

Actions dominantes

Varices veineuses, ulcérations, fissures et nécrose de la peau, des os et des muqueuses.

Signes secondaires

Hyperlaxité des ligaments. Aggravation par la chaleur et debout. Amélioration par une forte activité physique et par le froid.

Modalités d'utilisation

1. Varices, ulcères variqueux et eczémas variqueux.
2. Caries dentaires.
3. Les ostéites.

Domaine d'action

- Le système veineux.
- Les dents.

Synergie possible

Luesinum, Silicea, Mercurius solubilis, Phosphorus.

Folliculinum

Origine du remède

Cristaux de folliculine.

Actions dominantes

Tension douloureuse des seins, maux de tête, migraine, névralgies, dépression dans la période qui précède les règles.

Modalités d'utilisation

Excellent régulateur des troubles du cycle menstruel en général et du syndrome prémenstruel.

Formica rufa

Origine du remède
La fourmi rouge que l'on utilise entière vivante.

Actions dominantes et utilisation
Douleur à la miction avec cystite à répétition.

Domaine d'action
L'appareil urinaire et le système immunitaire.

Synergie possible
Mercurius corrosivus, Cantharis.

Fraxinus americana

Origine du remède
Le frêne blanc dont on utilise l'écorce des jeunes rameaux.

Actions dominantes et utilisation
Fibrome utérin volumineux, hémorragique avec sensation de descente de l'organe dans le bas du ventre.

Domaine d'action
L'utérus.

Synergie possible
Aurum muriaticum natronatum, Thuya.

G-H

Gambogia

Origine du remède
Le guttier dont on utilise la gomme-gutte.

Actions dominantes et utilisation
Diarrhée explosive et irritante, expulsée en jet avec force. Douleurs autour de l'ombilic et bruits intestinaux. Aggravation le soir et la nuit.

Domaine d'action
L'intestin.

Synergie possible
Chamomilla, Sulfur, Crocus, Croton.

Gelsemium

Gelsemium en bref
- Remède d'action générale.
- La grippe.
- Le trac sous toutes ses formes.

Origine du remède
La racine du jasmin de Virginie.

Actions dominantes
Fièvre avec baisse du tonus, paralysie progressive, notamment des muscles respiratoires, ralentissement du rythme cardiaque et baisse de la tension. Inflammation des muqueuses respiratoires et digestives.

Signes secondaires

Tremblements. Faiblesse mentale et physique. Absence de soif dans les états fébriles. Courbatures. Frissons dans le dos. Congestion du visage. Maux de tête très importants. Sensation d'arrêt du cœur. Aggravation par les émotions, les mauvaises nouvelles, la chaleur (le soleil), les pièces chaudes et closes, le tabac, l'orage. Amélioration par la transpiration, les stimulants, l'air frais, le mouvement lent, une émission abondante d'urine.

Modalités d'utilisation

1. Tous les états infectieux avec asthénie profonde et notamment la grippe. Le sujet est prostré et tremblant. Il a des courbatures et des frissons dans le dos. Il n'a pas soif.
2. Le trac et ses conséquences.
3. Les migraines congestives.

Domaine d'action

- Le système nerveux central et périphérique.
- Le système neuromusculaire.

Type sensible

Sujet émotif, tremblant, craintif, enclin au trac (qui provoque la diarrhée), qui désire être tranquille mais craint la solitude. Cependant le remède peut être prescrit chez n'importe quel sujet sans référence à une typologie particulière.

Glonoïnum

En bref

Remède des bouffées de chaleur et des crises d'hypertension.

Origine du remède

La trinitrine ou nitroglycérine.

Actions dominantes

Troubles circulatoires avec congestion brutale et violente de la tête, palpitations et alternance de dilatations et constrictions des vaisseaux.

Signes secondaires

Apparition brutale des troubles. Aggravation par toutes les formes de chaleur. Amélioration au grand air.

Modalités d'utilisation

1. Cœur : sensations d'afflux de sang au cœur avec battements carotidiens violents. Palpitations avec pouls variable.
2. Poussée d'hypertension artérielle.
3. Sensations de violent afflux de sang dans la tête avec battements (bouffées de chaleur de la ménopause).

Domaine d'action

Système cardiovasculaire.

Synergie possible

Sanguinaria, Belladona.

Gnaphalium

Origine du remède

L'Immortelle jaune dont on utilise la plante entière fleurie et sèche.

Actions dominantes et utilisation

Sciatique avec douleurs à type de crampes. Névralgies en général alternant avec des troubles de la sensibilité. Diarrhées avec douleurs à type de crampes.

Domaine d'action

- Le système nerveux périphérique.
- L'intestin.

Synergie possible

Colocynthis.

Graphites

Graphites en bref

- Eczéma.
- Verrues.
- Cicatrices.
- Constipation.

Origine du remède

Charbon minéral presque pur qui constitue la mine de plomb dont on se sert pour fabriquer les crayons noirs.

Actions dominantes

Éruptions eczémateuses irritantes, suintantes et fissurales. Atonie de tout le tube digestif avec flatulence et constipations sans besoins. Parfois diarrhées. Ralentissement des fonctions ovariennes. Baisse de la libido chez l'homme, insuffisance thyroïdienne. Anémie, stase veineuse et lymphatique. Bouffée de chaleur.

Signes secondaires

Frilosité du sujet. Écoulements cutanés ayant l'aspect du miel. Aggravation par le froid, pendant et après les règles. Amélioration en s'enveloppant chaudement, au grand air malgré la frilosité.

Modalités d'utilisation

1. Eczéma, impétigo, avec peau sèche, vésicule avec liquide épais, collant, filant, jaune comme du miel. Les lésions saignent facilement et se voient souvent derrière les oreilles, dans les plis de flexion, sur les paupières, le cuir chevelu, les organes génitaux. Elles démangent, sont brûlantes et aggravées par la chaleur.
2. Verrues autour des ongles et loupes du cuir chevelu.
3. Cicatrices chéloïdes (épaisses et dures).
4. Constipation sans envie, avec grosses selles. Constipation postopératoire. Digestion difficile avec gaz et ballonnements. Hémorroïdes avec fissures anales.
5. Frigidité. Pertes blanches. État préménopausique avec bouffées de chaleur.
6. Saignements de nez.

Domaine d'action

- La peau.
- Le système intestinal.
- Le système génital féminin.
- La régulation endocrinienne.

Synergie possible

Calcarea carbonica.

Type sensible

Sujet gras, frileux, constipé, anémique et qui digère mal. La peau est malsaine et épaisse. Il est triste, anxieux et impressionnable.

Gratiola

Origine du remède

La gratiole dont on utilise la plante entière fleurie.

Actions dominantes et utilisation

Diarrhée en jet suivie d'épuisement et d'irritation anale (surtout chez l'enfant). Aggravation par le temps chaud et les boissons froides.

Domaine d'action

L'intestin.

Synergie possible

Gambogia, China, Aloe, Croton, Arsenicum album.

Grindelia

Origine du remède

La plante dont on utilise la partie aérienne fleurie desséchée.

Actions dominantes et utilisation

Suffocation en s'endormant ou au réveil. Asthme, œdème aigu du poumon. Ce remède n'est utilisé que comme appoint des traitements classiques.

Domaine d'action

Le système cœur-poumons.

Synergie possible

Lachesis, Aralia racemosa.

Hamamelis virginiana

En bref

Remèdes de la circulation veineuse.

Origine du remède

L'écorce sèche de ce petit arbre.

Actions dominantes

Varicosités et varices avec inflammation et endolorissement. Hémorragie de sang noir qui coagule difficilement.

Signes secondaires

Ecchymoses au moindre choc. Saignement de nez. Veines dilatées, sensibles et douloureuses. Écoulement de sang entre les règles. Aggravation par la chaleur.

Modalités d'utilisation

1. Varices et hémorroïdes.
2. Hémorragies post-traumatiques et sous-conjonctivales.

Domaine d'action

Le système veineux.

Synergie possible

Arnica, Aesculus, Pulsatilla.

Hedera helix

Origine du remède

Le lierre grimpant dont on utilise les jeunes rameaux feuillés.

Actions dominantes et utilisation

Fatigue, patraquerie, frilosité avec hyperémotivité. Règles irrégulières. Aggravation à 3 heures du matin. Amélioration à l'air frais, par le mouvement, pendant les règles.

Domaine d'action

Le métabolisme général.

Synergie possible

Pulsatilla.

Hekla lava

Origine du remède

La lave du mont Hekla, en Finlande, dont on utilise les cendres les plus fines.

Actions dominantes et utilisation

Toutes les excroissances osseuses néoformées (exostoses) notamment dans l'arthrose : bec de perroquet, épine calcanéenne.

Domaine d'action

Les os.

Synergie possible
Silicea, Calcarea fluorica.

Helianthus

Origine du remède
Le tournesol dont on utilise les akènes.

Actions dominantes et utilisation
Augmentation de volume de la rate et poussées de fièvre périodiques. Ce remède est très peu utilisé. Sa meilleure indication concerne d'anciens sujets paludéens.

Domaine d'action
- La rate.
- Les défenses immunitaires.

Helonias

Origine du remède
La fausse unicorne dont on utilise le rhizome en fin de floraison.

Actions dominantes et utilisation
Dépression avec obnubilation centrée sur des problèmes gynécologiques : descente d'utérus, pertes vaginales, sensibilité douloureuse et tension mammaire avant les règles.

Domaine d'action
- Le psychisme.
- La sphère gynécologique.

Synergie possible
Thuya, Sepia.

Hepar sulfur

En bref
Immense médicament de stimulation des défenses immunitaires.

Origine du remède
Remède conçu par Hahnemann, préparé par calcination en vase clos d'un mélange à parts égales de fleur de soufre et de calcaire d'huître. On obtient alors un sulfure de calcium impur.

Actions dominantes
Inflammations et suppurations de la peau, des muqueuses et des ganglions. Hypersensibilité du système nerveux.

Signes secondaires
Furoncles, laryngites avec toux rauque et douloureuse accompagnée de sueurs. Grosses amygdales qui suppurent. Ganglions au niveau du cou. Aggravation par le froid sec, par le moindre toucher. Amélioration par la chaleur.

Modalités d'utilisation
1. Remède de prescription médicale.
2. En automédication, ne l'utiliser qu'en haute dilution à partir de la 15 CH pour tous les processus de suppuration.

Domaine d'action
- Le système immunitaire.
- La peau et toutes les muqueuses.

Synergie possible
Silicea.

Type sensible
Ce remède est utile chez tous les sujets. Cependant, le type le plus sensible est représenté par une personne très frileuse, très sensible à la douleur et présentant des suppurations pour un rien.

Histaminum

Origine du remède
Le dichlorhydrate d'histamine.

Actions dominantes et utilisation

Toutes les allergies, notamment les eczémas, l'asthme et la rhinite allergique.

Domaine d'action

Le système immunitaire.

Synergie possible

Poumon-Histamine.

Hura brasiliensis

Origine du remède

L'assacu dont on utilise le latex.

Actions dominantes et utilisation

Inflammations et irritations du rectum et de l'anus. Éruptions de vésicules sur la peau au contact des saillies osseuses.

Domaine d'action

Le rectum et la peau.

Synergie possible

Sulfur, Nitri acidum, Paeonia, Mercurius corrosivus.

Hydrastis

Origine du remède

La plante dont on utilise le rhizome sec accompagné des racines.

Actions dominantes et utilisation

Sécrétions jaunes, épaisses, visqueuses des muqueuses : rhinites, pharyngites, sinusites, laryngites, bronchites, urétrites. Troubles hépato-digestifs. Amaigrissement. Déficit de l'état général. Aggravation par le froid, par l'ingestion de pain, de légumes et de laxatifs.

Domaine d'action

Les muqueuses de l'appareil respiratoire.

Synergie possible

Kali bich., Berberis, Arsenicum album, Thuya

Hydrocyanicum acidum

Origine du remède

L'acide cyanhydrique dissous dans l'eau.

Actions dominantes et utilisation

Spasme œsophagien empêchant toute déglutition, insuffisance grave cardio-respiratoire, convulsions. Le remède n'est réellement utilisé que pour le spasme œsophagien.

Domaine d'action

Le métabolisme respiratoire cellulaire.

Synergie possible

Ignatia, Cuprum.

Hyoscyamus niger

Hyoscyamus en bref

Remède des cauchemars de l'enfant.

Origine du remède

La plante entière fleurie de la jusquiame noire.

Actions dominantes

Excitation avec spasmes suivie de paralysie avec coma.

Signes secondaires

Délire aigu, exhibitionnisme, alternant avec des phases de stupeur. Hypersensibilité nerveuse. Excitation sexuelle. Sécheresse des muqueuses. Insomnies. Aggravation par la position allongée, par les émotions et les peurs. Amélioration assis, penché en avant.

Modalités d'utilisation

1. Délires, insomnies, cauchemars.
2. Toux spasmodique nocturne.

Domaine d'action

Système nerveux central.

Synergie possible

Stramonium, Belladona.

Hypericum perforatum

En bref

Grand remède des douleurs nerveuses périphériques notamment les suites de zona.

Origine du remède

La plante entière fleurie du millepertuis.

Actions dominantes

Hypersensibilité douloureuse des terminaisons nerveuses.

Signes secondaires

Douleurs lancinantes, fulgurantes avec élancements intolérables le long du trajet du nerf intéressant le territoire traumatisé. Aggravation par le contact et les secousses.

Modalités d'utilisation

1. Tout traumatisme intéressant une terminaison nerveuse.
2. Les névralgies faciales, les paralysies faciales.
3. Tout traumatisme cérébro-spinal récent.
4. Douleurs dans les suites de zona.

Domaine d'action

Système nerveux central et périphérique.

Synergie possible

Kalmia.

I-J

Ignatia

En bref

- Grand remède d'action générale.
- Hypersensibilité paradoxale.
- Anxiété paradoxale.
- Spasmophilie.
- Le trac sous toutes ses formes.

Origine du remède

Les graines de la fève de Saint-Ignace.

Actions dominantes

Hypersensibilité de tous les organes des sens (surtout l'audition). Hypersensibilité psychique aux émotions. Tendance aux spasmes. Mauvaise coordination des différentes fonctions de l'organisme.

Signes secondaires

Symptômes contradictoires et paradoxaux. Sensation de boule dans la gorge. Précipitation anxieuse. Soupirs involontaires. Bâillements spasmodiques. Sensation de faiblesse générale, vide au creux de l'estomac vers 11 h du matin. Douleurs soudaines, fugaces. Migraines à type de clou enfoncé dans la tête. Aggravation par les émotions, les chagrins, les contrariétés, le matin vers 11 h, les odeurs fortes (tabac, café, parfums), la consolation, le surmenage. Amélioration en changeant de position, par la distraction, la chaleur, la pression forte.

Modalités d'utilisation

1. Remède de l'hypersensibilité nerveuse chez des patients un peu « écorchés vifs » dont

les nombreux symptômes changent continuellement.
2. Spasmophilie.

Domaine d'action

- Système nerveux central.
- Psychisme.

Synergie possible

Gelsemium, Staphysagria, Pulsatilla.

Type sensible

C'est un anxieux paradoxal, un instable pulsionnel. La disproportion est permanente entre l'intensité des réactions qu'il manifeste et la cause réelle qui les provoque : ainsi, une contrariété insignifiante déclenche chez lui une crise de nerf cataclysmique, alors qu'un choc émotionnel dramatique, comme la mort d'un être cher, ne suscitera que des réactions minimes.

On le rencontre fréquemment dans des emplois stables de fonctionnaires qui représentent alors pour lui un repère de sécurité.

Il n'y a pas un physique particulier pour le sujet Ignatia. Cette variabilité paradoxale de l'humeur peut se voir chez de très nombreux types morphologiques.

Il est aussi très fréquent de rencontrer des sujets d'un autre type qui, à un moment donné de leur vie, présentent un comportement similaire sans pour autant justifier l'utilisation permanente de ce remède. Lors des phases difficiles d'adaptation, nombreux sont les gens qui décompensent et expriment des symptômes du type qui vient d'être décrit.

Influenzinum

Origine du remède

Biothérapique obtenu à parti du vaccin antigrippal de l'Institut Pasteur.

Modalités d'utilisation

Prévention de la grippe et des syndromes grippaux.

Domaine d'action

Les défenses immunitaires.

Synergie possible

Serum de Yersin, Oscillococcinum 200.

Iodum

Iodum en bref

Remède des dépressions avec manifestations névrotiques paradoxales.

Origine du remède

L'iode métalloïdique.

Actions dominantes

Amaigrissement malgré l'appétit féroce, palpitations, tremblements, anxiété, dépression, hypersensibilité et irritabilité.

Signes secondaires

Troubles paradoxaux. Les aliments légers sont moins bien digérés que les aliments lourds, nausées améliorées en mangeant, hémorroïdes aggravées par une selle molle et non par une selle dure. Aggravation au chaud, par le repos. Amélioration en mangeant, par le grand air, par le mouvement.

Modalités d'utilisation

1. Dépression suite aux émotions.
2. Manifestations névrotiques paradoxales chez des personnes hypersensibles.
3. Troubles spasmodiques : toux, colites.

Domaine d'action

Système nerveux central.

Synergie possible
Phosphorus, Ignatia.

Type sensible
Sujet maigre bien que boulimique, très vite fatigable, intolérant à la chaleur. Il est anxieux, déprimé et ressent un pressant besoin d'activité pour calmer son inquiétude.

Ipeca

Ipeca en bref
- Troubles digestifs et intestinaux avec nausées et vomissements.
- Toux spasmodiques et bronchites aiguës.

Origine du remède
La racine de l'arbuste Uragoga ipecacuanha.

Actions dominantes
Nausées intenses, vomissements et diarrhées. Écoulement nasal d'origine respiratoire avec éternuements incessants. Toux suffocante. Expectoration difficile. Crises d'asthme. Possibilités d'hémorragies de sang rouge vif au niveau de ces deux appareils.

Signes secondaires
Troubles revenants par accès périodiques souvent nocturnes. Langue propre et salivation intense. Aggravation par le mouvement, par la variation de la température. Amélioration par le repos, par la pression.

Modalités d'utilisation
1. Indigestion avec langue propre, humide et beaucoup de salive. Absence de soif. Dégoût pour tous les aliments. Nausées persistantes et violentes après vomissements glaireux, muqueux, abondants qui ne soulagent pas. Parfois vomissements de sang rouge.
2. Coliques avec crampes autour de l'ombilic. Selles dysentériques. Nausées de la grossesse avec hypersalivation.
3. Rectocolites hémorragiques.
4. Toux spasmodiques avec suffocation et nausées accompagnées de vomissements (indication dans la coqueluche). Bronchites aiguës avec accumulation de mucus dans les bronches. Asthme revenant périodiquement, chaque année, avec nausées et vomissements.

Domaine d'action
- Système digestif.
- Système respiratoire.
- Système nerveux central.

Synergie possible
Antimonium tartaricum, Cuprum, Euphrasia, Cocculus.

Iris tenax

Origine du remède
L'iris d'Amérique dont on utilise le rhizome.

Actions dominantes et utilisation
Douleurs de la région de l'appendice dans la fosse iliaque droite, appendicite. Douleurs postopératoires (appendicectomie). Petit remède très efficace dans cette indication limitée.

Domaine d'action
L'appendice.

Synergie possible
Bryonia, Opium.

Iris versicolor

Origine du remède
Le glaïeul bleu dont on utilise le rhizome frais.

Actions dominantes et utilisation

Brûlures de tout le tube digestif. Reflux de liquide gastrique dans la bouche. Diarrhées brûlantes. Migraines ophtalmiques avec nausées et vomissements survenant de préférence durant le week-end. Aggravation périodique, hebdomadaire.

Domaine d'action

Le système vasculaire et le tube digestif.

Synergie possible

Sulfur, Cyclamen, Gelsemium, Robinia.

Jaborandi

Origine du remède

La plante Pilocarpus jaborandi que l'on utilise entière.

Actions dominantes et utilisation

Hypersalivation, sueurs, surmenage oculaire.

Synergie possible

Ruta (pour la fatigue oculaire).

K-L

Kalium arsenicosum

En bref

Petit remède de l'eczéma.

Origine du remède

L'arsenite de potassium.

Actions dominantes

Sur la peau avec éruptions sèches et fissures aux plis du coude et des genoux.

Modalités d'utilisation

Eczéma du type arsenicum album chez un sujet frileux, asthénique et détestant le grand air.

Domaine d'action

La peau.

Synergie possible

Arsenicum album et Arsenicum iodatum.

Kalium bichromicum

Kalium bichromicum en bref

- Grand remède de toutes les muqueuses : digestives et respiratoires d'abord.
- La peau.
- Les articulations.

Origine du remède

Le bichromate de potassium.

Actions dominantes

Inflammations sur toutes les muqueuses (surtout digestives et respiratoires) avec sécrétions abondantes et mucus adhérent visqueux jaune verdâtre. Suppurations de la région nez-gorge-oreilles. Ulcérations profondes, à l'emporte-pièce, sur les muqueuses. Éruptions cutanées diverses avec ulcérations profondes. Douleurs articulaires.

Signes secondaires

Alternance et périodicité des troubles. Ex : alternance rhumatismes et troubles intestinaux. Douleurs très localisées qui changent de lieu sans cesse. Aggravation par le froid, par la prise de bière qu'il apprécie cependant. Vers 3 heures du matin. Amélioration par la chaleur.

Modalités d'utilisation

1. Aphtoses buccales. Ulcères gastro-duodénaux. Maux de tête d'origine digestive. Migraines localisées au-dessus des orbites.
2. Rhinites aiguës. Sinusites frontales ou maxillaires. Angines ulcéreuses.
3. Lumbagos. Sciatiques. Douleurs du talon. Tendinites.
4. Certains eczémas. Impétigo. Ulcères variqueux.
5. Infections de l'utérus avec écoulements verdâtres épais.

Domaine d'action

- Région nez-gorge-oreilles et bouche.
- Peau
- Système articulaire.

Synergie possible

Mercurius solubilis, Hydrastis, Hepar sulfur.

Type sensible

Sujet plutôt gras d'aspect florissant.

Kalium bromatum

En bref

Remède des troubles psychologiques de l'enfance et de l'acné.

Origine du remède

Le bromure de potassium.

Actions dominantes

Dépression avec mémoire très déficiente, indifférence et distraction chez un sujet agité qui remue sans cesse les mains. Éruptions d'acné sur peau grasse, avec boutons durs, pustuleux sur le dos, le visage, la poitrine.

Signes secondaires

Insomnies avec terreurs nocturnes chez l'enfant. Baisse de la sensibilité à la douleur. Aggravation la nuit, à la nouvelle lune et par l'effort intellectuel. Amélioration en s'occupant physiquement.

Modalités d'utilisation

1. Retards scolaires et terreurs nocturnes chez des enfants agités. Troubles de la mémoire.
2. Énurésie.
3. Acné pustuleuse.

Domaine d'action

- Système nerveux central.
- La peau.

Synergie possible

Hyoscyamus, Kalium phosphoricum, Sulfur iodatum.

Kalium carbonicum

Origine du remède

Le carbonate de potassium dissous dans l'eau.

Actions dominantes

Asthénie avec irritabilité, mauvais état général, frilosité. Défaillance de nombreux organes : fatigabilité musculaire, insuffisance cardiaque, œdèmes d'origine cardiaque ou rénale, rhinopharyngites, insuffisance respiratoire, asthme, insuffisance digestive, hémorroïdes, troubles urinaires, troubles des règles, anémies, arthrose.

Signes secondaires

Transpiration abondante même par temps froid. Aggravation vers 3 h du matin, par le froid humide, à la moindre fatigue. Amélioration par la chaleur.

Modalités d'utilisation

Grand remède du vieillissement et de la défaillance organique progressive.

Domaine d'action

Tous les métabolismes.

Synergie possible

Natrum carbonicum, Arsenicum album, Sepia, Calcarea carbonica, Psorinum.

Type sensible

Le remède est particulièrement indiqué chez des sujets las, dépressifs, découragés, hypersensibles au bruit et au toucher même léger, très aggravés par la moindre contrariété. Au physique, le teint est pâle, le visage bouffi avec parfois un petit signe caractéristique : un œdème du coin de la paupière gauche.

Kalium iodatum

Origine du remède

L'iodure de potassium (solution aqueuse).

Actions dominantes et utilisation

Rhinites aiguës et chroniques avec écoulements irritants, larmoiement abondant et irritant, sinusites frontales. Douleurs articulaires et osseuses (genoux, talons, orteils). Névralgies de la face. Aggravation par la chaleur, la nuit. Amélioration par l'air frais, par le mouvement.

Domaine d'action

- Les muqueuses et le système immunitaire (ganglions).
- Les articulations et le système nerveux périphérique.

Synergie possible

Iodum, Kalium bichromicum, Sulfur, Euphrasia.

Kalium muriaticum

Origine du remède

Le chlorure de potassium (solution aqueuse).

Actions dominantes et utilisation

Les amygdales cryptiques remplies de caséum grisâtre. Les otites séreuses.

Domaine d'action

Le système immunitaire.

Synergie possible

Baryta carbonica.

Kalium nitricum

En bref

Petit remède de l'insuffisance cardiaque et de l'asthme.

Origine du remède

Le nitrate de potassium.

Actions dominantes

Irritation spasmodique de l'appareil respiratoire avec forte gêne à la respiration. Faiblesse du cœur et lenteur du pouls.

Signes secondaires

Sensation de froid dans la région du cœur chez un sujet faible, frileux, au pouls lent et menu.

Asthme par temps humide et froid. Aggravation par le froid humide.

Modalités d'utilisation

1. Insuffisance cardiaque avec tendance aux syncopes.
2. Asthme.

Domaine d'action

Appareil cardio-pulmonaire.

Synergie possible

Bryonia.

Kalium phosphoricum

En bref

Remède de l'asthénie physique et psychique.

Origine du remède

Le phosphate dipotassique.

Actions dominantes

Grande dépression avec épuisement nerveux. Faiblesse musculaire. Anémie.

Signes secondaires

Perte de mémoire, irritabilité et émotivité. Maux de tête chez les écoliers et les étudiants. Insomnie à la moindre excitation. Vertiges et étourdissements. Désir sexuel augmenté mais puissance diminuée. Aggravation par le travail intellectuel, par les rapports sexuels, par le froid et le mouvement. Amélioration en mangeant et par la compagnie.

Modalités d'utilisation

1. Asthénie physique et psychique après surmenage ou excès sexuel. Impuissance.
2. Convalescences. Maux de tête et troubles de la mémoire des étudiants.
3. Terreurs nocturnes.

Domaine d'action

- Système nerveux central.
- Métabolisme général.

Synergie possible

Conium, Onosmodium, Ignatia.

Kalium sulfuricum

Origine du remède

Le sulfate dipotassique (solution aqueuse).

Actions dominantes et utilisation

Sécrétions jaunes, épaisses, non irritantes, notamment à la fin des maladies infectieuses.

Domaine d'action

Le système immunitaire.

Synergie possible

Pulsatilla.

Kalmia latifolia

En bref

Remèdes des névralgies violentes.

Origine du remède

La feuille du laurier des montagnes.

Actions dominantes

Douleurs rhumatismales changeant facilement de place. Névralgies très douloureuses, en éclair suivant un trajet nerveux, souvent à la face et autour de l'œil.

Signes secondaires

Douleurs cardiaques avec ralentissement du rythme. Aggravation par le mouvement, pendant la première partie de la nuit.

Modalités d'utilisation

1. Les névralgies violentes à type de douleurs lancinantes : sciatiques, cruralgies, névralgies faciales.
2. Névralgies dans les suites de zona.

Domaine d'action

Système nerveux périphérique.

Synergie possible

Hypericum.

Kreosotum

Origine du remède

La créosote, produit extrait du goudron de bois.

Actions dominantes et utilisation

Caries dentaires précoces avec destruction des dents au collet. Ulcérations et sécrétions irritantes, fétides, sanguinolentes des muqueuses génitales, urinaires, digestives.

Domaine d'action

- Les muqueuses.
- Les dents.

Synergie possible

Carbo animalis, Arsenicum album, Causticum.

L 52 et L 72

Il s'agit de deux spécialités homéopathiques des laboratoires Lenhing, constituées d'un mélange de plusieurs remèdes.

- L 52 est indiqué dans les fièvres et les rhinopharyngites au début, et surtout les états grippaux.
- L 72 est indiqué dans les insomnies et les petits états anxieux.

Ces deux spécialités donnent de bons résultats.

Lac caninum

Lac caninum en bref

Petit remède des gonflements des seins liés au cycle.

Origine du remède

Le lait de chienne.

Actions dominantes

Gonflement et induration des seins. Tendance à faire alterner tous les symptômes qui passent d'un côté à l'autre du corps.

Modalités d'utilisation

1. Les troubles des seins avec gonflement et douleurs à certains moments du cycle.
2. Toutes les manifestations de maladie qui s'expriment d'un côté et de l'autre du corps.

Domaine d'action

Le sein.

Lachesis

En bref

- Remède majeur (polychreste).
- Troubles veineux.
- Ménopause.
- Hypersensibilité, jalousie.

Origine du remède

Le venin d'un serpent d'Amérique du Sud.

Actions dominantes

Ralentissements cardiaque et respiratoire. Troubles de la dilatation et de la constriction des vaisseaux sanguins. Le sang coagule moins bien, ce qui entraîne des hémorragies, des ecchymoses.

Signes secondaires

Latéralité gauche. Hypersensibilité à la chaleur, au bruit et surtout au toucher. Alternance d'excitation et de dépression. Grande volubilité. Caractère jaloux. Insomnie avant minuit. Rêves angoissants de mort. Langue sèche. Amygdales pourpres, très sensibles. Déglutition très pénible surtout pour les liquides. Hémorroïdes externes violacées, améliorées en saignant. Désirs d'alcool et d'huîtres. Sinusite ou rhinite qui commence par des maux de tête et est améliorée par l'écoulement. Bouffées de chaleur. Maux de tête congestifs. Migraine surtout à gauche. Certaines hypertensions artérielles. Troubles variqueux. Règles irrégulières, peu abondantes, de sang noir. Tous les troubles sont soulagés dès l'apparition des règles. Aggravation pendant et après le sommeil, avant les règles, par le retard, l'insuffisance ou la disparition d'un écoulement, la chaleur, le soleil, le toucher, le confinement, la constriction. Amélioration pendant les écoulements, le soir, la nuit, par le grand air.

Modalités d'utilisation

1. Grand remède de la ménopause et de ses troubles.
2. Tous les troubles veineux.
3. Alcoolisme, délire alcoolique.
4. Troubles neuropsychiques : jalousie, délire de persécution.

Domaine d'action

- Système nerveux central
- Psychisme.
- Système génital féminin.
- Système veineux.

Synergie possible

Vipera, Ignatia, Sepia, Nux vomica.

Type sensible

Sujet instable, excessif, très réactif, susceptible et méfiant qui considère que tout est dirigé contre lui de façon intentionnelle. Il parle énormément, laissant échapper, dans un discours hyperbolique, des torrents de paroles.

Cependant il existe aussi sous un aspect beaucoup plus discret. Il s'agit alors de personnes actives mais agitées, hâtives et inquiètes. Volontiers taciturnes, elles s'énervent de ne pouvoir mener à bien une tâche dont elles ont mal mesuré l'ampleur et elles explosent en imprécations lorsque la participation d'autrui, qu'elles ont requise de façon véhémente, vient à leur être refusée. Il s'agit le plus souvent d'une femme, un peu enveloppée, d'âge mûr, au visage trop plein, couperosé s'il y a alcoolisme surajouté. Cependant, l'indication de Lachesis peut se rencontrer à tout âge, chez des personnes de morphotypes très différents et chez l'homme également.

Lachnantes tinctoria

En bref

Petit remède des douleurs cervicales avec torticolis.

Origine du remède

La racine de la plante.

Actions dominantes

Douleurs de la nuque et de la tête. Inflammation de la gorge.

Modalités d'utilisation

Douleurs cervicales avec torticolis, surtout à droite.

Domaine d'action

La colonne cervicale et le cou.

Synergie possible

Cimicifuga.

Lacticum acidum

Origine du remède

L'acide lactique.

Actions dominantes et utilisation

Nausées de la grossesse avec hypersalivation.

Domaine d'action

Le système neurovégétatif.

Lapis albus

Lapis albus en bref

- Bon remède du fibrome utérin.
- Toutes tumeurs glandulaires bénignes.

Origine du remède

L'hexafluorosilicate de calcium.

Actions dominantes

Nodules élastiques dans les tissus glandulaires.

Modalités d'utilisation

1. Toutes les tumeurs glandulaires (thyroïde, sein) ou génitales bénignes de consistance molle et élastique, notamment les fibromes utérins.
2. Les goitres.

Domaine d'action

Appareil génital féminin et glandes endocrines.

Synergie possible

Fraxinus americanus.

Latrodectus mactans

Origine du remède

L'araignée appelée « veuve noire » que l'on utilise en entier (spécialement la femelle).

Actions dominantes et utilisation

Douleurs dans la région précordiale, angine de poitrine, infarctus du myocarde. Ce remède ne peut être utilisé aujourd'hui que comme complément des remèdes classiques.

Domaine d'action

Le système cardiovasculaire.

Synergie possible

Aconit, Lachesis, Naja, Carbo vegetabilis.

Laurocerasus

Origine du remède

Le laurier-cerise dont on utilise la feuille.

Actions dominantes et utilisation

Les spasmes de la gorge, du larynx, de l'œsophage. La défaillance cardiaque. Ce remède doit être utilisé comme complément des remèdes classiques.

Domaine d'action

Le système nerveux autonome.

Ledum palustre

Ledum palustre en bref

- Traumatismes et piqûres.
- Goutte.

Origine du remède

Les rameaux feuillés du lédon des marais.

Actions dominantes

Inflammations aiguës, subaiguës ou chroniques des petites articulations. Ecchymoses violacées, surtout aux extrémités. Éruptions cutanées sèches et démangeaisons.

Signes secondaires

Rhumatismes qui commencent aux pieds et vont de bas en haut. Aggravation par le mouvement, par la chaleur, la nuit. Amélioration par le repos, par le froid.

Modalités d'utilisation

1. Ecchymoses en général (après Arnica) et en particulier traumatismes de l'œil. Blessures par instruments piquants. Piqûres d'insectes (en alternance avec Apis mellifica).
2. La goutte du gros orteil. La sensibilité douloureuse de la plante des pieds.
3. L'acné rosacée des éthyliques. Les vieux ulcères douloureux.

Domaine d'action

Système veineux.

Synergie possible

Arnica, Apis mellifica, Aesculus, Hamamelis.

Leptandra virginica

Origine du remède

La véronique de Virginie dont on utilise le rhizome frais.

Actions dominantes et utilisation

Diarrhée noire comme du goudron d'origine hépato-biliaire, aggravée par les boissons froides, améliorée couché sur le ventre.

Attention : une diarrhée noire peut être due à un saignement du tube digestif. Un examen doit donc toujours être fait pour éliminer cette cause avant d'attribuer la couleur noire des selles à un trouble du fonctionnement hépato-biliaire. Mais le traitement homéopathique peut être institué avant les résultats de l'examen.

Domaine d'action

Le foie et l'appareil digestif.

Synergie possible

Arsenicum album.

Lilium tigrinum

En bref

Petit remède des fibromes et de la ménopause.

Origine du remède

La plante entière fleurie du lis tigré.

Actions dominantes

Dépression profonde avec irritabilité, fébrilité. Pesanteur dans le bas du ventre, désirs fréquents d'uriner ou d'aller à la selle, règles peu abondantes avec caillots, ne coulant que pendant les périodes d'activité. Douleurs ovariennes à gauche.

Signes secondaires

Manie religieuse avec excitation sexuelle qui aggrave l'état de culpabilité. Aggravation par la chaleur, par le repos, couchée sur le côté droit, par la consolation. Amélioration au grand air, couché sur le côté gauche, par l'occupation.

Modalités d'utilisation

1. Congestion de l'utérus et des ovaires. Fibrome.
2. Troubles de la ménopause.
3. Manifestations névrotiques avec excitation sexuelle.

Domaine d'action

- La sphère génitale féminine.
- Le système nerveux central.

Synergie possible

Lapis albus, Fraxinus americana, Thuya.

Lithium carbonicum

Origine du remède

Le carbonate de lithium.

Actions dominantes et utilisation

L'hyperuricémie, la goutte, les douleurs des petites articulations des mains.

Domaine d'action

Le système ostéo-articulaire.

Synergie possible

Lycopodium, Actea spicata.

Lobelia inflata

Origine du remède

La lobélie enflée dont on utilise la plante entière fleurie fraîche.

Actions dominantes et utilisation

Nausées intenses avec tendance à l'évanouissement, difficultés respiratoires, asthme avec malaise cardiaque.

Domaine d'action

Le système neurovégétatif.

Synergie possible

Tabacum, Ipeca, Cocculus.

Luesinum

En bref

Grand remède de toutes les scléroses.

Origine du remède

Biothérapique préparé, après stérilisation, à partir de sérosités de chancres syphilitiques.

Actions dominantes

Le mode réactionnel de Luésinum correspond à la succession : irritation-ulcération-sclérose, quel que soit le lieu de l'organisme.

Modalités d'utilisation

Multiples indications mais réservées à la prescription médicale.

Domaine d'action

Les métabolismes et les défenses immunitaires.

Lycopodium

En bref

- Remède majeur (polychreste).
- Insuffisance hépatique.
- Troubles digestifs.
- Hypertrophie de la prostate.
- Sujet autoritaire et anxieux.

Origine du remède

Les spores sèches de la plante appelée « pied-de-loup ».

Actions dominantes

Insuffisance hépatique, avec atrophie du foie. Paresse gastro-intestinale avec ballonnement après les repas. Lithiase urinaire et taux d'acide urique élevé. Impuissance. Relâchement et sécheresse de la peau et des muqueuses. Asthénie physique et psychique. Dépression générale. Vivacité de l'esprit conservée.

Signes secondaires

Latéralité droite. Sujet maussade, irritable et chagrin. Sensation de faim très violente. Désirs de sucreries et d'huîtres. Intolérance aux oignons. Hypersensibilité du cuir chevelu. Troubles évoluant de droite à gauche. Aggravation au réveil, de 5 à 7 h l'après-midi, par la chaleur, la contradiction, les matières grasses, le froid. Amélioration par le mouvement, par l'air frais par les aliments et les boissons chaudes.

Modalités d'utilisation

1. Digestion lente avec flatulence chez un sujet dont l'abdomen est distendu dans la partie inférieure. Ulcère gastroduodénal avec brûlures de l'œsophage. Lithiase biliaire. Vomissements et anorexie des enfants par troubles de l'assimilation des sucres.
2. Lithiase urinaire. Hypertrophie de la prostate avec difficultés pour uriner. Impuissance avec désirs conservés.
3. Peau sèche ridée, avec transpiration de mauvaise odeur. Cheveux prématurément gris. Urticaire chronique.
4. Sécheresse du vagin lors de la ménopause.
5. Migraines liées aux troubles digestifs, souvent frontales droites, avec parfois des troubles visuels.

Domaine d'action

- Le foie.
- Le tube digestif.
- La peau.
- Le système nerveux.
- La prostate.

Synergie possible

Berberis, Chelidonium, Nux vomica, Aurum.

Type sensible

Sujet anxieux mais ambitieux et tenace, il se domine suffisamment pour donner l'illusion d'un contrôle sur lui-même d'excellente qualité. Réservé, apparemment impassible, par orgueil il refuse de laisser percevoir son hypersensibilité. Il est cependant condescendant, voire méprisant, pour qui conteste son opinion et il lui arrive de défouler ses indignations rentrées dans des colères courtes mais violentes où il devient blême.

Généralement assez maigre, ses muscles sont peu ou moyennement développés, son thorax étroit mais son abdomen est fréquemment proéminent, distendu, témoins de ses troubles digestifs. Une chose frappe chez ce personnage étrange : son regard vif, perçant, inquisiteur même, qu'il présente dès la naissance et le fait toujours prendre pour plus âgé qu'il n'est, durant l'enfance.

Lycopus virginicus

Origine du remède

Le lycope de Virginie dont on utilise la plante entière fleurie.

Actions dominantes et utilisation

Palpitations, tachycardie chez un sujet hyperthyroïdien.

Domaine d'action

Le système neurovégétatif.

Synergie possible

Iodum, Lachesis, Spigelia, Ignatia.

M

Magnesia carbonica

Origine du remède
Le carbonate de magnésium.

Actions dominantes
Névralgies avec douleurs en éclair le long d'un nerf, acidité gastrique et diarrhée. Règles douloureuses, noires et ne s'écoulant que la nuit.

Signes secondaires
Névralgies faciales et dentaires. Troubles de la sensibilité et crampes des extrémités. Aggravation la nuit, par le lait, par le froid. Amélioration en marchant, au grand air, par la chaleur locale.
Les crises reviennent avec une certaine périodicité (souvent de trois semaines).

Modalités d'utilisation
1. Nervosisme et spasmophilie.
2. Diarrhée du nourrisson intolérant au lait.
3. Troubles des règles avec spasmes et sang noir.

Domaine d'action
- Le système nerveux.
- L'appareil digestif.
- L'appareil génital féminin.

Synergie possible
Chamomilla, Magnesia carbonica, Magnesia phosphorica.

Magnesia muriatica

Origine du remède
Le chlorure de magnésium

Actions dominantes
Douleurs dans la région hépatique, constipation avec selles très dures et sèches. Règles douloureuses avec maux de tête dans les jours précédents.

Signes secondaires
Douleurs à type de crampes, améliorées par une forte pression. Troubles de la sensibilité. Aggravation par l'immobilité, au bord de la mer, par le lait et le sel. Amélioration par le mouvement, la pression forte et au grand air.

Modalités d'utilisation
1. La constipation chez un sujet présentant des douleurs dans la région du foie et de la vésicule biliaire.
2. Les règles douloureuses avec sang noir et caillots.

Domaine d'action
- La sphère hépato-digestive.
- La sphère génitale féminine.

Synergie possible
Magnesia mur, Silicea, Lycopodium, Thuya.

Magnesia phosphorica

Magnesia phosphorica en bref
Grand remède de tous les spasmes musculaires.

Origine du remède
Le phosphate de magnésium.

Actions dominantes
Spasmes douloureux sur tout le système musculaire (l'appareil locomoteur et les viscères), à début et fin brutale, comme des crampes, changeant fréquemment de localisation.

Signes secondaires

Aggravation par le froid. Amélioration par la chaleur, plié en deux.

Modalités d'utilisation

Tous les spasmes : diarrhées douloureuses, troubles des règles, névralgies faciales, crampes, coliques hépatiques ou néphrétiques.

Domaine d'action

Le système musculaire et le système nerveux périphérique.

Synergie possible

Colocynthis, Cuprum, Cimicifuga.

Manganum

En bref

Grand remède de la fatigue.

Origine du remède

Le manganèse métallique.

Actions dominantes

Dépression physique et psychique. Irritation du haut appareil respiratoire avec rhume presque permanent, enrouement constant et toux par les temps froids et humides. Laryngite avec douleurs irradiant aux oreilles.

Signes secondaires

Aggravation par l'humidité et le froid, avant l'orage. Amélioration en étant couché.

Modalités d'utilisation

Les grandes fatigues (utiliser en hautes dilutions 15 ou 30 CH).

Domaine d'action

Tous les métabolismes.

Synergie possible

Kalium phosphoricum.

Medorrhinum

Medorrhinum en bref

Grand remède (polychreste) de la sycose (telle qu'elle a été définie pour Thuya), du terrain rhumatismal, des infections génitales répétées, des comportements agités.

Origine du remède

Biothérapique préparé à partir de sécrétions urétrales d'un sujet atteint d'une infection à gonocoques n'ayant pas encore été traité par les antibiotiques. La préparation est évidemment stérilisée avant d'être diluée.

Actions dominantes

Infections génitales chroniques avec urétrite purulente, prostatite, leucorrhées, ovarite, salpingite. Rhumatismes subaigus et chroniques. Comportement agité et impatient.

Signes secondaires

Sciatique surtout gauche. Douleurs et brûlures des pieds et des mains. Aggravation durant la journée, par le temps froid et sec, par les orages. Amélioration au bord de la mer, par l'humidité, par la friction.

Modalités d'utilisation

1. Tous les rhumatismes.
2. Toutes les suites d'infections génitales généralement traitées par antibiotiques.
3. Les suites de vaccinations et de traitements par les médicaments chimiques classiques.
4. Les rhino-pharyngites, otites, sinusites et angines à répétition.
5. Érythème fessier du nourrisson.
6. Les verrues.

7. Les troubles du sommeil chez un enfant agité.
8. Les syndromes dépressifs.

Domaine d'action

- Les défenses immunitaires.
- Tous les métabolismes.
- Le système nerveux central.

Synergie possible

Thuya, Mercurius solubilis, Pulsatilla, Kalium bichromicum, Argentum nitricum.

Type sensible

Medorrhinum est un grand remède de la sycose (cf. Thuya) chez tous les sujets. Mais il existe un type sensible qui réagit encore mieux. Il s'agit des sujets, enfants ou adultes, qui ont un comportement instable, agité, anxieux et font tout de façon précipitée.

Melilotus

Origine du remède

Le mélilot, plante dont on utilise la partie aérienne fleurie.

Actions dominantes et utilisation

Maux de tête congestifs soulagés par un saignement de nez ou une autre hémorragie. Insolation avec céphalées pulsatiles. Aggravation à la ménopause et par l'orage. Amélioration par une hémorragie.

Domaine d'action

Le sang et le système vasculaire.

Synergie possible

Lachesis, Sulfur et Aurum.

Menyanthes

Origine du remède

La plante que l'on utilise entière, fleurie.

Actions dominantes et utilisation

Fièvre ou maux de tête avec sensation de froid intense.

Domaine d'action

Le système immunitaire.

Synergie possible

Camphora.

Mephitis

Origine du remède

La sécrétion odorante des glandes anales de la mouffette (blaireau).

Actions dominantes et utilisation

Toux quinteuse (type coqueluche) avec spasme du larynx et blocage respiratoire. Spasme de la déglutition. Aggravation la nuit en étant couché. Amélioration par les bains froids.

Domaine d'action

Le larynx et la trachée.

Synergie possible

Drosera, Corallium rubrum, Sambucus, Lachesis.

Mercurius bi-iodatus

Origine du remède

L'iodure mercurique

Actions dominantes et utilisation
Amygdalite (angine) gauche évoluant vers la droite.

Domaine d'action
- La gorge.
- Le système immunitaire.

Synergie possible
Lachesis, Mercurius solubilis, Pulsatilla.

Mercurius corrosivus

En bref
Grand remède de toutes les ulcérations des muqueuses.

Origine du remède
Le bichlorure de mercure (sublimé corrosif).

Actions dominantes
Sur les muqueuses avec ulcérations rapidement extensives. Spasmes violents au niveau des organes creux, notamment vessie et rectum.

Signes secondaires
Ulcérations de la gorge avec brûlures intenses et déglutition très douloureuse. Aphtes dans la bouche. Diarrhées avec selles brûlantes, sanguinolentes et de mauvaise odeur. Besoins douloureux et permanents d'aller à la selle. Infections urinaires avec brûlures de l'urètre. Pertes vaginales très irritantes. Ulcérations des paupières.

Modalités d'utilisation
1. Les dysenteries graves.
2. Les angines ulcérées.
3. Les cystites aiguës.
4. Les pertes vaginales abondantes.
5. Les conjonctivites aiguës. Les orgelets.

Domaine d'action
- Toutes les muqueuses.
- Les défenses immunitaires.

Synergie possible
Cantharis, Mercurius solubilis.

Mercurius cyanatus

Origine du remède
Le cyanure de mercure.

Actions dominantes et utilisation
L'angine à fausse membrane de type diphtérique avec fatigue extrême. Ce remède ne peut être utilisé qu'en complément des traitements classiques.

Domaine d'action
- La gorge.
- Le système immunitaire.

Mercurius dulcis

Origine du remède
Le chlorure de mercure ou calomel.

Actions dominantes et utilisation
Otite de l'oreille moyenne avec sécrétion claire, suite à une rhino-pharyngite. La diarrhée de l'enfant.

Domaine d'action
- L'oreille.
- Le système immunitaire.

Synergie possible
Ferrum phosphoricum.

Mercurius proto-iodatus

Origine du remède
L'iodure mercureux.

Actions dominantes et utilisation

Amygdalite droite évoluant vers la gauche.

Domaine d'action

- La gorge.
- Le système immunitaire.

Synergie possible

Lycopodium, Mercurius solubilis, Pulsatilla.

Mercurius solubilis

En bref

- Remède majeur (polychreste).
- Maladies infectieuses de l'enfant.
- Processus suppuratifs.
- Troubles digestifs.
- Infections urinaires.
- Atteinte grave de l'état général.

Origine du remède

L'azotate de mercure et d'ammonium.

Actions dominantes

Inflammations et ulcérations des muqueuses digestives et génito-urinaires avec vomissements, diarrhées abondantes, parfois sanglantes, albumine et sang dans les urines, baisse du débit urinaire. Haleine fétide. Ganglions le long du cou. Langue épaisse avec enduit jaunâtre qui garde l'empreinte des dents. Salivation abondante. Atteinte profonde de l'état général. Asthénie avec pâleur et anémie. Fièvre par poussée avec frissons et tremblements. Sueurs abondantes surtout nocturnes. Tendance aux processus suppuratifs.

Signes secondaires

Sujet impulsif, anxieux et déprimé. Augmentation de toutes les sécrétions et excrétions avec mauvaise odeur. Ulcérations superficielles qui s'étendent rapidement. Aggravation la nuit, par la chaleur du lit, le froid humide, tous changements de temps, les transpirations, les sources de chaleur et de lumière. Amélioration par le repos, par la chaleur sèche, la température modérée.

Modalités d'utilisation

1. Stomatites. Angines. Oreillons. Entérocolites. Rhino-pharyngites. Furoncles du conduit auditif. Adénites.
2. Cystites aiguës.
3. Leucorrhées. Infections vaginales.

Domaine d'action

- Muqueuses digestives.
- Muqueuses rhyno-pharyngées.
- Muqueuses urinaires.
- Défenses immunitaires.

Synergie possible

Belladona, Mercurius corrosivus, Argentum nitricum.

Type sensible

Sujet ralenti au physique comme au psychique, agité et tremblant, peu actif, pâle et transpirant. Cependant, l'indication de Mercurius solubilis peut se rencontrer à tout âge, chez des personnes de morphotypes très différents.

Mezereum

Origine du remède

Daphné mézéréum ou bois-gentil dont on utilise l'écorce de la tige.

Actions dominantes et utilisation

Névralgies avec troubles de la sensibilité, hypersensibilité au toucher. Névralgies à la suite du zona. Névralgies faciales. Éruptions de vésicules, de pustules avec démangeaisons et suintement blanchâtre. Sinusite maxillaire avec écoulement brûlant, irritant. Aggravation la nuit, par la chaleur du lit, le froid humide, la disparition de l'éruption.

Domaine d'action

- Le système nerveux périphérique.
- Le système immunitaire.
- La peau.

Synergie possible

Kalmia, Chamomilla, Staphysagria.

Millefolium

Millefolium en bref

Bon remède de toutes les hémorragies.

Origine du remède

La plante entière fleurie appelée millefeuille.

Actions dominantes

Hémorragies de sang rouge sans douleur et sans anxiété.

Modalités d'utilisation

Hémorragies spontanées ou traumatiques quel que soit le siège : nez, larynx, poumons, bouche, estomac, intestin, rein, vessie, utérus.

Domaine d'action

Le sang et le système veineux.

Synergie possible

Arnica, Ledum palustre.

Momordica

Origine du remède

Momordica balsamina dont on utilise le fruit.

Actions dominantes et utilisation

Douleur de l'angle gauche du côlon (région sous-costale gauche) par accumulation de gaz.

Domaine d'action

Le côlon.

Synergie possible

Raphanus, Lycopodium.

Morbillinum

Origine du remède

Biothérapique fabriqué à partir de sécrétions buccales d'un malade atteint de rougeole.

Actions dominantes et utilisation

Action très limitée aux suites de rougeole et aux effets secondaires de la vaccination contre la rougeole. Ne pas utiliser pendant ou au décours proche de la maladie.

Domaine d'action

Les défenses immunitaires.

Moschus

En bref

Grand remède des manifestations hystériques.

Origine du remède

Le musc, sécrétion d'une glande du chevrotin mâle.

Actions dominantes

Hypersensibilité, spasmes (boule dans la gorge, tendance à la suffocation et aux évanouissements) et excitation sexuelle très importante.

Signes secondaires

Tendance à l'évanouissement. Alternance de pleurs et de fous rires. Besoin constant de faire une inspiration profonde. Aggravation par le froid. Amélioration par le grand air et les frictions.

Modalités d'utilisation

1. Tous les phénomènes nerveux paroxystiques de type hystérique.
2. La nymphomanie (très grande excitation sexuelle chez la femme).
3. Les troubles des règles d'origine nerveuse avec évanouissements.

Domaine d'action

- Système nerveux central.
- Sphère génitale féminine.

Synergie possible

Platina, Murex.

Murex

En bref

Remède de l'excitation sexuelle chez la femme.

Origine du remède

Une glande desséchée de ce mollusque.

Actions dominantes

Congestion des organes génitaux féminins avec excitation sexuelle considérable.

Signes secondaires

Pesanteur au niveau du bas-ventre. Pertes vaginales épaisses. Cycle menstruel raccourci.

Modalités d'utilisation

1. Excitation sexuelle.
2. Troubles des règles et du cycle hormonal.

Domaine d'action

- Sphère sexuelle féminine.
- Organes génitaux féminins.

Synergie possible

Moschus, Lilium tigrinum.

Muriaticum acidum

Origine du remède

L'acide chlorhydrique.

Actions dominantes et utilisation

Allergie au soleil avec vive réaction inflammatoire de la peau (lucite). Bouche sèche, ulcérée. Inflammation de l'anus, hémorroïdes douloureuses au moindre contact. Aggravation par le contact, au soleil. Ce remède peut être pris à titre préventif avant les vacances d'été, par les sujets très sensibles au soleil.

Domaine d'action

La peau et les muqueuses.

Synergie possible

Sulfur.

Mygale

Origine du remède

Mygale vivant à Cuba dont on utilise l'animal entier.

Actions dominanteset utilisation

Tics surtout de la face, agitation motrice incontrôlable, spasmes rythmés.

Domaine d'action

Le système nerveux central.

Synergie possible

Tarentula hispanica, Agaricus, Kalium bromatum, Cuprum.

Myristica

Origine du remède

Arbrisseau d'Amérique du Nord dont on utilise le suc de l'écorce.

Actions dominantes et utilisation

Abcès, panaris dont le remède accélère la formation du pus, sa collection et son élimination.

Domaine d'action

Le système immunitaire.

Synergie possible

Hepar sulfur, Pyrogenium, Calendula.

N

Naja

Origine du remède

Le cobra encore appelé serpent à lunettes dont on utilise le venin.

Actions dominantes et utilisation

Douleur constrictive de la région cardiaque de type angine de poitrine, avec troubles du rythme du cœur (ralentissement) et troubles respiratoires. Maux de tête au niveau temporal avec sensations de battements. Douleurs de l'ovaire gauche. Dépression anxieuse avec pulsions suicidaires. Aggravation la nuit, après le sommeil, couché sur le côté gauche.

Domaine d'action

- Le cœur.
- Le système nerveux central.

Synergie possible

Aconitum, Cactus, Lachesis, Kalmia.

Naphtalinum

Naphtalinum en bref

- Rhinites avec nombreux éternuements.
- Cataracte.

Origine du remède

Le naphtalène extrait des huiles lourdes.

Actions dominantes

Irritation de la muqueuse respiratoire. Opacification du cristallin.

Modalités d'utilisation

1. Rhinite avec de nombreux éternuements et écoulements irritants du nez et des yeux. Asthme amélioré par l'air. Rhinite spasmodique avec écoulement irritant du nez et des yeux.
2. Cataracte.

Domaine d'action

- Le rhinopharynx.
- Les yeux.

Synergie possible

Allium cepa, Euphrasia, Calcarea fluorica.

Natrum carbonicum

En bref

- Les dépressions.
- Les diarrhées explosives.
- Les entorses à répétition.

Origine du remède

Le carbonate de sodium.

Actions dominantes

Asthénie nerveuse et psychique avec tristesse, lenteur d'idéation, dépression et frilosité. Intolérance à l'effort intellectuel. Hypersensibilité sensorielle. Troubles de la nutrition avec faiblesse musculaire et laxité des articulations. Flatulence. Diarrhées explosives jaune orangé, déclenchées par le lait, les féculents.

Signes secondaires

Maux de tête au moindre effort. Faiblesse et craquement des articulations. Aggravation par la chaleur et le froid, le soleil, le temps orageux, la pleine lune, l'activité intellectuelle, le bruit, la musique. Aggravation horaire vers 5 h du matin et 23 h. Amélioration par le mouvement.

Modalités d'utilisation

1. Les dépressions avec les circonstances décrites ci-dessus.
2. Les diarrhées qui apparaissent en climat chaud suite à des insolations ou par intolérance à la chaleur.
3. Les entorses répétées avec œdème modéré de la cheville.

Domaine d'action

- Système nerveux central.
- Les intestins.
- Le système articulaire.

Synergie possible

Staphysagria, Calcarea fluorica, Lachesis, Iodum, Kalium phosphoricum.

Type sensible

Sujet pléthorique, à la peau infiltrée, souvent voûté, faible sur le plan psychique et paresseux.

Natrum muriaticum

En bref

- Remède majeur (polychreste).
- Assimilation et nutrition. Amaigrissement.
- Faiblesse physique et psychique. Convalescence.
- Eczéma. Verrues. Acné.
- Puberté masculine.
- Spasmophilie.
- Dépression.

Origine du remède

Le sel marin (chlorure de sodium).

Actions dominantes

Sur la nutrition avec blocage de l'assimilation, amaigrissement de la partie haute du corps, hyperacidité gastrique, anémie, urémie. Sur les muqueuses : sécheresse très marquée ou écoulement excessif de mucus de consistance anormale. Peau sèche localement huileuse par augmentation de la sécrétion des glandes. Dépression.

Signes secondaires

Faiblesse physique et psychique, irritabilité. Désir anormal de sel. Grande soif pour de petites quantités d'eau. Grand appétit souvent sans prise de poids. Aggravation par la consolation, la chaleur, le soleil, vers 10 h du matin, au bord de la mer, l'été par le travail intellectuel, par excès de prise de sel. Amélioration par le grand air, la transpiration.

Modalités d'utilisation

1. Les amaigrissements, les asthénies. Les convalescences de maladies aiguës ou très fatigantes. Les états de déshydratation.
2. Certains eczémas localisés au bord du cuir chevelu et sur les plis de flexion des articulations. Herpès suite de maladies aiguës. Urticaire chronique. Les verrues des paumes des mains et des plis des doigts. Certaines acnés juvéniles.
3. Les états dépressifs avec retentissement sur l'état général. Déceptions sentimentales. Les difficultés scolaires. Les maux de tête des étudiants.
4. La spasmophilie.
5. Digestions difficiles avec constipation.
6. Le rhume des foins. Certains asthmes. Les rhino-pharyngites récidivantes de l'enfant.

Domaine d'action

- L'état général.
- Les problèmes de dénutrition.
- La peau.
- Les défenses immunitaires.
- Le psychisme.

Synergie possible

Sepia, Silicea, Gelsemium, Ignatia.

Type sensible

Sujet émotif, facilement anxieux, morose plus que triste, irritable, maladroit, susceptible et agressif vis-à-vis de son entourage. Grande difficulté de communication bien qu'il soit très réceptif à ce qu'on lui dit. Il vit généralement en état de dépression larvée depuis l'enfance ce qui contribue à le rendre très sensible aux influences de l'environnement.
Maigre, efflanqué malgré un solide appétit, il a la peau sèche et les cheveux ternes et cassants.

Natrum sulfuricum

En bref

- Remède des muqueuses : entérocolites avec diarrhées jaillissantes, broncho-pneumopathies aggravées par l'humidité.
- Action sur les troubles articulaires (rachis lombaire, genou, hanche)
- Action sur les traumatismes du crâne et du rachis.

Origine du remède

Le sulfate de sodium.

Actions dominantes

Irritation des muqueuses digestives et respiratoires. Enraidissement général des articulations. Verrues. Dépression.

Signes secondaires

Excrétions jaunâtres, épaisses et irritantes. Langue couverte d'un enduit brun et amer. Démangeaisons au déshabillage. Ballonnements avec coliques et diarrhées au lever, surtout après le petit déjeuner. Grande soif de boissons très froides. Aversion pour la viande et le pain. Aggravation par toute forme d'humidité. Amélioration par temps sec, après une selle abondante, en changeant de position.

Modalités d'utilisation

1. Les entérocolites avec selles diarrhéiques jaillissantes, aqueuses avec beaucoup de gaz. Les alternances de diarrhées et constipation.
2. Les broncho-pneumopathies aggravées par l'humidité avec sécrétion bronchique épaisse jaune verdâtre, abondante et douleur caractéristique à la base du poumon. L'asthme avec expectoration.
3. Les douleurs articulaires aggravées par l'humidité avec localisation préférentielle au rachis lombaire, aux genoux, à la hanche droite et aux chevilles.
4. Les suites de traumatisme du crâne et du rachis.
5. Les altérations de la peau avec de larges plaques très fines, translucides.
6. Les états dépressifs.

Domaine d'action

- Appareil respiratoire.
- Appareil digestif et intestinal.
- Système nerveux central.
- Système articulaire.

Synergie possible

Natrum carbonicum, Dulcamara, Rhus toxicodendron, Ruta, Arnica.

Type sensible

Sujet corpulent, adipeux, infiltré de cellulite surtout au niveau de l'abdomen, des fesses, des cuisses. Il est mou et lent mais aime changer de position. Très sensible au froid humide, il est très frileux, triste et déprimé.

Niccolum

Origine du remède

Le nickel.

Actions dominantes et utilisation

Migraines et névralgies des sujets épuisés nerveusement. Spasmes du larynx et de la trachée avec toux. Aggravation couché. Au réveil jusqu'à midi. Amélioration au grand air, après avoir mangé pour les maux de tête.

Domaine d'action

Le système nerveux.

Synergie possible

Phosphorus, Zincum, Manganum.

Nitricum acidum

Origine du remède

L'acide nitrique.

Actions dominantes

Ulcérations, fissures, brûlures au niveau des orifices naturels, à la jonction peau-muqueuse.

Signes secondaires

Irritabilité sur fond de dépression. Douleurs à type de piqûres d'aiguille ou d'épine. Faiblesse, frilosité et frissons. Écoulements irritants. Verrues. Aggravation par le froid et le bruit. Amélioration par le mouvement passif (en voiture et en train).

Modalités d'utilisation

1. Fissures anales.
2. Eczémas avec fissures. Verrues qui saignent facilement.
3. Affections génitales cutanéo-muqueuses. Aphtoses buccales.

Domaine d'action

- La jonction peau-muqueuse.
- La peau ; la muqueuse buccale.

Synergie possible

Antimonium crudum, Kalium bichromicum, Argentum nitricum.

Nux moschata

Nux moschata en bref

Faiblesse et dépression avec tendance à l'évanouissement.

Origine du remède

La noix muscade.

Actions dominantes

Dépression avec assoupissement et hébétude presque semblable à celle de l'opium et tendance aux évanouissements. Grande sécheresse de la peau et des muqueuses.

Signes secondaires

Brutales sautes d'humeur. Ballonnement abdominal considérable. Grande frilosité. Aggravation par le froid humide, par tout effort, par les émotions. Amélioration par le chaud.

Modalités d'utilisation

État général faible avec tendance à l'évanouissement surtout sur des sujets présentant des troubles de la digestion avec constipation et ballonnement.

Domaine d'action

- Système nerveux central.
- Système digestif et intestinal.

Synergie possible

Nux vomica.

Nux vomica

Nux vomica en bref

- Remède majeur (polychreste).
- Hypersensibilité et hyperexcitabilité.
- Hypertension.
- Troubles digestifs.
- Migraines.
- Sédentarité.

Origine du remède

La noix vomique, graine du vomiquier.

Actions dominantes

Hypersensibilité sensorielle suivie rapidement de convulsions. Hyperexcitabilité avec tendance spasmodique concernant surtout le système nerveux et l'appareil digestif.

Signes secondaires

Sujet irascible, impulsif, querelleur, toujours impatient, de mauvaise humeur le matin. Somnolence après le repas, améliorée par un court somme. Insomnies la nuit vers 3 ou 4 h du matin. Migraines suite à des excès de table. Langue chargée. Désirs d'alcool, de mets épicés, de condiments, de café. Aversion fréquente pour le pain et la viande. Troubles hépatiques dus aux excès. Constipation. Hémorroïdes. Éternuements spasmodiques le matin. Grande sensibilité aux odeurs. Écoulement du nez le jour, arrêt la nuit. Aggravation le matin au réveil, après les repas, par la colère, par l'effort intellectuel, par le café, par le vin, l'alcool et le tabac. Amélioration par le sommeil ininterrompu, par la chaleur, le temps humide et la sieste.

Modalités d'utilisation

1. Hypersensibilité générale. Insomnies et troubles de la mémoire des surmenés. Migraines des sédentaires.
2. Hypertension artérielle chez les sujets de type

Nux vomica.
3. Crampes et convulsions.
4. Troubles de la digestion et du transit suite à des excès de table. Constipation. Hémorroïdes. Alcoolisme.
5. Rhinites. Grippes avec accès fébriles.

Domaine d'action

- Système nerveux central.
- Psychisme.
- Système digestif.
- Foie.

Synergie possible

Ignatia, Gelsemium, Sulfur, Nux moschata.

Type sensible

Dominateur et hyperactif, ambitieux, querelleur et tatillon, excessif en tout jusqu'à la voracité, agressif, ce sujet conserve cependant, tant qu'il est équilibré, un excellent pouvoir d'adaptation. Sédentaire, il abuse volontiers et régulièrement du café, du vin, des alcools et du tabac.

Le prototype en est le chef d'entreprise toujours débordé et l'on trouve, sous ce type humain, de nombreux responsables sans diplômes, qui « se sont faits tout seuls ».

Souvent un peu trop gros, empâté par les excès de nourriture et la sédentarité, il est de type sanguin.

O-P

Oleander

Origine du remède

Le laurier-rose dont on utilise la feuille.

Actions dominantes et utilisation

Impétigo, eczéma suintant souvent localisé derrière les oreilles. Incontinence des urines et des selles. Paresse avec fatigue intellectuelle.

Domaine d'action

Les défenses immunitaires.

Synergie possible

Graphites, Mezereum, Agaricus.

Onosmodium

En bref

- Petit remède de l'impuissance et de la frigidité.
- Douleurs oculaires en cas de glaucome.

Origine du remède

La racine et les fruits de la plante.

Actions dominantes

Congestion et spasmes de l'utérus et des ovaires, congestion des seins. Douleurs aux mouvements du globe oculaire et maux de tête de la région occipitale et frontale suite à un effort oculaire ou à une presbytie ignorée. Troubles moteurs surtout au niveau des yeux et des membres inférieurs. Troubles de la coordination des mouvements. Impuissance avec perte de la libido (désir) et frigidité.

Signes secondaires
Aggravation par le surmenage scolaire, en lisant, dans l'obscurité. Amélioration par le repos et le sommeil.

Modalités d'utilisation
1. Douleurs lors des mouvements oculaires. Remèdes d'appoint dans certains glaucomes.
2. Perte du désir sexuel, impuissance et frigidité chez un sujet déprimé et manquant de coordination dans ses mouvements.

Domaine d'action
- Sphère sexuelle, masculine et féminine.
- L'œil.
- Système nerveux central.

Synergie possible
Ruta, Conium, Sepia, Agnus castus.

Opium

Origine du remède
Le pavot dont on utilise l'opium.

Actions dominantes et utilisation
Exaltation des sens, euphorie, hyperidéation et hypersensibilité. Somnolence, obnubilation, inhibition, absence de désir et de douleur. Congestion et accidents cérébraux. Épilepsie. Constipation paralytique et paralysie de la vessie. Aggravation par la peur, la chaleur, après le sommeil.

Domaine d'action
Le système nerveux central et périphérique.

Synergie possible
Gelsemium, Arnica, Nux vomica, Alumina, Bryonia.

Origanum

Origanum en bref
Excitation sexuelle chez la femme jeune.

Origine du remède
La plante entière avec les fleurs (marjolaine).

Actions dominantes
Excitation sexuelle chez la femme, nymphomanie avec rêves et fantasmes érotiques, démangeaisons des mamelons.

Signes secondaires
Pratique fréquente de la masturbation.

Modalités d'utilisation
Désirs de relations sexuelles avec excitation et rêves érotiques chez la jeune fille ou la femme jeune.

Domaine d'action
Sphère sexuelle chez la femme jeune.

Synergie possible
Platina, Murex, Lilium tigrinum.

Oscillococcinum 200

Oscillococcinum 200 en bref
Remède de la grippe, surtout au début.

Origine du remède
Autolysat filtré de foie et de cœur d'anas bochas (le canard), dynamisé à la 200e dilution korsakovienne.

Modalités d'utilisation
Ce remède semble d'une réelle efficacité dans le traitement de la grippe à son début.

Domaine d'action
Défenses immunitaires.

Synergie possible
Gelsemium, Eupatorium, Bryonia.

Oxalic acidum

Origine du remède
L'acide oxalique.

Actions dominantes et utilisation
Calculs rénaux de nature oxalique. Cyanose des membres inférieurs et des mains. Aggravation par les aliments riches en oxalates : chocolat, café, oseille, fraise, épinards, rhubarbe.

Domaine d'action
- L'appareil urinaire.
- La microcirculation.

Synergie possible
Sulfur, Berberis.

Paeonia

Origine du remède
La pivoine dont on utilise la racine.

Actions dominantes et utilisation
Hémorroïdes saillantes, avec inflammations suintantes et douleurs aiguës à type d'échardes. Fissures et fistules anales. Cauchemars.

Domaine d'action
Le système veineux hémorroïdaire.

Synergie possible
Aloe, Nitricum acidum, Ratanhia, Sulfur (contre les cauchemars).

Palladium

Origine du remède
Le palladium métal.

Actions dominantes et utilisation
Douleur aiguë de l'ovaire droit. Tempérament orgueilleux avec sentiment d'injustice et d'ingratitude. Aggravation par les mauvaises nouvelles. Amélioration par la pression forte sur la région douloureuse, par la vie mondaine.

Domaine d'action
- Système génital féminin.
- Le psychisme.

Synergie possible
Platina, Staphysagria, Bryonia, Lycopodium.

Paratyphoïdinum B

En bref
Remède des intoxications alimentaires avec diarrhées.

Origine du remède
Biothérapique fabriqué à partir de lysat de culture de salmonella paratyphy B, sans addition d'antiseptique.

Modalités d'utilisation
Les intoxications alimentaires avec diarrhées abondantes, surtout s'il s'agit d'intoxications par les coquillages.

Domaine d'action
- Défenses immunitaires.
- Système intestinal.

Synergie possible
Podophyllum, Arsenicum album, Veratrum album.

Pareira brava

Pareira brava en bref
Colique néphrétique et infections urinaires.

Origine du remède
La racine sèche de cette liane d'Amérique du Sud.

Actions dominantes
Colique néphrétique, lithiase rénale et infection urinaire.

Signes secondaires
Gros efforts nécessaires pour uriner malgré des besoins fréquents. Infections urinaires chez des sujets en rétention d'urine. Amélioration en chien de fusil (les genoux contre la poitrine).

Modalités d'utilisation
1. La colique néphrétique.
2. L'infection urinaire chez des patients atteints de troubles de la prostate, de rétrécissements urétraux ou de lithiase.

Domaine d'action
- L'arbre urinaire.
- Les défenses immunitaires.

Synergie possible
Berberis.

Paris quadrifolia

Origine du remède
La plante que l'on utilise entière.

Actions dominantes et utilisation
Maux de tête au niveau du front et des orbites. Sensation d'yeux tirés en arrière. Névralgies cervicales (torticolis). Propos abondants, incohérents.

Domaine d'action
Le système nerveux.

Synergie possible
Lachnantes, Lachesis.

Penicillinum

Origine du remède
La pénicilline dont on utilise le sel de sodium.

Actions dominantes et utilisation
Infections persistantes, convalescences traînantes, furonculose.

Domaine d'action
Les métabolismes et les défenses immunitaires.

Synergie possible
Manganum, China.

Pertussinum

Origine du remède
Biothérapique préparé à partir d'expectorations d'un malade atteint de coqueluche.

Actions dominantes et utilisation
Coqueluche et toux de la coqueluche. Vient en appoint de tous les remèdes de la coqueluche.

Domaine d'action
- Les défenses immunitaires.
- L'appareil respiratoire.

Petroleum

Petroleum en bref
Remède des crevasses et fissures de la peau et du mal des transports.

Origine du remède
Le pétrole blanc.

Actions dominantes

Sécheresse de la peau avec épaississement corné, irritation et eczémas fissuraires. Toux, trachéo-bronchites. Troubles visuels. Nausées, irritation et sécrétion des muqueuses digestives et diarrhée.

Signes secondaires

Alternance des troubles cutanés et digestifs. Frilosité et sensation de froid par endroits localisés. Faim dévorante aggravée la nuit. Sueur fétide des aisselles, des organes génitaux et des pieds. Vertiges et nausées durant les transports améliorés en fermant les yeux. Aggravation par le froid, surtout en hiver, par le chou et la choucroute. Amélioration en mangeant, par la chaleur, en été.

Modalités d'utilisation

1. Crevasses, fissures des doigts, eczémas dus aux hydrocarbures.
2. Diarrhées dues au chou.
3. Mal des transports.

Domaine d'action

- Oreille interne.
- Peau.
- Système intestinal.

Synergie possible

Nitricum acidum, Cocculus.

Phellandrium

Origine du remède

La phellandrie dont on utilise le fruit.

Actions dominantes et utilisation

Suppurations pulmonaires. Bronchite chronique des fumeurs.

Domaine d'action

Les défenses immunitaires.

Synergie possible

Hepar sulfur et Antimonium tartaricum.

Phenobarbital

Origine du remède

Le médicament classique phénobarbital.

Actions dominantes et utilisation

Démangeaisons, urticaire chronique, œdème de Quincke, intolérance aux crustacés. Dépression avec somnolence et phases d'excitation.

Domaine d'action

- La peau.
- Le système nerveux.

Synergie possible

Urtica urens, Lycopodium, Apis mel.

Phleum pratense

Phleum pratense en bref

Remède des rhumes des foins tardifs.

Origine du remède

La plante entière de la fléole des prés.

Actions dominantes

Rhume des foins avec démangeaisons des narines et des yeux, éternuements fréquents et tendance à faire des crises d'asthme.

Modalités d'utilisation

L'action est la plus nette sur les rhumes des foins qui débutent tardivement en juillet.

Domaine d'action

- Les défenses immunitaires.
- Les muqueuses de l'appareil respiratoire.

Synergie possible

Histaminum, Pollens.

Phosphoricum acidum

Phosphoricum acidum en bref

- Dépressions graves.
- Diarrhées chroniques indolores.
- Troubles osseux de l'enfant et de l'adolescent.

Origine du remède

L'acide phosphorique concentré.

Actions dominantes

Dépression du système nerveux avec asthénie et tendance à la désinsertion du milieu social, refus de communiquer, indifférence. Sueurs nocturnes. Faiblesse sexuelle après excès. Diarrhées avec gaz, indolores, contenant des aliments non digérés. Décalcification osseuse.

Signes secondaires

Maux de tête à la nuque et au sommet du crâne. Somnolence pendant la journée et insomnie nocturne malgré un grand désir de sommeil. Aggravation par les contrariétés, les excès, le bruit. Pour la diarrhée, par les fruits et aliments acides. Amélioration par le sommeil.

Modalités d'utilisation

1. Dépression avec coupure vis-à-vis du monde extérieur survenant dans les suites de contrariété ou de grand chagrin.
2. Diarrhées chroniques, indolores et sans épuisement.
3. Troubles osseux de la croissance.

Domaine d'action

- Système nerveux central. Psychisme.
- Appareil intestinal.

Synergie possible

Natrum carbonicum, Staphysagria, Kalium phosphoricum, Calcarea phosphorica, Silicea.

Type sensible

Grand adolescent maigre, fatigable, avec tendance à l'indifférence, souffrant fréquemment du dos et de diarrhées chroniques.

Phosphorus

En bref

- Remède majeur (polychreste).
- États hémorragiques.
- Hépatites.
- Néphrites.
- Congestion pulmonaire.
- Vertiges.
- Polynévrites.
- Hypersensibilité.

Origine du remède

Le phosphore blanc.

Actions dominantes

Sur tous les tissus nobles de l'organisme avec une prédilection pour le foie, les poumons et les reins. Perte de l'appétit, douleurs d'estomac, diarrhées, coliques intestinales. Anxiété, agitation, hypersensibilité, douleurs brûlantes. Gros foie et albumine dans les urines.

Signes secondaires

Tendance hémorragique. Congestion de la tête et vertiges. Désir de sel et d'aliments salés. Désirs de boissons et d'aliments froids. Besoin de manger durant la nuit. Aggravation par tout exercice mental ou physique, les émotions fortes, la solitude, le surmenage, pendant l'orage, au crépuscule, par le froid, couché sur le côté gauche. Amélioration après avoir dormi, dans une ambiance stimulante, dans l'obscurité, en mangeant, par la friction et le massage.

Modalités d'utilisation

1. Les états hémorragiques de toutes origines.
2. Les états de dégénérescence hépatique et notamment l'hépatite virale et les cirrhoses, les pancréatites aiguës.
3. Les polynévrites éthyliques.
4. Les congestions pulmonaires (notamment virales).
5. Les néphrites aiguës.
6. Les vertiges du vieillard.
7. Les insuffisances cardiaques droites.

Domaine d'action

- Le sang.
- Le foie.
- Le poumon.
- Le rein.
- Le système nerveux.
- Le psychisme.

Synergie possible

Arsenicum album, Ferrum phosphoricum, Lachesis.

Type sensible

Rêveur impénitent, peu attentif à la réalité, il vit dans son nuage. Intuitif, imaginatif, grand émotif, très attaché à une certaine qualité de l'esthétique, il fonctionne plus par impulsion soudaine que par activité soutenue. Hypersensible aux bruits, aux odeurs, à la lumière, à l'ambiance d'un lieu, il choisit de s'adapter en se retranchant dans son monde. Il se présente toujours habillé avec une certaine recherche. Il est fréquemment grand et maigre, élancé, avec un thorax long, mince et très développé. Son visage est souvent de forme triangulaire. Sa peau est pâle mais rougit facilement en cas d'excitation.

Physostigma

Origine du remède

La fève de calabar dont on utilise la graine.

Actions dominantes et utilisation

Spasmes des yeux. Difficultés d'accommodation. Spasmophilie avec crises de tétanie. Aggravation par la fatigue oculaire.

Domaine d'action

Le système nerveux.

Synergie possible

Ignatia, Gelsemium, Ruta.

Phytolacca decandra

Phytolacca en bref

Remède des pharyngites des chanteurs, des mastoses. Action dans quelques rhumatismes.

Origine du remède

La plante entière y compris les fruits mûrs.

Actions dominantes

Inflammation de la muqueuse du pharynx. Nodules douloureux des glandes mammaires. Douleurs des tissus osseux et fibreux. Rhumatismes.

Signes secondaires

Sensations de meurtrissures. Douleur de la gorge irradiant vers les oreilles. Aggravation la nuit, par le froid humide, par le mouvement. Amélioration couché.

Modalités d'utilisation

1. Angines, pharyngites des chanteurs.

2. Douleurs avant les règles. Mastose.
3. Rhumatismes.

Domaine d'action

- Le rhinopharynx.
- La sphère génitale féminine.
- Le système articulaire.

Synergie possible

Ruta, Rhus toxicodendron, Belladona, Mercurius solubilis, Folliculinum, Argentum nitricum.

Picric acidum

En bref

Petit remède de l'eczéma du conduit auditif.

Origine du remède

L'acide picrique.

Actions dominantes

Excitation génitale et sexuelle avec érection violente, douloureuse et prolongée sans désirs sexuels (priapisme) suivie de dépression nerveuse. Furoncles de petite taille.

Modalités d'utilisation

1. Petits furoncles du conduit auditif qui surviennent sur un eczéma.
2. Priapisme.

Domaine d'action

- Le conduit auditif.
- Les organes génitaux masculins.

Plantago

Origine du remède

Le grand plantain dont on utilise la plante entière fleurie.

Actions dominantes et utilisation

Énurésie nocturne de l'enfant (avec résultats très inconstants). Névralgie dentaire.

Domaine d'action

Le système nerveux.

Synergie possible

Natrum muriaticum, Opium.

Platina

Platina en bref

- Hyperexcitabilité sexuelle.
- Surestimation du moi.
- Crampes, spasmes.
- Constipation en voyage.

Origine du remède

Le platine.

Actions dominantes

Excitation sexuelle physique et mentale avec hypersensibilité des organes génitaux. Douleurs constrictives apparaissant et disparaissant progressivement. Douleurs ovariennes. Tendance à mépriser l'entourage. Constipation en voyage.

Signes secondaires

Surestimation de moi, orgueil. Aggravation par le toucher, par la pression, par la peur, par le refoulement sexuel. Amélioration en marchant.

Modalités d'utilisation

1. Excitation sexuelle surtout chez la femme.
2. Crampes, spasmes divers et névralgies notamment les règles douloureuses.
3. La constipation en voyage.

Domaine d'action

- La sphère sexuelle chez la femme.
- Le système neuromusculaire.

Synergie possible

Lilium tigrinum, Origanum.

Type sensible

Bien que des hommes puissent répondre à cette typologie, le sujet Platina est préférentiellement une femme à la personnalité égocentrique, à la féminité provocante, toujours très soignée, aux tenues voyantes et clinquantes, ou à la sobriété vestimentaire étudiée, très bon chic bon genre. Continuellement préoccupée d'elle-même, elle ne peut exercer une profession que si elle lui permet d'être remarquée, voire adulée.

Terriblement narcissique, elle met tout en œuvre pour provoquer le désir et séduire. Son humeur très variable est une preuve supplémentaire de cette ambiguïté psychique.

Plumbum

Origine du remède

Le plomb.

Actions dominantes et utilisation

Constipation spasmodique. Sub-occlusion. Névralgies et paralysies. Hypertension des artérioscléreux. Aggravation par le mouvement. Amélioration par la pression forte.

Domaine d'action

Le système nerveux central.

Synergie possible

Bryonia, Alumina, Causticum, Nux vomica, Phosphorus.

Podophyllum peltatum

En bref

Grand remède des diarrhées débutantes.

Origine du remède

La racine de la podophylle.

Actions dominantes

Congestion, irritation et hypersécrétion du foie et de l'intestin. Diarrhées. Congestion, inflammation et gonflement de l'ovaire droit.

Signes secondaires

Sensation de grande faiblesse après les selles. Alternance de maux de tête et diarrhée, et de constipation et diarrhée. Latéralité droite. Soif de grandes quantités d'eau froide. Aggravation par le temps chaud, le matin, pendant la dentition. Amélioration couché sur l'abdomen.

Modalités d'utilisation

1. Diarrhées estivales et de la dentition, abondantes, aqueuses ou muqueuses, souvent fétides, suivies d'une grande faiblesse.
2. Migraine alternant avec de la diarrhée qui, généralement, soulage.
3. Ovarite droite avec diarrhée et colique.

Domaine d'action

- Système nerveux central.
- Système intestinal.
- Organes génitaux féminins.

Synergie possible

China, Arsenicum album.

Pollens

Origine du remède

Un ensemble de pollens de fleurs diverses.

Actions dominantes et utilisation

Les allergies respiratoires et singulièrement le rhume des foins.

Domaine d'action
Le système immunitaire.

Synergie possible
Histaminum, Poumon-Histamine, ACTH.

Polygonum aviculaire

Origine du remède
La renouée des oiseaux dont on utilise la plante entière fleurie.

Actions dominantes et utilisation
Rhumatismes des deuxièmes phalanges des doigts. Aggravation par l'humidité.

Domaine d'action
Les articulations de la main.

Synergie possible
Actea spicata.

Prunus spinosa

En bref
Remèdes du zona ophtalmique et des névralgies faciales.

Origine du remède
Le prunellier.

Actions dominantes
Névralgies ou spasmes localisés de préférence à l'appareil oculaire, à la vessie et au cœur.

Signes secondaires
Douleur du globe oculaire avec sensation d'éclatement. Névralgie de la face et des dents. Toutes ces douleurs déclenchent une difficulté respiratoire. Troubles urinaires douloureux avec besoin pressant d'uriner. Aggravation par le toucher, par les secousses. Amélioration la nuit.

Modalités d'utilisation
1. Le zona ophtalmique. Le glaucome.
2. Les névralgies faciales.
3. Troubles urinaires avec spasmes qui empêchent d'uriner.

Domaine d'action
- L'œil et les défenses immunitaires.
- Le système nerveux périphérique.

Synergie possible
Hypericum.

Psorinum

En bref
- Remède majeur (biothérapique).
- Faiblesse générale.
- Sécrétions de mauvaise odeur.
- Éruptions et démangeaisons.
- Allergie.
- Périodicité et alternance de différentes maladies.

Origine du remède
Biothérapique préparé à partir du contenu des lésions de gale prélevées sur des malades non traités.

Actions dominantes
Faiblesse générale aussi bien physique que psychique. Sécrétions de mauvaise odeur. Alternance de différentes maladies qui durent chacune de longues périodes.

Signes secondaires
Extrême frilosité même en été. Fringale pendant les migraines et surtout la nuit. La peau est d'aspect sale, grasse, parfois rugueuse. Les sueurs sont abondantes au moindre effort et malodorantes au niveau des pieds. Les éruptions provoquent des démangeaisons intenses aggravées par

la chaleur du lit et le lavage. Aggravation par le froid, en hiver, par le courant d'air, le contact de la laine, par la suppression d'une éruption. Amélioration par la chaleur (sauf les démangeaisons), en mangeant, l'été, en s'enveloppant chaudement, couché, la veille d'une crise.

Modalités d'utilisation

1. Maladies qui reviennent à intervalles réguliers et qui alternent les unes avec les autres. Tendance aux rhino-pharyngites, otites, bronchites à répétition, à recrudescence hivernale. Rhinites allergiques (rhume des foins).
2. Migraines périodiques.
3. Éruptions périodiques.

Domaine d'action

- L'état général.
- Les défenses immunitaires.
- La peau.

Type sensible

Individus très maigres, très frileux, dont la peau est d'apparence sale. Pessimistes et introvertis. Souvent déprimés, ils ont peur de l'avenir et lorsqu'ils sont malades, ils sont sûrs d'être incurables.

Ptelea

Origine du remède

L'orme de Samarie dont on utilise l'écorce de tige récoltée sur les jeunes rameaux.

Actions dominantes et utilisation

Mauvais fonctionnement du foie et de la vésicule avec douleurs, maux de tête, constipation ou diarrhée.

Domaine d'action

Le foie et la vésicule.

Pulsatilla

En bref

- Remède majeur (polychreste).
- Inflammation des muqueuses.
- Rhino-pharyngites à répétition.
- Mauvaise circulation. Varices.
- Digestion lente.

Origine du remède

La plante entière fleurie de l'anémone pulsatille.

Actions dominantes

Inflammation des muqueuses avec écoulement jaune, épais, non irritant et congestion veineuse surtout aux extrémités.

Signes secondaires

Douleurs changeantes : « Tout est variable chez Pulsatilla. » Désirs de fraîcheur, de grand air, d'aliments frais. Aversion pour les aliments chauds et gras. Digestion lente et difficile. Ballonnements, renvois. Diarrhées avec selles extrêmement variables (jamais deux selles semblables). Rhumes fréquents avec perte de goût et de l'odorat. Enrouement capricieux. Toux sèche la nuit, grasse le jour. Règles en retard, peu abondantes, de sang noir. Écoulement plus abondant le jour que la nuit. Douleurs dans les reins au moment des règles. Leucorrhées épaisses, jaunâtres. Varices avec petites douleurs lancinantes. Extrémités rouge violacé. Éruption du type de la rougeole. Aspects marbré, cyanosé et violacé des engelures et de certains ulcères. Aggravation par la chaleur, dans une chambre chaude, par le repos, par les aliments gras, à la puberté, le matin, le soir, au début du mouvement. Amélioration par le grand air, par les applications froides, par le mouvement lent, par la consolation, la sympathie.

Modalités d'utilisation

1. Digestion lente avec ballonnements.
2. Rhino-pharyngites à répétition. Bronchites itératives. Bronchites à la phase d'expectoration. Otites purulentes.
3. Troubles des règles de la puberté. Leucorrhées épaisses, jaunâtres. Ovarites.
4. Varices, ulcères variqueux et mauvaise circulation des extrémités.
5. Engelures.

Domaine d'action

- Système digestif.
- Système veineux.
- Système génital.
- Sphère O.R.L.
- Psychisme.

Synergie possible

Ignatia, Gelsemium, Sepia, Natrum muriaticum.

Type sensible

Le sujet Pulsatilla est préférentiellement une femme très émotive, timide parfois jusqu'à l'extrême, en quête de protection et d'amour. Elle ne vit que dans la dépendance d'un ou de plusieurs autres car elle a peur de la solitude qu'elle vit comme un abandon. Cette avidité affective la pousse, même adulte, à se laisser « dorloter » par sa mère ou son conjoint. Cependant, dans un environnement protecteur, elle saura exprimer ses possibilités avec courage, générosité et même obstination. D'aspect assez frêle, facilement frileuse, elle rougit à la moindre émotion. Elle aime le grand air et souffre dans une pièce surchauffée. Sujette aux troubles du système veineux, elle présente facilement des extrémités rouges et bleutées, froides, voire glacées, et des engelures.

Pyrogenium

En bref

Remède majeur de tous les états infectieux.

Origine du remède

Biothérapique préparé à partir d'une putréfaction de viande de bœuf.

Actions dominantes

Un état fébrile avec septicémie. États infectieux graves avec grande agitation.

Modalités d'utilisation

Cent années de pratique ont permis d'étendre l'utilisation de Pyrogenium à tous les états inflammatoires avec tendance à la suppuration et même à la prévention de ces états.

Domaine d'action

Les défenses immunitaires.

Synergie possible

Avec tous les remèdes des inflammations et des infections.

Q-R

Quebracho

Origine du remède
Plante qui pousse au Brésil.

Actions dominantes
Encombrement bronchique par sécrétions bronchiques épaisses avec oppression et troubles respiratoires.

Modalités d'utilisation
1. Excellent remède pour fluidifier les expectorations.
2. Bronchites surtout chroniques. Asthme avec expectoration. Emphysème.

Domaine d'action
- Les muqueuses respiratoires.
- Les défenses immunitaires.

Synergie possible
Hepar sulfur, Silicea, Kalium bichromicum, Pulsatilla.

Radium bromatum

En bref
Remède des démangeaisons sans cause et des cicatrices chéloïdes.

Origine du remède
Le bromure de radium.

Actions dominantes
Irritation cutanée avec démangeaisons et brûlures qui évoluent vers l'ulcération avec, parfois, atrophies ou apparitions de tumeurs dures. Irritation de la trachée, du tube digestif. Chute de la tension artérielle. Diminution des globules blancs. Douleurs articulaires et osseuses surtout au niveau de la colonne vertébrale.

Signes secondaires
Cicatrices chéloïdes, épaisses, indurées. Cors. Durillons. Verrues plantaires.

Modalités d'utilisation
1. Démangeaisons violentes sans causes.
2. Cicatrices chéloïdes. Toutes les indurations et les excroissances de la peau.
3. Douleurs matinales de la région lombaire.

Domaine d'action
- La peau.
- Le système immunitaire.
- Métabolisme cellulaire général.

Synergie possible
Graphites, Antimonium crudum.

Rana bufo

En bref
Petit remède du retard mental de l'enfant et des lymphangites.

Origine du remède
Le liquide venimeux contenu dans les glandes situées sur les parties latérales du dos du crapaud.

Actions dominantes
Inflammations localisées avec douleurs brûlantes et suppurations cutanées. Spasmes et crampes suivis de convulsions. Excitation sexuelle puis obnubilation cérébrale avec abrutissement.

Signes secondaires
Infantilisme psychique. Aggravation à la chaleur et par le bruit. Amélioration au frais.

Modalités d'utilisation
1. Les lymphangites. Les panaris.
2. L'excitation sexuelle violente.

Domaine d'action
- Le système nerveux central et le psychisme.
- Le système lymphatique.

Ranonculus bulbosus

En bref
Les douleurs du zona intercostal et ses séquelles.

Origine du remède
La plante entière fleurie du bouton-d'or.

Actions dominantes
Éruption cutanée de vésicules contenant un liquide mélangé de sang, de couleur bleuâtre ressemblant à l'herpès. Douleurs musculaires intercostales aiguës.

Signes secondaires
Démangeaisons intenses, brûlantes. Aggravation au changement de temps et de température, par le mouvement, au toucher même léger.

Modalités d'utilisation
1. Névralgies intercostales du zona.
2. Douleurs séquellaires suite au zona.
3. Douleurs de la plèvre après épanchement de celle-ci.

Domaine d'action
- La peau.
- Le système nerveux périphérique.
- Les défenses immunitaires.

Synergie possible
Rhus toxicodendron, Arsenicum album, Croton tiglium.

Raphanus sativus niger

En bref
Troubles intestinaux avec rétention des matières et des gaz, notamment après une intervention.

Origine du remède
La racine du radis noir.

Actions dominantes
Accumulation de gaz intestinal, distension abdominale, impossibilité d'émettre ces gaz. Excitation sexuelle chez la femme.

Modalités d'utilisation
1. Crise de gaz après opération.
2. Tous les troubles intestinaux avec rétention de matières et de gaz.

Domaine d'action
L'appareil intestinal.

Synergie possible
Opium.

Ratanhia

Ratanhia en bref
Bon remède des hémorroïdes et fissures anales suite à une constipation.

Origine du remède
La racine de Krameria triandra.

Actions dominantes
Irritation douloureuse de l'anus et du rectum.

Signes secondaires

Douleurs aiguës et brûlantes, comme des coups d'aiguille pendant et après les selles. Hémorroïdes apparentes, douloureuses et brûlantes. Aggravation par l'effort physique, par la défécation. Amélioration par l'eau froide.

Modalités d'utilisation

1. Constipation avec douleurs et brûlures anales après les selles.
2. Hémorroïdes. Fissures anales. Inflammation de l'anus et du rectum.

Domaine d'action

Le système veineux hémorroïdaire.

Synergie possible

Arnica, Aesculus, Hamamelis, Nux vomica.

Rauwolfia serpentina

Origine du remède

La chandra (contreforts de l'Himalaya) dont on utilise la racine.

Actions dominantes et utilisation

Congestion et hypertension. Difficultés à la miction et prostatite. Perte du désir sexuel chez l'homme et impuissance. Dépression.

Domaine d'action

- Le système vasculaire.
- L'appareil urinaire et les organes sexuels chez l'homme.

Synergie possible

Sulfur, Aurum, Glonoïnum.

Rheum

Origine du remède

La rhubarbe dont on utilise le rhizome frais.

Actions dominantes et utilisation

Diarrhée aiguë d'odeur acide surtout l'été après consommation de fruits ou pendant la dentition. Aggravation par les fruits acides. Amélioration plié en deux, par la chaleur.

Domaine d'action

L'intestin.

Synergie possible

Senna, Aloe, Chamomilla.

Rhododendron

Origine du remède

Le rhododendron dont on utilise les feuilles et boutons floraux secs.

Actions dominantes et utilisation

Rhumatismes et névralgies aggravés par l'orage. Aggravation par l'humidité, par l'immobilité et au début du mouvement, par la fatigue. Amélioration par le temps sec et chaud, par la mobilisation.

Domaine d'action

Le système ostéo-articulaire.

Synergie possible

Rhus toxicodendron, Kalmia, Phosphorus, Psorinum, Sepia, Lachesis.

Rhus toxicodendron

En bref

Grand remède des rhumatismes, des éruptions vésiculeuses et de la grippe.

Origine du remède

Le sumac vénéneux.

Actions dominantes

Apparition d'œdèmes et de vésicules cutanées. Irritation des muqueuses. Raideurs et courbatures douloureuses des articulations, améliorées par le mouvement. Dépression.

Signes secondaires

Grande sensibilité à l'air froid. Agitation avec changement constant de position. Langue chargée, douloureuse avec triangle rouge à la pointe. Aggravation au repos, par le temps froid, humide et pluvieux, la nuit, couché du côté douloureux. Amélioration par le mouvement, en changeant de position, par le temps chaud et sec.

Modalités d'utilisation

1. Rhumatismes provoqués par le froid, entorses, luxations, excès musculaires.
2. Herpès. Zona. Eczémas.
3. La grippe avec douleurs articulaires.

Domaine d'action

- Le système articulaire.
- La peau.
- Les défenses immunitaires.

Synergie possible

Ruta, Arnica, Ranonculus bulbosus, Oscillococcinum, Eupatorium.

Ricinus communis

En bref

Gastrite et engorgement des seins dans les suites de couche.

Origine du remède

La graine de ricin.

Actions dominantes

Le ricin agit comme une purge : diarrhée très abondante sans douleurs À faible dose, stimule la sécrétion de lait chez la femme.

Signes secondaires

Barre au niveau de l'estomac et du foie, nausées et vomissements.

Modalités d'utilisation

1. Inflammation de l'estomac (gastrites) et de l'intestin. Diarrhées. Douleur en ceinture.
2. Engorgement des seins dans les suites de couches.

Domaine d'action

- Le système gastro-intestinal.
- Les seins.

Robinia

En bref

Petit remède de l'hyperacidité gastrique.

Origine du remède

L'écorce du faux acacia.

Actions dominantes

Douleurs et hyperacidité de l'estomac avec régurgitation et même vomissements.

Modalités d'utilisation

Troubles de la digestion avec hyperacidité.

Domaine d'action

L'estomac.

Rumex crispus

Rumex crispus en bref

Remède des laryngites, trachéites et bronchites.

Origine du remède
La racine du rumex crépu.

Actions dominantes
Irritation des muqueuses respiratoires et intestinales. Démangeaisons en se déshabillant.

Signes secondaires
Toux sèche, continuelle, fatigante, déclenchée par l'inspiration d'air froid. Diarrhée impérieuse le matin, indolore. Hypersensibilité au froid. Aggravation en se découvrant, le soir, en respirant de l'air froid, vers 5 h du matin. Amélioration par la chaleur.

Modalités d'utilisation
Laryngites et trachéites. Bronchites aiguës ou chroniques.

Domaine d'action
Arbre respiratoire.

Synergie possible
Hepar sulfur, Argentum nitricum, Calcarea fluorica.

Ruta graveolens

En bref
Remède des traumatismes des articulations.

Origine du remède
Partie aérienne de la rue en début de floraison.

Actions dominantes
Sur les tissus fibreux, tendons, aponévroses, périoste. Sensations de meurtrissures des articulations, de courbatures.

Signes secondaires
Douleurs aux endroits où le corps repose sur le lit. Sensation de fatigue oculaire après surmenage. Aggravation par le froid humide, par le repos couché. Amélioration par le mouvement.

Modalités d'utilisation
1. Fatigue, traumatisme des ligaments, entorses, lumbagos.
2. Surmenage scolaire.

Domaine d'action
Le système articulaire.

Synergie possible
Rhus toxicodendron, Arnica.

S

Sabadilla

En bref
Remède du rhume des foins.

Origine du remède
La semence de veratrum sabadilla.

Actions dominantes
Irritation et écoulement abondant du nez avec brûlures et obstruction des narines. Larmoiement. Irritation de la gorge, angine évoluant de gauche à droite. Exagération des sensations perçues.

Signes secondaires
Démangeaison du voile du palais. Hypersensibilité aux parfums des fleurs. Troubles imaginaires : la moindre affection devient une maladie incurable. Aggravation par le froid, à la pleine lune. Amélioration par la chaleur, les boissons et les aliments chauds.

Modalités d'utilisation
1. Rhume des foins.
2. Asthme à la saison des pollens.

Synergie possible
Allium cepa, Euphrasia, Pollens.

Sabal serrulata

Origine du remède
Petit palmier du sud des États-Unis dont on utilise le fruit mûr desséché.

Actions dominantes et utilisation
Troubles urinaires nocturnes chez un sujet atteint d'hypertrophie prostatique. Insuffisance sexuelle avec érections nocturnes douloureuses. Aggravation la nuit.

Domaine d'action
La prostate et l'appareil urinaire.

Synergie possible
Chimaphyla, Thuya.

Sabina

Origine du remède
La sabine dont on utilise la tige feuillée fraîche.

Actions dominantes et utilisation
Règles hémorragiques avec douleurs du sacrum et de la région pubienne. Verrues et végétation génito-urinaires bénignes, saignant facilement. Aggravation par la chaleur, par le mouvement et le toucher.

Domaine d'action
L'appareil génital féminin.

Synergie possible
Nitricum acidum, Thuya, Actea racemosa.

Salicylicum acid

Origine du remède
L'acide salicylique.

Actions dominantes et utilisation
Vertige giratoire (de Ménière) avec baisse de l'acuité auditive et bourdonnements.

Domaine d'action
Le cervelet et l'oreille interne.

Synergie possible
Chininum sulfuricum, Phosphorus, Argentum nitricum.

Sambucus nigra

En bref
Remède des laryngites et des rhumes sans écoulement.

Origine du remède
Les fleurs du sureau noir.

Actions dominantes
Irritation avec écoulement des muqueuses respiratoires. Transpiration abondante au réveil.

Signes secondaires
Rhumes secs avec obstruction complète du nez. Laryngite avec toux brusque, quinteuse et suffocation intense. L'enfant devient bleu (cyanosé). Enrouement avec glaires épais. Aggravation la nuit, la tête basse, après une émotion.

Modalités d'utilisation
1. Laryngite.
2. Rhumes secs.
3. Coqueluche.
4. Certains asthmes avec suffocation.

Synergie possible
Rumex, Hepar sulfur.

Sanguinaria canadensis

En bref
Remède des migraines périodiques, des bouffées de chaleur de la ménopause et des rhinites allergiques.

Origine du remède
Le rhizome de la sanguinaire du Canada.

Actions dominantes
Congestion de la tête et sensation de bouffées de chaleur, de rougeur des joues. Toutes les muqueuses deviennent sèches, irritées et brûlantes.

Signes secondaires
Migraine vraie, surtout à droite, avec sensation de battements. Migraine périodique avec parfois vomissements bilieux. Rhinite avec nez sec et brûlant. Hypersensibilité aux odeurs, aux fleurs. Polypes dans le nez. Sensation de soif. Aggravation par le bruit, la lumière, périodiquement tous les sept jours. Amélioration par le sommeil, l'obscurité, par évacuation d'un gaz.

Modalités d'utilisation
1. Migraines périodiques.
2. Bouffées de chaleur de la ménopause.
3. Rhume des foins.

Synergie possible
Lachesis, Sulfur, Tuberculinum K.

Sarsaparilla

Origine du remède
La salsepareille dont on utilise la racine desséchée.

Actions dominantes et utilisation
Colique néphrétique avec lithiase rénale (calculs) plus souvent à droite. Aggravation après la miction, par temps humide. Peau sèche, ridée, flétrie. Le remède est un bon draineur cutané et rénal.

Domaine d'action
- L'appareil urinaire.
- La peau.

Synergie possible

Berberis, Pareira brava, Calcarea carbonica.

Secale cornutum

En bref

Grand remède des artérites.

Origine du remède

L'ergot de seigle.

Actions dominantes

Crampes violentes dans les membres inférieurs. Refroidissement et pâleur des extrémités avec sensation de brûlures très intenses. La peau est très sensible au toucher.

Signes secondaires

Règles irrégulières de sang noir. Écoulements de sang noir entre les règles, aggravés par le moindre mouvement. Aggravation par la chaleur, en étant couvert. Amélioration par le froid, en se découvrant.

Modalités d'utilisation

1. Les artérites.
2. Certaines migraines.
3. Syndrome des doigts morts.
4. Les règles perturbées de la ménopause.

Domaine d'action

- Le système artériel.
- L'appareil génital féminin.

Synergie possible

Apis mellifica, Cuprum.

Sédatif P.C.

Origine du remède

Spécialité homéopathique composée de plusieurs remèdes.

Actions dominantes et utilisation

Bon petit remède des états anxieux légers et des troubles mineurs du sommeil.

Selenium

Selenium en bref

Remède de l'acné juvénile, de la chute des cheveux et de l'asthénie de l'étudiant.

Origine du remède

Le sélénium métallique.

Actions dominantes

Asthénie très forte, physique et intellectuelle, après surmenage avec dépression générale, impuissance mais désir conservé. Eczéma sur la paume des mains et boutons de type acné.

Signes secondaires

Désir de rester couché. Désir de stimulant (thé, café, alcool). Chute des poils. Aggravation par le temps chaud et le soleil, par les veilles, les excès sexuel et l'alcoolisme, par le surmenage intellectuel. Amélioration le soir.

Modalités d'utilisation

1. Acné juvénile.
2. Asthénie par excès de travail chez les étudiants.
3. Impuissance avec désirs conservés.
4. Eczéma des mains.
5. Chute des cheveux.

Domaine d'action

- La peau et les phanères.
- Le métabolisme général.
- L'appareil génital masculin.

Synergie possible

Eugenia jambosa, China, Kalium bromatum.

Senecio

Origine du remède

Le séneçon doré dont on utilise la plante entière, fleurie, sèche.

Actions dominantes et utilisation

Diminution ou absence des règles remplacées selon les cas par de la toux, des migraines, des leucorrhées, de la diarrhée, des douleurs de la vessie. Amélioration par la venue des règles.

Domaine d'action

La sphère génitale féminine.

Synergie possible

Pulsatilla, Natrum muriaticum, Ferrum metallicum, Calcarea phosphorica, Tuberculinum K.

Senega

Origine du remède

Le polygala de Virginie (racine).

Actions dominantes et utilisation

Toux avec expectoration impossible. Asthme. Bronchite chronique du sujet âgé. Aggravation par le froid, le matin.

Domaine d'action

L'appareil pulmonaire.

Synergie possible

Causticum, Blatta orientalis, Antimonium tartaricum, Carbo vegetabilis.

Senna

Senna en bref

Remède de la crise d'acétone.

Origine du remède

Les folioles sèches du séné.

Actions dominantes

Troubles digestifs avec nausées, vomissements qui épuisent et odeur caractéristique de l'haleine qui rappellent la crise d'acétonémie de l'enfant.

Modalités d'utilisation

Crise d'acétone de l'enfance. qui survient fréquemment après une consommation excessive de chocolat, de confiserie, de sucre ou de matières grasses.

Domaine d'action

Le foie.

Synergie possible

Lycopodium.

Sepia

Sepia en bref

- Remède majeur (polychreste).
- Affaiblissement.
- Circulation veineuse.
- Troubles de la digestion.
- Descente d'organes.
- Dépression.

Origine du remède

L'encre de seiche, substance brune sécrétée par ce mollusque marin.

Actions dominantes

Ralentissement de la circulation veineuse et surtout dans le secteur du petit bassin et du foie. Affaiblissement des muscles lisses, des ligaments, des parois veineuses, avec tendance aux varices et aux descentes d'organes.

Signes secondaires

Sensation de vide à l'estomac avec troubles de la digestion, sensation de pesanteur du bas-ventre, de bouffées de chaleur. Constipation avec sensation de boule rectale. Hémorroïdes aggravées par la marche. Écoulements muco-purulents, vert jaunâtre, souvent irritants (dans le cas des pertes vaginales et de l'expectoration). Désir de vinaigre, de cornichons et de mets acides. Aversion pour le lait et les odeurs de cuisine. Aggravation avant l'orage, par le froid, le lait, les odeurs, la grossesse et les suites de couche. Amélioration par le mouvement, l'exercice soutenu, la pression forte, la chaleur.

Modalités d'utilisation

1. Les troubles de la digestion avec atonie et la constipation.
2. Les descentes d'organes (utérus).
3. Les hémorroïdes.
4. Les migraines.
5. Infection de l'utérus avec écoulement. Troubles des règles.
6. Collibacillose urinaire.
7. Eczéma. Masque de grossesse.
8. États dépressifs, suite de difficultés conjugales.

Domaine d'action

- Système nerveux central.
- Psychisme.
- Système digestif.
- Appareil urogénital.
- La peau.

Synergie possible

Pulsatilla, Natrum carbonica, Natrum muriaticum, Staphysagria.

Type sensible

Prototype parfait du fataliste, triste et pessimiste, inhibé dans ses sentiments. Rude, voire bourru, il cache, sous cette apparence, une vraie tendresse et des sentiments profonds et stables. Sans joie mais dévoué, fidèle mais exclusif, serviable mais grognon, rationnel dans ses comportements professionnels, souvent passionnément attaché à un être ou à une cause mais sans jamais le montrer, il est un employé modèle, un collaborateur efficace, ou un intellectuel reconnu tant qu'il ne décompense pas.

Cette personne, homme ou femme, aura un aspect introverti, sombre, plutôt maigre. Cependant, lorsqu'il va mal, il gonfle et se congestionne.

Serum anticolibacillaire

Serum anticolibacillaire en bref

Remède de l'infection urinaire.

Origine du remède

Biothérapique préparé à partir de sérum purifié d'origine caprine.

Modalités d'utilisation

L'infection urinaire typique à colibacille en phase aiguë.

Domaine d'action

- L'appareil urinaire.
- Les défenses immunitaires.

Synergie possible

Formica rufa, Cantharis ou Belladona.

Serum d'anguille

Origine du remède

Le sérum sanguin de l'anguille.

Actions dominantes et utilisation

Protéinurie chez un insuffisant rénal aigu ou chronique. Ce petit remède doit être utilisé dans tous les cas d'insuffisance rénale en haute dilution 15 CH. On obtient souvent des résultats intéressants.

Domaine d'action

Le rein.

Serum de Yersin

En bref

Excellent remède de prévention de la grippe.

Origine du remède

Biothérapique préparé à partir de sérum d'animaux immunisés au moyen du bacille de Yersin (bacille de la peste).

Modalités d'utilisation

Sérum de Yersin est le meilleur remède homéopathique de prévention contre la grippe. À prendre dès le mois d'octobre à raison d'une dose en 15 CH tous les 15 jours, jusqu'en février.

Domaine d'action

Les défenses immunitaires.

Synergie possible

Oscilloccocinum.

Silicea

En bref

- Remède majeur (polychreste).
- Hypersensibilité aux infections.
- Amaigrissement et troubles de la croissance.
- Suites de vaccinations.
- Manque de confiance en soi.

Origine du remède

La silice pure extraite du cristal de roche.

Actions dominantes

Baisse générale de l'assimilation avec ralentissement du développement, atteinte du système nerveux, anxiété, trac, idées fixes, maux de tête chroniques s'étendant de la nuque à l'œil et tendance aux suppurations.

Signes secondaires

Hypersensibilité nerveuse et sensorielle. Sensation d'épines dans le corps. Amaigrissement et même rachitisme avec manque de réactions physiques. Frilosité avec grande sensibilité au froid. Sueurs abondantes de la tête et des pieds. Constipation par atonie rectale. Désirs d'aliments froids et aversion pour les aliments chauds, la viande et parfois le lait maternel. Aggravation par le froid, l'hiver, en se découvrant un peu, par les vaccinations, à la nouvelle lune, pendant les règles. Amélioration à la chaleur, l'été, chaudement vêtu.

Modalités d'utilisation

1. Rachitisme et amaigrissement chez l'enfant. Retard d'ossification. Trouble de la dentition.
2. Hypersensibilité aux coups de froid et tendance aux parasites intestinaux.
3. Suite de vaccinations.
4. Déminéralisation du vieillard. Rhumatisme chronique.
5. Sclérose artérielle.
6. Difficultés scolaires. Troubles de l'attention. Maux de tête. Idées fixes. Trac.
7. Les suppurations cutanées. Les fistules chroniques. Les otites, sinusites, bronchites chroniques.

Domaine d'action

- Défenses immunitaires.
- Métabolisme général.
- Psychisme.

Synergie possible

Hepar Sulfur, Arsenicum album.

Type sensible

Très sentimental, il se présente toute sa vie comme un faux adulte. Hypersensible à l'injustice, généralement franc et loyal, il sait être très sociable. Mais il peut aussi, par repli sur lui-même, devenir timide et présenter, comme tous les timides, des phases d'agressivité. C'est un anxieux de fond, doutant de tout. Peu confiant dans ses possibilités, il se dérobe souvent devant l'action. Il n'aime pas la compétition, mais son côté imaginatif et créatif lui permettra parfois de s'exprimer dans l'art et de s'adapter, ainsi, au monde. Cependant, son activité professionnelle est irrégulière, marquée par des à-coups d'excitation suivis de périodes d'épuisement. Plutôt de morphologie chétive, fragile depuis l'enfance notamment vis-à-vis des maladies infectieuses, il acquiert, avec l'âge une meilleure résistance mais il ne développe jamais une grande énergie.

Solidago

Origine du remède

La verge d'or (ommités fleuries).

Actions dominantes et utilisation

Drainage des fonctions du rein, du foie et de la vésicule.

Domaine d'action

Le foie et le rein.

Synergie possible

Berberis.

Spigelia

En bref

- Névralgies faciales.
- Palpitations cardiaques.
- Migraines.

Origine du remède

La plante entière fleurie.

Actions dominantes

Névralgies au niveau de la face, prédominant à la mâchoire supérieure, avec douleurs violentes, piquantes ou brûlantes. Névralgies du thorax prédominant dans la région du cœur et irradiant à gauche. Violentes palpitations cardiaques souvent perceptibles à travers les vêtements.

Signes secondaires

Migraines au niveau de l'occiput et au-dessus de l'orbite gauche, du matin au soir avec une intensité maximale à midi. Douleur dans les globes oculaires. Aggravation suivant la courbe solaire (maximale à midi), par temps humide, par l'orage. Amélioration couché sur le côté droit et la tête surélevée, en inspirant.

Modalités d'utilisation

1. Migraines côté gauche. Maux de têtes occipitaux. Névralgies faciales côté gauche. Névralgies intercostales côté gauche.
2. Palpitations et troubles du rythme cardiaque.

Domaine d'action

- Système nerveux central.
- Système cardiovasculaire.

Spongia tosta

En bref

Petit remède des laryngites.

Origine du remède

L'éponge de la mer Méditerranée, torréfiée.

Actions dominantes

Irritation sèche du nez, du larynx et de la trachée avec sensation de brûlures et de constriction. Hypertrophie et induration des tissus glandulaires et lymphatiques.

Signes secondaires

Réveil brutal vers minuit en suffoquant avec toux sèche, sifflante. Aggravation la nuit avant minuit, dans une pièce chaude. Amélioration par les boissons chaudes, en mangeant.

Champ d'utilisation

1. Laryngites survenant après un coup de froid sec.
2. Coqueluche.
3. Goitre thyroïdien.

Domaine d'action

- L'appareil respiratoire.
- Les glandes endocrines.

Synergie possible

Aconit, Rumex, Sambucus nigra.

Squillia

Origine du remède

La scille dont on utilise le bulbe de la variété rouge.

Actions dominantes et utilisation

Toux avec larmoiement et miction involontaire. Incontinence urinaire avec abondance d'urines. Aggravation par l'air et les boissons froides.

Domaine d'action

Système nerveux autonome.

Synergie possible

Euphrasia, Natrum muriaticum, Pulsatilla.

Stannum

Origine du remède

L'étain.

Actions dominantes et utilisation

Suppuration pulmonaire chronique chez un sujet épuisé. Névralgies d'apparition et disparition progressives suivant la courbe solaire. Aggravation par le froid.

Domaine d'action

- L'appareil pulmonaire.
- Le système nerveux.

Synergie possible

Manganum, Pulsatilla, Phosphorus, Arsenicum album.

Staphylococcinum

En bref

Remède des états infectieux à staphylocoques.

Origine du remède

Biothérapique préparé à partir d'une culture de staphylocoques après inactivation.

Champ d'utilisation

Les infections à staphylocoques.

Domaine d'action

Les défenses immunitaires.

Synergie possible

Sulfur, Arsenicum album, Silicea, Hepar sulfur et Pyrogenium.

Staphysagria

En bref

- Remède majeur (polychreste).

- Hypersensibilité aux contrariétés.
- Démangeaisons intenses.

Origine du remède

La staphysaigre ou herbe aux poux.

Actions dominantes

Hypersensibilité aux contrariétés et aux vexations. Excitation sexuelle et irritation des muqueuses correspondantes. Irritation et lésions croûteuses de la peau avec démangeaisons.

Signes secondaires

Brûlures uniquement entre les mictions. Grande faim même quand l'estomac est plein. Aggravation par l'indignation, la vexation, la colère, le tabac, les coupures et actes chirurgicaux, la consommation de viande. Amélioration par la chaleur, le repos.

Modalités d'utilisation

1. Toutes les manifestations psychiques et psychosomatiques après colère ou indignations refoulées.
2. Les idées sexuelles obsédantes.
3. La cystite des jeunes mariées.
4. Les troubles prostatiques.
5. Les eczémas du cuir chevelu et de la face avec croûtes épaisses, suintement irritant et démangeaisons violentes.
6. Les orgelets, surtout de la paupière supérieure.

Domaine d'action

- Psychisme.
- Système nerveux central.
- Peau.

Synergie possible

Ignatia, Gelsemium, Natrum carbonicum, Hepar sulfur.

Type sensible

Très susceptible, facilement blessé et indigné au plus profond de lui-même, il ne peut exprimer son désarroi parce que trop influencé par les pressions de l'environnement ou trop inhibé intérieurement. Il vit une tension intérieure permanente, luttant, non contre les autres, mais contre lui-même. Il ressasse, dans tous les compartiments de sa vie, sa profonde inhibition.
Il n'y a pas de physique très caractéristique de Staphysagria, mais il se présente plutôt comme une personne introvertie, au visage fermé, aux sentiments contenus, à l'exaspération à fleur de peau. Coléreux rentré, il s'en veut de cet échec de la communication mais ne trouve pas, généralement, de solutions et s'installe donc dans cette frustration.
Ce remède présente un effet déshinibiteur très spectaculaire dans les suites de stress émotionnels qu'un sujet n'est pas capable d'extérioriser ou de verbaliser. On doit donc l'utiliser chez des personnalités d'un autre type qui se trouvent, momentanément, dans cette situation psychique très inconfortable.

Sticta pulmonaria

En bref

Remède des trachéites, des sinusites et du rhume des foins.

Origine du remède

Lichen récolté au pied des vieux troncs d'arbre.

Actions dominantes

Irritation de la muqueuse respiratoire. Malaise général avec excitation et courbature.

Signes secondaires

Rhumes au début, avant l'écoulement, avec lourdeurs à la racine du nez qui est bouché.

Besoins de se moucher sans résultats. Toux sèche, irritante, incessante, épuisante, nocturne.

Modalités d'utilisation

1. Trachéite avec sa toux sèche à recrudescence nocturne.
2. Sinusites frontales.
3. Rhume des foins si le nez reste bouché malgré les éternuements.

Domaine d'action

- L'appareil respiratoire.
- Les défenses immunitaires.

Synergie possible

Bryonia, Hepar sulfur, Rumex, Histaminum.

Stodal

Origine du remède

Spécialité composée de plusieurs remèdes, surtout utilisée sous forme de sirop.

Actions dominantes et utilisation

Toutes les toux. À utiliser en même temps que les remèdes plus spécifiques.

Stramonium

En bref

Bon remède des insomnies par terreurs nocturnes.

Origine du remède

La partie aérienne, en cours de floraison, de la plante Datura stramonium.

Actions dominantes

Délire furieux avec hallucinations, propos incohérents et convulsions. Face rouge congestionnée.

Signes secondaires

Terreurs nocturnes avec crainte de l'obscurité. Aggravation par l'obscurité, par la solitude. Amélioration par la lumière douce, par la présence d'une personne.

Modalités d'utilisation

1. Les délires au cours des fièvres intenses.
2. Les insomnies par terreurs nocturnes chez les enfants et les vieillards.

Domaine d'action

Le système nerveux central.

Synergie possible

Hyoscyamus.

Streptococcinum

Origine du remède

Biothérapique préparé à partir d'un lysat d'une culture stérilisée de streptocoques.

Actions dominantes et utilisation

Angines à répétition et infections à streptocoques.

Domaine d'action

Les défenses immunitaires.

Synergie possible

Hepar sulfur, Pyrogenium.

Strontium

Origine du remède

Le carbonate de strontium.

Actions dominantes et utilisation

Hypertension. Congestion cérébrale menaçante. Névralgie avec intolérance au froid. Améliora-

tion par la chaleur.
Ce remède est un bon complément des traitements classiques.

Domaine d'action

- Le système vasculaire.
- Le système nerveux.

Synergie possible

Sulfur, Lachesis, Aconitum, Belladona.

Strophantus

Origine du remède

La semence sèche de la plante.

Actions dominantes et utilisation

Troubles du rythme cardiaque. Insuffisance cardiaque chez les personnes âgées, chez les alcooliques, les tabagiques et tous les intoxiqués. Aggravation par tous les produits toxiques.

Domaine d'action

Le système cardiovasculaire.

Synergie possible

Arsenicum album, Arsenicum iodatum, Kalium carbonicum.

Sulfur

En bref

- Remède majeur (polychreste).
- La psore.
- Maladies périodiques.
- Allergies.
- État général.
- Convalescence.

Origine du remède

Le soufre.

Actions dominantes

Irritation de la peau avec éruptions qui démangent, sèches ou purulentes. Irritation chronique des muqueuses, sèche ou avec sécrétion. Congestion veineuse surtout du foie et du système porte. Congestions artérielles localisées. Trouble général de l'assimilation.

Signes secondaires

C'est le remède de ce que Hahnemann appelait la psore, c'est-à-dire une façon de réagir aux maladies définies par :

- La périodicité des manifestations.
- L'alternance de manifestations entre elles.
- La tendance aux parasitoses.
- Des convalescences longues après les maladies.
- Le manque de réactions favorables à un remède homéopathique bien indiqué.

Toutes ces circonstances sont des indications à l'utilisation de Sulfur. Aggravation par la chaleur, par l'eau, la station debout, la suppression d'une éruption, par excès d'alcool, de sucre, après la guérison d'une autre maladie. Amélioration par les éliminations (diarrhées, sueurs), par l'exercice physique, le sport, le grand air.

Modalités d'utilisation

1. Toutes les affections psoriques notamment les allergies cutanées ou autres, les affections cutanées quel que soit leur aspect pourvu qu'elles soient aggravées par l'eau et améliorées par le froid, les furoncles, anthrax, orgelets à tendance récidivante, les convalescences traînantes.
2. Indications circulatoires : bouffées de chaleur de la ménopause, hypertension artérielle, congestions localisées, artériosclérose, varices des membres inférieurs, hémorroïdes.
3. La désintoxication : accidents de la sédentarité ou l'obésité, insuffisances hépatiques, migraines.

Domaine d'action

- L'état général.
- La peau.
- Les défenses immunitaires.
- Le système cardiovasculaire.
- Le foie.

Synergie possible

Nux vomica, Gelsemium, Aurum, Psorinum, Calcarea carbonica, Arsenicum album, Lycopodium.

Type sensible

C'est un hyperactif, gai, souvent optimiste et généreux qui aime la vie et l'action. Se liant facilement, prêt à partager la fête avec autrui, il dirige avec fermeté mais souvent avec bonhomie, son équipe, son usine, ses collaborateurs.

C'est un organisateur, un responsable, un cadre de haut niveau, un chef d'entreprise.

On distingue, sur le plan physique, deux types de sujet Sulfur : l'un est plutôt gras, pléthorique, congestif, bouche dilatée, lèvres charnues, narines ouvertes, peau chaude en permanence, l'autre plutôt maigre, à la bouche mince, lèvres étroites, narines fermées. On utilise fréquemment pour se souvenir de ces deux tableaux extrêmes, l'image de Don Quichotte et Sancho Pansa. Ce sujet est le prototype du sujet équilibré et optimiste. Sulfur « gras » est expansif, extraverti, volontaire, hardi dans la défense de ses points de vue mais animé par un esprit de conciliation et de bienveillance. Sulfur « maigre » présente les mêmes qualités avec un peu plus de réserve et une certaine propension aux activités spéculatives. Il aime parler philosophie, métaphysique mais son goût pour l'action le pousse à réaliser concrètement et fera souvent de lui un inventeur ou un écrivain très fécond. Cependant Sulfur est, d'une certaine façon, fragile. Sa sociabilité superficielle et un peu facile peut le conduire à des excès qu'il vit mal, de même qu'il vit très mal le stress de la maladie, même la plus anodine. C'est cette étonnante caractéristique qui a fait dire de lui qu'il était « un colosse aux pieds d'argile ».

Sulfur iodatum

En bref

- Rhino-pharyngites à répétition.
- Convalescences qui traînent.
- Eczémas chroniques.
- Rhumatismes chroniques.

Origine du remède

L'iodure de soufre.

Actions dominantes

Conditionnées par la présence de soufre qui nous renvoie à Sulfur et par la présence d'iode qui entraîne un gonflement des ganglions et des tissus lymphatiques.

Le remède n'est cependant pas utilisé aussi largement que Sulfur.

Signes secondaires

Hypertrophie chronique des amygdales. Toux violentes avec mucosités abondantes et épaisses. Aggravation par la chaleur et l'effort. Amélioration par l'air frais.

Modalités d'utilisation

1. Les rhino-pharyngites à répétition. Les angines.
2. L'acné juvénile.
3. Les eczémas chroniques.
4. Les amaigrissements avec augmentations des ganglions.
5. Les rhumatismes chroniques.

Nota : on utilisera Sulfur iodatum de préférence à Sulfur chez des sujets présentant un état général déficient.

Domaine d'action

- Les défenses immunitaires.
- Le métabolisme général.

Synergie possible

Arsenicum iodatum, Kalium bromatum, Hepar sulfur.

Sulfuricum acidum

En bref

Remède de l'état général des alcooliques et des femmes à la ménopause, des aphtoses buccales et des brûlures d'estomac.

Origine du remède

L'acide sulfurique.

Actions dominantes

Faiblesse avec tremblements intérieurs. Irritation des muqueuses avec tendance aux aphtes, brûlures de la bouche, de l'œsophage et de l'estomac, renvois acides. Hémorragies de sang noir.

Signes secondaires

Bouffées de chaleur à la ménopause. Désir de boissons fortes, de fruits frais. Aggravation par l'odeur forte de café. Amélioration par une chaleur modérée.

Modalités d'utilisation

1. Les affections fébriles avec grande faiblesse chez les alcooliques ou à la ménopause.
2. Les bouffées de chaleur de la ménopause.
3. Les aphtoses buccales.
4. Les brûlures d'estomac. Les vieux ulcères cutanés.

Domaine d'action

- Défenses immunitaires.
- La peau et les muqueuses.
- Appareil digestif.

Synergie possible

Robinia, Amyl nitrosum, Folliculinum.

Sumbul

Origine du remède

La plante dont on utilise la racine.

Actions dominantes et utilisation

Sensation de boule pharyngée au cours d'une émotion. Palpitations. Tendance à l'évanouissement. Comportement instable et anxieux. Aggravation à la ménopause, par l'alcool, par la chaleur. Amélioration par la distraction.

Domaine d'action

Le système nerveux.

Synergie possible

Ignatia, Lachesis, Iodum.

Symphytum

Origine du remède

La plante dont on utilise la racine.

Actions dominantes et utilisation

Très bon remède d'aide à la consolidation des fractures. Douleurs tardives après la consolidation.

Domaine d'action

Le métabolisme osseux.

Synergie possible

Calcarea phosphorica, Ruta, Arnica, Silicea.

T

Tabacum

En bref

Grand remède du mal des transports, utile aussi dans les vomissements de la grossesse et les vertiges.

Origine du remède

La feuille non fermentée récoltée en fin de floraison.

Actions dominantes

L'intoxication bien connue de la première cigarette avec vertiges, nausées, vomissements, hypotension, sueurs froides, diarrhées. Hypertension et tendance à l'obstruction des artères. Hypersécrétion avec spasmes des muqueuses digestives et respiratoires.

Signes secondaires

Diarrhées, vomissements et sueurs froides. Aggravation au moindre mouvement, par la chaleur. Amélioration en fermant les yeux, au grand air, en étant éventé.

Modalités d'utilisation

1. Le mal des transports (auto, bateau, avion, etc.).
2. Les vomissements de la grossesse.
3. Les vertiges de Ménière. Les vertiges des artérioscléreux.

Domaine d'action

- Système nerveux central.
- Oreille interne.

Synergie possible

Cocculus.

Taraxacum

Origine du remède

Le pissenlit (plante entière fleurie).

Actions dominantes et utilisation

Troubles hépatiques. Subictère (petite jaunisse) et ictère. Langue sale et douloureuse avec dessins en carte de géographie. Bon draineur hépatique.

Domaine d'action

Le foie.

Synergie possible

Hydrastis, Lycopodium, Carduus marianus, Phosphorus, China, Natrum mur.

Tarentula hispana

Tarentula hispana en bref

Bon remède des comportements instables et paradoxaux chez les enfants.

Origine du remède

L'araignée entière, Lycosa Tarentula.

Actions dominantes

Grande excitation motrice, psychique et sexuelle, exacerbation des sensations.

Signes secondaires

Comportements extrêmement changeants de la forte gaieté à la tristesse profonde. Délire incohérent et violent. Agitation permanente. Maux de tête intenses. Aggravation par le chagrin, par le temps humide et froid, par toute stimulation sensorielle. Amélioration par la musique, par le grand air doux.

Modalités d'utilisation

1. Les comportements paradoxaux et hystériques avec agitation et spasmes surtout chez les enfants.
2. L'instabilité scolaire.
3. L'excitation sexuelle.

Domaine d'action

- Le système nerveux central.
- Le psychisme.

Synergie possible

Lachesis.

Tellurium

Origine du remède

Le tellure.

Actions dominantes et utilisation

Lombo-sciatique chronique. Otite suppurée chronique. Aggravation par le toucher et les secousses.

Domaine d'action

- Le système ostéo-ligamentaire.
- L'oreille.

Synergie possible

Hepar sulfur.

Terebinthina

Origine du remède

La sécrétion résineuse du mélèze.

Actions dominantes et utilisation

Émission de sang dans les urines, d'origine vésicale ou rénale.

Domaine d'action

L'appareil urinaire.

Synergie possible

Thuya, Phosphorus, Cantharis, Mercurius corrosivus, Serum d'anguille, Arsenicum album.

Teucrium marum

Origine du remède

La germandrée maritime dont on utilise les parties aériennes fleuries.

Actions dominantes et utilisation

Polypes du nez et du rectum. Rhinites allergiques. Démangeaisons ano-rectales.

Domaine d'action

- Le nez.
- Le rectum.

Synergie possible

Thuya, Nitricum acidum, Silicea.

Thallium

Origine du remède

Le thallium.

Actions dominantes et utilisation

Chute des cheveux (alopécie) diffuse ou circonscrite.

Domaine d'action

Le cuir chevelu.

Synergie possible

Graphites, Sepia, Thuya, Sulfur, Natrum muriaticum, Silicea.

Theridion

Origine du remède

Araignée des Antilles que l'on utilise entière, desséchée.

Actions dominantes et utilisation

Hypersensibilité avec grande intolérance au moindre bruit. Aggravation par les transports, par toute stimulation, en fermant les yeux.

Domaine d'action

Le système nerveux central.

Synergie possible

Asarum, Nux vomica, Lachesis, Lycopodium.

Thlaspi bursa-pastoris

Origine du remède

La bourse à pasteur dont on utilise la plante entière fleurie avec les fruits.

Actions dominantes et utilisation

Règles hémorragiques avec pertes blanches sanguinolentes autour des règles.

Domaine d'action

Appareil génital féminin.

Synergie possible

Calcarea carbonica, Arnica, Hamamelis.

Thuya occidentalis

En bref

- Remède majeur (polychreste).
- La sycose.
- Suite de vaccinations.
- Suite de traitements allopathiques.
- Proliférations cutanées.
- Polypes et tumeurs.
- Hypertrophie prostatique.
- Baisse de l'acuité intellectuelle. Idées fixes.

Origine du remède

Les rameaux feuillés du thuya.

Actions dominantes

Éruptions : papules, vésicules, pustules. Production de verrues et de végétations. Hypertrophie des ganglions, des amygdales, de la rate. Ulcères et végétations génito-urinaires. Névralgies, nervosité, indolence, anxiété et tendance aux idées fixes.

Signes secondaires

C'est le grand remède de ce que Hahnemann appelait la sycose c'est-à-dire une façon de réagir aux maladies définies par :

- Une imbibition générale des tissus.
- Un écoulement chronique des muqueuses.
- La production de petites tumeurs cutanées.
- Un développement lent, insidieux et progressif. Aggravation par le froid humide, le vent, le thé, le café, les matières grasses, les vaccinations, les médicaments allopathiques. Amélioration en s'étirant.

Modalités d'utilisation

1. Toutes les affections correspondant à la sycose et notamment les suites de vaccinations, de traitements allopathiques, les obésités, les rhumatismes chroniques.
2. Les verrues. Les défauts des ongles. Les pertes de cheveux.
3. Les névralgies. Les idées fixes.
4. Les écoulements traînants après urétrites. Les hypertrophies prostatiques. Les polypes vésicaux. Les colibacilloses urinaires. Les fibromes.

Domaine d'action

- Défenses immunitaires.
- Métabolisme général.
- Peau.
- Psychisme.

Synergie possible

Thuya est le remède le plus employé en homéopathie ; il peut être associé avec un très grand nombre d'autres médicaments.

Type sensible

C'est un pessimiste, mal dans sa peau qui s'interroge sans cesse sur son manque de chance. Jamais gai et confiant, il affiche une tristesse chronique qui est un frein considérable pour tout investissement dans la vie active. Cet état s'acquiert progressivement et se rencontre donc plus fréquemment chez les sujets d'un certain âge. Il pense et travaille au ralenti, freiné par ses peurs. Son côté obsessionnel peut cependant le rendre efficace, lorsqu'il est relativement équilibré, dans des tâches de précision. Il aime le travail bien fait et accomplira son ouvrage avec persévérance. Thuya est le plus souvent un personnage enveloppé, gros surtout au niveau du tronc, avec des jambes plutôt fines. Sa peau est facilement luisante et les tissus présentent un aspect infiltré. Fréquemment ses ongles sont striés et cassants. Lorsqu'il est plus maigre, on a affaire à une personne plus excitée, au physique comme au mental qui tente de surcompenser ses peurs et ses angoisses.

Tricophyton rubrum

En bref

Grand remède des mycoses.

Origine du remède

Le champignon microscopique Tricophyton rubrum.

Modalités d'utilisation

Les mycoses des ongles et de la peau en association avec Psorinum.

Domaine d'action

Les défenses immunitaires.

Synergie possible

Psorinum, Candida albicans, Thuya.

Trillium pendulum

En bref

Petit remède des hémorragies utérines sur fibromes de la ménopause et des règles hémorragiques.

Origine du remède

Le rhizome de la trillie.

Actions dominantes

Hémorragies surtout utérines de sang rouge vif avec tendances à l'évanouissement, règles douloureuses, très abondantes, toutes les deux semaines.

Modalités d'utilisation

1. Hémorragies utérines sur fibromes.
2. Troubles de la ménopause.
3. Troubles des règles avec tendance à l'évanouissement.

Domaine d'action

La sphère génitale féminine.

Synergie possible

Sabina, Secale cornutum.

Tuberculinum aviaire

Origine du remède

Tuberculine ayant pour origine le bacille tuberculeux des poules.

Actions dominantes et utilisation

En haute dilution (15 CH) pour le traitement de fond des infections chroniques de l'enfant : otites, rhino-pharyngites, bronchites, asthme à répétition. De préférence sur prescription médicale.

Domaine d'action

Les défenses immunitaires.

Synergie possible

Hepar sulfur, Silicea.

Tuberculinum K

Tuberculinum K en bref

- Remède majeur (biothérapique).
- Amaigrissement.
- Infections O.R.L. à répétition.
- Colites.
- Instabilité et hypersensibilité nerveuse.
- Migraines périodiques.

Origine du remède

Biothérapique préparé à partir de la tuberculine brute qui sert à tester la réactivité d'un organisme vis-à-vis du bacille tuberculeux.

Actions dominantes

Diminution rapide des forces avec amaigrissement notable et hypersensibilité nerveuse. Extrême sensibilité au froid avec sécrétion de tout l'arbre respiratoire. Rechute fréquente des maladies infectieuses. Eczémas secs ou suintants avec démangeaisons intenses aggravées par la chaleur du lit et améliorées par l'eau froide.

Signes secondaires

Transpiration excessive au moindre exercice. Toux nocturne. Diarrhée impérieuse vers cinq heures du matin. Aversion pour la viande et désir de lait froid. Aggravation par le moindre exercice, dans une chambre fermée, par la station debout, par le changement de temps, par la chaleur du lit, par le froid humide, le matin au réveil. Amélioration au grand air frais, par le repos, par les voyages.

Modalités d'utilisation

1. Amaigrissement avec appétit conservé.
2. Rachitisme de l'enfant.
3. Rhino-pharyngites, otites, pneumopathies à répétition.
4. Troubles digestifs avec entérocolites, recto-colites et atteintes de l'état général.
5. Affections périodiques à rechutes : migraines, cystites, furoncles, orgelets.

Domaine d'action

- Le système immunitaire.
- Le système nerveux central.
- Le psychisme.

Type sensible

C'est un sujet maigre malgré un bon appétit, irritable, prompt à se mettre en colère mais vite épuisé. Il est facilement pessimiste et dégoûté par la vie.

Tuberculinum residuum

En bref

Petit remède surtout utilisé dans la maladie de Dupuytren de la main, l'adénome de la prostate et l'acné de l'adulte.

Origine du remède

Biothérapique préparé à partir des principes insolubles dans l'eau du bacille tuberculeux.

Actions dominantes

Arthrose avec tendance marquée à l'enraidissement et aux déformations. Fibroses et sclérose des articulations et de la peau. Douleurs et raideurs.

Modalités d'utilisation

1. Maladie de Dupuytren de la main.
2. Tumeur bénigne de la prostate (adénome).
3. Acné importante du dos et des épaules.
4. Cicatrices chéloïdes.

Domaine d'action

- Tous les métabolismes.
- La peau et la prostate.

Synergie possible

Graphites, Thuya.

U-Z

Uric acidum

En bref

Petit remède chez des malades en excès d'acide urique.

Origine du remède

L'acide urique.

Modalités d'utilisation

1. Les eczémas des malades présentant un taux élevé d'acide urique (hyperuricémie).
2. Les calculs à base d'acide urique et les hyperuricémies en général.

Urtica urens

En bref

Remède des urticaires.

Origine du remède

La totalité de l'ortie brûlante.

Actions dominantes

Œdème piquant et brûlant avec démangeaison intolérable.

Signes secondaires

Urticaire avec démangeaisons à type de piqûre ou de brûlure avec œdème. Aggravation par l'eau froide.

Modalités d'utilisation

1. Les urticaires suite à une consommation de coquillages.

2. La crise de goutte.

Domaine d'action

- Les défenses immunitaires.
- La peau.

Synergie possible

Apis mellifica, Histaminum, Poumon-Histamine.

Ustilago

Origine du remède

Champignon parasite des plantes dont on utilise les spores à maturité.

Actions dominantes et utilisation

Saignements de l'utérus et du col utérin au moindre contact avec petits caillots noirs. Ce remède peut être utile, en appoint, après l'accouchement ou après des avortements.

Domaine d'action

Appareil génital féminin.

Synergie possible

Sulfur, Lachesis.

VAB

Origine du remède

Biothérapique fabriqué à partir du B.C.G.

Actions dominantes et utilisation

Remède utile dans les suites de vaccinations, notamment par le B.C.G.

Domaine d'action

Les défenses immunitaires.

Synergie possible

Tuberculinum K, Thuya, Tuberculinum aviaire.

Vaccinotoxinum

En bref

Excellent remède de la crise d'herpès et du terrain herpétique.

Origine du remède

Biothérapique préparé à partir de la vaccine brute.

Actions dominantes

Crise de vésicules à répétition de type herpès, varicelle ou zona.

Modalités d'utilisation

1. Excellent remède de la crise d'herpès et du terrain herpétique.
2. Les douleurs séquellaires après un zona.

Domaine d'action

- Les défenses immunitaires.
- La peau et les muqueuses.

Synergie possible

Apis mellifica, Rhus toxicodendron.

Valeriana

Origine du remède

La valériane dont on utilise la partie souterraine.

Actions dominantes et utilisation

Hypernervosité avec hypersensibilité. Agitation. Douleurs violentes avec spasmes et crampes. Spasmophilie. Aggravation par la moindre contrariété, par une petite douleur. Amélioration par le mouvement.

Domaine d'action
Le système nerveux central.

Synergie possible
Ignatia, Cuprum, Chamomilla.

Veratrum album

En bref
Grand remède des diarrhées cholériformes.

Origine du remède
Le rhyzome de l'hellébore blanc.

Actions dominantes
Syndrome de type choléra : éliminations extrêmement abondantes, vomissements, diarrhées et sueurs. Prostration et crampes des viscères. Faiblesse générale jusqu'à l'épuisement. Froid général de tout le corps. Sensation de brûlure intérieure.

Signes secondaires
Aggravation par le temps froid humide. Amélioration par la chaleur.

Modalités d'utilisation
Les diarrhées de type choléra, très abondantes, avec douleurs à type de crampes, grande prostration et sueurs abondantes.

Domaine d'action
- Le système intestinal.
- Les défenses immunitaires.

Synergie possible
Arsenicum album.

Veratrum viride

En bref
Petit remède d'appoint chez les hypertendus et lors d'insolations.

Origine du remède
Le rhizome de la plante.

Actions dominantes
Phénomènes congestifs de la face avec maux de tête, face rouge, battements des artères du cou et délire agité.

Modalités d'utilisation
1. Congestion chez les hypertendus souvent obèses et gros mangeurs.
2. Insolations.

Domaine d'action
Le système cardiovasculaire.

Synergie possible
Apis mellifica, Belladona.

Verbascum

Origine du remède
Le bouillon-blanc dont on utilise la plante entière fleurie.

Actions dominantes et utilisation
Névralgies faciales avec horaire très fixe. Rhinite, laryngite, trachéite avec écoulements brûlants. Aggravation par tout mouvement, le toucher, la pression, un courant d'air.

Domaine d'action
Le système nerveux central.

Synergie possible
Cedron, Bryonia, Kalium iodatum.

Viburnum opulus

En bref
Petit remède des troubles des règles.

Origine du remède
L'écorce de la tige du sureau d'eau.

Actions dominantes
Sur les organes génitaux féminins avec congestion intense et spasmes douloureux. Règles en retard, peu abondantes et de courte durée.

Signes secondaires
Douleur à type de crampes, brutales irradiant dans les cuisses, le sacrum et la région lombaire. Aggravation par les secousses. Amélioration par le repos et la pression.

Modalités d'utilisation
Troubles des règles qui sont de faible intensité avec crampes et tendance à l'évanouissement.

Domaine d'action
Organes génitaux féminins.

Synergie possible
Caulophyllum, Colocynthis, Magnesia phosphoricum.

Vinca minor

Origine du remède
La petite pervenche dont on utilise la plante entière fleurie

Actions dominantes et utilisation
Grande fatigue, épuisement avec prostration et tremblements. Hémorragies veineuses.

Domaine d'action
L'ensemble des métabolismes.

Synergie possible
Phosphorus, Carbo vegetabilis.

Viola odorata

Origine du remède
La violette odorante dont on utilise la plante entière fleurie.

Actions dominantes et utilisation
Douleurs rhumatismales des petites articulations notamment des poignets.

Domaine d'action
Le système ostéo-articulaire.

Viola tricolor

Origine du remède
La pensée sauvage dont on utilise la plante entière fleurie.

Actions dominantes et utilisation
Eczéma suintant et infecté du cuir chevelu. Impétigo avec croûtes épaisses, jaunes.

Domaine d'action
La peau.

Vipera redi

En bref
Grand remède des troubles aigus de la circulation veineuse.

Origine du remède
Le venin de Vipera aspis.

Actions dominantes
Paralysie ascendante du système nerveux. Destruction des globules rouges, hémorragie et ecchymoses. Œdème inflammatoire des veines et lymphangite qui rappelle les signes de la périphlébite.

Modalités d'utilisation
Les périphlébites. Les varices et varicosités.

Domaine d'action
Le système veineux.

Synergie possible
Lachesis.

Xanthoxylum (ou Zanthoxylum)

Origine du remède
Le frêne épineux dont on utilise l'écorce de la tige.

Actions dominantes et utilisation
Névralgie avec engourdissement. Douleurs de l'ovaire gauche. Aggravation du côté gauche.

Domaine d'action
- Système nerveux périphérique.
- Appareil génital féminin.

Synergie possible
Mezereum, Platina, Chamomilla.

Zea italica

Origine du remède
Le maïs dont on utilise les styles.

Actions dominantes et utilisation
Remède de drainage de la peau. Eczémas secs et squameux. Psoriasis.

Domaine d'action
La peau.

Synergie possible
Berberis, Saponaria.

Zincum metallicum

En bref
Petit remède du surmenage scolaire et des troubles moteurs périphériques.

Origine du remède
Le zinc métallique.

Actions dominantes
Épuisement cérébral et nerveux avec agitation. Lenteur de réflexion et d'idéation.
Autres signes : mouvements nerveux continuels des jambes et des pieds.

Modalités d'utilisation
1. Les « jambes sans repos ».
2. Les fatigues intellectuelles et les surmenages scolaires.
3. Les intolérances aux vins et à l'alcool.

Domaine d'action
Système nerveux central et périphérique.

Synergie possible
Kalium carbonicum, Manganum.

Quatrième partie

Annexes

Index des troubles

D

E

F

Index des remèdes

D-E

F-G

H

I-J

K-L

M-N

O-P

Q-R

S

T

U-Z

Mise en page : Frédéric Voisin

Imprimé en France par Mame (Tours)
Dépôt légal : mars 2009
978-2-501-05820-9
4080586 / 01